全国中医药行业中等职业教育"十三五"规划教材

药理学基础

（供中医、农村医学、中医康复保健、护理、助产、药剂等专业用）

主 编◎李全斌

U0273145

中国中医药出版社
·北 京·

图书在版编目（CIP）数据

药理学基础/李全斌主编 . —北京：中国中医药出版社，2018.8（2024.6 重印）

全国中医药行业中等职业教育"十三五"规划教材

ISBN 978 - 7 - 5132 - 4870 - 9

Ⅰ . ①药…　Ⅱ . ①李…　Ⅲ . ①药理学 – 中等专业学校 – 教材　Ⅳ . ①R96

中国版本图书馆 CIP 数据核字（2018）第 065439 号

中国中医药出版社出版

北京经济技术开发区科创十三街 31 号院二区 8 号楼

邮政编码　100176

传真　010 - 64405721

河北品睿印刷有限公司印刷

各地新华书店经销

开本 787 × 1092　1/16　印张 25　字数 520 千字

2018 年 8 月第 1 版　2024 年 6 月第 7 次印刷

书号　ISBN 978 - 7 - 5132 - 4870 - 9

定价　80.00 元

网址　www. cptcm. com

服 务 热 线　010 - 64405510

购 书 热 线　010 - 89535836

维 权 打 假　010 - 64405753

微信服务号　zgzyycbs

微商城网址　https：//kdt. im/LIdUGr

官 方 微 博　http：//e. weibo. com/cptcm

天猫旗舰店网址　https：//zgzyycbs. tmall. com

如有印装质量问题请与本社出版部联系（010 - 64405510）

中医药职业教育是我国现代职业教育体系的重要组成部分，肩负着培养新时代中医药行业多样化人才、传承中医药技术技能、促进中医药服务健康中国建设的重要职责。为贯彻落实《国务院关于加快发展现代职业教育的决定》（国发〔2014〕19号）、《中医药健康服务发展规划（2015—2020年）》（国办发〔2015〕32号）和《中医药发展战略规划纲要（2016—2030年）》（国发〔2016〕15号）（简称《纲要》）等文件精神，尤其是实现《纲要》中"到2030年，基本形成一支由百名国医大师、万名中医名师、百万中医师、千万职业技能人员组成的中医药人才队伍"的发展目标，提升中医药职业教育对全民健康和地方经济的贡献度，提高职业技术院校学生的实际操作能力，实现职业教育与产业需求、岗位胜任能力严密对接，突出新时代中医药职业教育的特色，国家中医药管理局教材建设工作委员会办公室（以下简称"教材办"）、中国中医药出版社在国家中医药管理局领导下，在全国中医药职业教育教学指导委员会指导下，总结"全国中医药行业中等职业教育'十二五'规划教材"建设的经验，组织完成了"全国中医药行业中等职业教育'十三五'规划教材"建设工作。

中国中医药出版社是全国中医药行业规划教材唯一出版基地，为国家中医中西医结合执业（助理）医师资格考试大纲和细则、实践技能指导用书、全国中医药专业技术资格考试大纲和细则唯一授权出版单位，与国家中医药管理局中医师资格认证中心建立了良好的战略伙伴关系。

本套教材规划过程中，教材办认真听取了全国中医药职业教育教学指导委员会相关专家的意见，结合职业教育教学一线教师的反馈意见，加强顶层设计和组织管理，是全国唯一的中医药行业中等职业教育规划教材，于2016年启动了教材建设工作。通过广泛调研、全国范围遴选主编，又先后经过主编会议、编写会议、定稿会议等环节的质量管理和控制，在千余位编者的共同努力下，历时1年多时间，完成了50种规划教材的编写工作。

本套教材由50余所开展中医药中等职业教育院校的专家及相关医院、医药企业等单位联合编写，中国中医药出版社出版，供中等职业教育院校中医（针灸推拿）、中药、护理、农村医学、康复技术、中医康复保健6个专业使用。

本套教材具有以下特点：

1. 以教学指导意见为纲领，贴近新时代实际

注重体现新时代中医药中等职业教育的特点，以教育部新的教学指导意

见为纲领，注重针对性、适用性以及实用性，贴近学生、贴近岗位、贴近社会，符合中医药中等职业教育教学实际。

2. 突出质量意识、精品意识，满足中医药人才培养的需求

注重强化质量意识、精品意识，从教材内容结构设计、知识点、规范化、标准化、编写技巧、语言文字等方面加以改革，具备"精品教材"特质，满足中医药事业发展对于技术技能型、应用型中医药人才的需求。

3. 以学生为中心，以促进就业为导向

坚持以学生为中心，强调以就业为导向、以能力为本位、以岗位需求为标准的原则，按照技术技能型、应用型中医药人才的培养目标进行编写，教材内容涵盖资格考试全部内容及所有考试要求的知识点，满足学生获得"双证书"及相关工作岗位需求，有利于促进学生就业。

4. 注重数字化融合创新，力求呈现形式多样化

努力按照融合教材编写的思路和要求，创新教材呈现形式，版式设计突出结构模块化，新颖、活泼，图文并茂，并注重配套多种数字化素材，以期在全国中医药行业院校教育平台"医开讲－医教在线"数字化平台上获取多种数字化教学资源，符合职业院校学生认知规律及特点，以利于增强学生的学习兴趣。

本套教材的建设，得到国家中医药管理局领导的指导与大力支持，凝聚了全国中医药行业职业教育工作者的集体智慧，体现了全国中医药行业齐心协力、求真务实的工作作风，代表了全国中医药行业为"十三五"期间中医药事业发展和人才培养所做的共同努力，谨此向有关单位和个人致以衷心的感谢！希望本套教材的出版，能够对全国中医药行业职业教育教学的发展和中医药人才的培养产生积极的推动作用。需要说明的是，尽管所有组织者与编写者竭尽心智，精益求精，本套教材仍有一定的提升空间，敬请各教学单位、教学人员及广大学生多提宝贵意见和建议，以便今后修订和提高。

国家中医药管理局教材建设工作委员会办公室

全国中医药职业教育教学指导委员会

2018 年 1 月

　　《药理学基础》是"全国中医药行业中等职业教育'十三五'规划教材"之一。本教材依托《中医药健康服务业发展规划（2015—2020年)》和《中医药发展战略规划纲要（2016—2030年)》，落实《关于加快发展中医药现代职业教育的意见》和《中医药现代职业教育体系建设规划（2015—2020年)》精神，为提升中医药职业教育对全民健康和地方经济的贡献度，提高中高等职业技术院校学生的实际操作能力，实现中高等职业教育与产业需求、岗位胜任能力严密对接。由国家中医药管理局教材建设工作委员会办公室和全国中医药职业教育教学指导委员会统一规划、宏观指导，中国中医药出版社具体组织，全国中医药中等职业院校联合编写，供中医药中等职业学校护理、助产、药剂、中医、中医康复保健、农村医生、口腔工艺等专业使用，也可供有关人员参考。

　　《药理学基础》教材的编写紧密结合国家医药卫生改革和发展，紧密结合现代医学、教育发展的实际情况，同时兼顾现代网络、数字技术的发展，内容包括药理学的基础理论，也涉及药理学的发展，以期构建新型的中等职业教育发展需求的教材。在《药理学基础》编写过程中，我们秉承着以学生为中心，着力优化课程体系，淡化学科意识，突出中等职业教育的技能培养目标，力求推动专业设置与产业需求对接，课程内容与职业需求精准对接，教学过程与生产过程对接，毕业证书与职业资格证书对接，职业教育与终身学习对接，有较强的针对性和指导性，形成以服务行业发展为宗旨，以促进就业为导向，适应现代技术进步和生产方式变革以及社会公共服务的需要，努力培养高素质劳动者和技术技能人才。

　　根据学生层次特点，为充分体现中等职业教材的特色，在教材中增加了学习目标、复习思考、知识链接、案例导入、实验部分等，融教、学、练、做于一体，进一步提高教学质量和学习效果；对教材中的二十多幅插图重新进行了绘制。

　　全书共分四十五个模块及实训部分，由来自全国13所高、中职院校的14位中青年教师集体编写完成。本教材由李全斌任主编，具体分工是：李全斌编写模块一、二，娄艺编写模块三、四，林爱群编写模块五～九，聂广尳编写模块十～十二，金艳霞编写模块十三、十四，李伟编写模块十五～十七，孙芬编写模块十八～二十一，邹毅编写模块二十二～二十四，潘纯钰编写模块二十五～二十八，杨静编写模块二十九～三十一，李婷婷编写模块三十二～三十四，李昶编写模块三十五～三十八，苏永编写模块三十九～四十一，程茜编写模块四十二～四十五。实验部分编写具体分工是：李伟编写实验一、十七～二十三、二十六～二十九，林爱群编写实验三～五、十五、十六，苏永编写实验二、七～九，孙芬编写实验六、十一、二十四，程茜编写实验十、二十五，潘纯钰编写实验十二～十四。李全斌、孙芬负责全书的统稿工作。本教材的编写工作，得到了各位编委及所在单位的大力支持，确保教材如期完成，在此一并致谢！

各药物的应用，宜按照《中国药典》（2015 年版）的规定和药品说明书的要求来使用。

值此付梓之际，深感水平和时间所限，书中若有错误或疏漏之处，敬请各位读者提出宝贵的意见和建议，以便再版时修订提高。

《药理学基础》编委会

2018 年 4 月

目录

绪 论

扫一扫，看课件

【学习目标】

1. 掌握药物及药理学的概念；药理学的主要研究内容。
2. 熟悉药理学的研究对象和任务；学习药理学的目的与方法。
3. 了解药理学的地位；发展简史。

项目一 药理学的性质与任务

药物（drug）是指可改善或查明机体的生理功能及病理状态，达到预防、诊断、治疗疾病和计划生育目的的物质。毒物（toxicant）是指较少剂量进入人体后能引起机体病理性损害的化学物质。药物与毒物之间并无严格的界限。

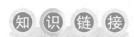

药物的分类及命名

药物的分类方法很多：按来源与性质，可分为天然药物、化学药物及生物药；按给药方式，可分为口服药、注射药、外用药等；按用途，可分为预防药物、诊断药物和治疗药物；按作用于人体的部位的不同，可分为呼吸系统药物、心血管系统药物等；按化学结构的差异，可分为水杨酸类、硝酸酯类、四环素类等；按药理作用，可分为抗高血压药、利尿药、中枢兴奋药等。

药物一般有三个名称：化学名称、通用名称和商品名称。化学名称是药物最准确的系统名称，由国际纯粹化学和应用化学联合会制定命名规则；通用名称也称为国际非专利药品名称，是世界卫生组织推荐使用的名称，不受专利和行政保护；商品名称只能由该药品的注册者使用，代表着制药企业的形象和产品声誉。

药理学（pharmacology）是研究药物与机体（包括病原体）相互作用及其作用规律的一门学科。其主要研究两个方面的问题：药物效应动力学（pharmacodynamics，简称药效学）和药物代谢动力学（pharmacokinetics，简称药动学）。药效学研究药物对机体的作用及机制，阐明药物防治疾病的规律，包括药物的作用、适应证及不良反应等；药动学是研究药物在体内变化规律的一门学科，包括药物在体内的吸收、分布、代谢和排泄的过程，尤其是血药浓度随时间的变化规律及机体对药物处置的速率过程。

药理学以生理学、生物化学、病理学、微生物学、免疫学、分子生物学等为基础，是基础医学与临床医学，医学与药学之间的桥梁学科，其主要任务是：阐明药物与机体之间相互作用的规律和机制，为临床合理用药，使药物发挥最大疗效，减少不良反应提供理论依据；研发新药，发现老药新用途；探索生命现象的本质，解释疾病发生发展的规律，为其他生命科学的研究提供研究方法和科学依据，促进生命科学的进步和发展。

项目二　药理学的发展简史

药物是人类与疾病做斗争的重要武器，在远古时代，人类在生产、生活实践中积累了丰富的药物方面的知识和防治疾病的经验，这些经验有不少流传至今，如饮酒止痛、大黄导泻、楝实祛虫、柳皮退热等，但对药物防病治病尚缺乏科学的认识。世界上第一部关于药物的书籍是公元前1550—1292年之间埃及出版《埃泊斯古医籍》（Ebers' Papyrus），全书收录了700多种药物和处方。自公元1世纪我国最早的药物学专著《神农本草经》问世，全书收载药物365种，并按其作用和毒性进行了分类，有不少药物沿用至今。公元659年，唐代的《新修本草》是我国乃至世界上第一部由政府颁布的药物法典性书籍，即药典，全书收载药物884种。《本草纲目》成书于1578年，是明代伟大的医药学家李时珍历时27载，在总结历代药方并亲身采集验证的基础上三易其稿完成的巨著，全书共52卷，约190万字，收载药物1892种，药方11096则，药物形态图1160幅。该书是到16世纪为止中国最系统、最完整、最科学的一部药物学巨著，被译成日、英、法、德、俄、朝鲜、拉丁等7种文字广为流传，对促进我国和世界医药的发展做出了杰出的贡献。

药理学的建立和发展与现代科学技术的进步息息相关。在18世纪，意大利生理学家F. Fontana通过动物实验对千余种药物的毒性进行测试，得出了天然药物都有其活性成分，这些活性成分选择作用于机体某一部位而发挥作用的结论。19世纪初，随着化学（尤其是有机化学）和生理学的发展，药物的研发进入一个崭新的时期。首先，化学的发展使得从古老的、成分复杂的粗制剂能分离得到纯度较高的活性成分的药物。1804 年，德国化学家 F. W. Serturner 从罂粟中分离提纯吗啡，并用犬实验证明其有镇痛作用，随后相继提取了许多生物碱，有依米丁、奎宁、咖啡因、可待因、阿托品、可卡因等。其次，生理学的发展对药理学的建立起到了推动作用。1809 年，法国的生理学家 F. Magendie 首次观察到马钱子的有效成分士的宁有致惊厥的作用，并用青蛙实验确定其作用部位在脊髓。1842 年，B. Claude 发现箭毒可作用于神经肌肉接头处。前人的这些研究为药理学的发展提供了可靠的实验思路，为实验药理学从整体动物的研究到器官的研究奠定了基础。

1847 年，世界上第一位药理学教授 R. Buchheim 建立了第一个药理学实验室，创立了实验药理学，完成了第一本药理学教科书，标志着现代药理学的诞生，使药理学真正成为一门独立的科学。1878 年他的学生 O. Schmiedeberg 用动物实验方法，研究药物对机体的作用，分析药物作用的部位，进一步丰富和发展了药理学（被称为器官药理学），推动了药理学在世界范围内的发展。1878 年，英国 J. N. Langley 根据阿托品与毛果芸香碱对猫唾液分泌的不同作用的研究，提出了受体的概念，为受体学说的建立奠定了基础。1909 年，德国 P. Ehrlich 用新砷凡纳明治疗梅毒，开创了化学药物治疗传染病的新纪元。1940 年，英国 H. W. Florey 在 A. Fleming（1928 年）研究的基础上分离出了青霉素。从此，化学治疗进入了抗生素时代。随着化学制药技术的发展和药物构效关系的阐明，化学药物的研发进入黄金时期，现在临床上常用的药物，如抗病原微生物药物、抗组胺药、镇痛药、抗精神失常药、激素类药、维生素等中的许多均在这一时期研发出来，在防治疾病、维护人类的健康中发挥了重要的作用。

随着现代自然科学技术的迅猛发展以及各基础学科之间的相互融合、相互促进，药理学的发展也日新月异，已由过去的只与生理学有联系的学科发展成为与生物物理学、生物化学、分子生物学、遗传学、临床医学等多学科密切联系的综合学科，根据不同的研究领域和角度，出现了药理学的许多分支学科，如生化药理学、分子药理学、免疫药理学、遗传药理学、时辰药理学、临床药理学、神经药理学等。其中，生化药理学和分子药理学的发展把药物作用机制的研究从宏观引入微观，由原来的器官、系统水平进入到细胞、亚细胞、受体、分子和量子水平。此外，还出现了药物经济学、药物流行病学、药物基因组学等学科。总之，这些分支学科的建立与发展，大大充实和丰富了药理学的研究内容，使得药理学几乎渗透到了生命科学的所有领域，从不同深度、不同广度阐明药物与机体间相互作用的规律及机制，使药物更好地服务于人类。

项目三　药理学学习的方法

一、密切联系基础医学理论

学生把药理学的学习与人体解剖生理学、病理学、生物化学等医学基础知识联系起来，有助于理解和掌握药物作用的部位及作用机制等。

二、重视药理学实践

药理学是一门实验性学科，药理学规律的确立、新药的发现等都是建立在大量实验研究的基础上。实践包括实验和临床两个方面。实验可验证药理学理论，加深对理论知识的理解和掌握，也可强化操作技能的训练，提高独立观察、分析和解决问题的能力，有助于培养科学思维和创新能力；在临床中要做到安全、有效地防治疾病，可通过见习、案例、实验等不同形式引导学生深入学习药理学，逐步领会掌握，最终达到能在工作中熟练应用。

三、注意药物的共性与个性

药物的品种繁多，知识点纷繁复杂，记忆实属不易。因此在学习时，要注重药物按作用机理进行分类，遵循记忆特点，掌握各类代表药的共同规律，并通过归纳比较找出每个药物的药效学和药动学的特点加以理解记忆。

四、认识药物的两重性

药理学是一门应用性学科，学生应掌握药物与机体相互作用的基本规律和作用机制，充分理解和把握药物的防治作用和不良反应，权衡利弊，力求选择最佳药物，制定最佳治疗方案（包括给药剂量、给药途径、给药间隔时间及疗程），以期安全、合理地指导临床用药，避免或减少药物对机体的损害。

复习思考

选择题

1. 药理学是研究（　　）

　　A. 药物效应动力学　　　　　　　B. 药物代谢动力学

　　C. 药物的学科　　　　　　　　　D. 药物与机体相互作用及原理

E. 与药物有关的生理科学

2. 下列哪项不属于基础药理学的学科任务（　　）

A. 阐明药物作用机理

B. 研发新药

C. 评价药物的临床疗效

D. 发现药物新用途

E. 为探索细胞生理、生化及病理生理过程提供实验资料

扫一扫，知答案

模 块 二

药物效应动力学

扫一扫，看课件

【学习目标】

1. 掌握药物作用的选择性、副作用、毒性作用、后遗效应、变态反应、激动剂、拮抗剂、部分激动剂等概念。

2. 熟悉药物的基本作用、局部与吸收作用、药物作用的双重性、治疗作用、对因治疗、对症治疗。

3. 了解药物作用机制与受体学说。

药物效应动力学是研究药物对机体的作用及其作用机制，以阐明药物防病治病的规律。药效学是药理学的重要分支，对指导临床合理用药、避免或减少不良反应具有重要意义。

项目一 药物作用的基本规律

一、药物作用与药理效应

药物作用（drug action）是指药物与机体大分子间的初始作用。药理效应（pharmacological effect）是指药物作用之后所引起的机体生理、生化功能或形态发生的变化。药理效应是药物作用的结果，是机体反应的体现，如肾上腺素对血管的初始作用是激动 α 肾上腺受体，而药理效应是引起血管收缩、血压上升。二者意义接近，通常不需严加区别，但当二者并用时，应体现先后次序。

凡能使机体生理、生化功能增强的作用，称为兴奋作用（excitation）。如呋塞米增加尿量，强心苷类增强心肌收缩力等均属兴奋作用；凡能使机体生理、生化功能降低的作用，称为抑制作用（inhibition）。如阿司匹林退热、卡托普利的降压作用等均属抑制作用。

二、药物作用的类型

（一）局部作用与吸收作用

药物未被吸收进入血液循环之前，在用药的部位产生的直接作用，称为局部作用，如口服抗酸药的中和胃酸作用。吸收作用是指药物从给药部位吸收入血液循环而分布到机体各组织、器官所产生的作用，又称为全身作用。临床应用的大多数药物都是通过吸收后产生药效的，如对乙酰氨基酚的退热作用、肌肉注射硫酸镁产生降压和抗惊厥作用。有的药物口服不易吸收，只在肠道产生局部作用，如口服硫酸镁导泻。有的外用药可通过皮肤或黏膜吸收，发生不良反应。

（二）直接作用和间接作用

直接作用是指药物直接对其所接触的组织器官产生的作用，如强心苷的强心作用。间接作用是指由直接作用而引起的其他作用，也称继发作用，如强心苷强心后产生的利尿、消除水肿和改善呼吸困难等作用。

（三）药物作用的选择性

在一定剂量时，药物对机体不同组织器官的作用性质或强度方面的差异，称为药物作用的选择性。一般而言，药物的选择性是由其特异性的化学结构决定的，进而决定了药物与组织的亲和力和组织细胞对药物的敏感性，也与药物在体内的分布、机体组织细胞的结构以及生化功能等方面的差异有关。

药物作用的选择性决定药物引起机体产生效应的范围。选择性高的药物大多专一性强，药理活性也高，使用时针对性强，不良反应相对就少，但作用范围窄，如治疗量的洋地黄可选择性作用于心肌而对骨骼肌作用不明显。选择性低的药物则相反，如广谱抗菌药。药物的选择性是相对的，与用药的剂量有关，大多药物在一定剂量时只对某一组织器官发生作用，而对其他组织器官很少或无作用，如洋地黄中毒可产生视觉障碍等。

一般情况下药物作用的选择性与药物作用的特异性有关，但有些药物的特异性与选择性并不平行，如阿托品可阻断 M 受体，但由于 M 受体分布广泛，故其产生的药理效应有多种。

药物的选择性作用在理论上可作为药物分类的基础，在应用上可作为临床选药和拟定治疗剂量的依据，在制药上可作为研究的方向。

三、药物作用的两重性

药物对机体产生的作用总会有两个方面：治疗作用与不良反应，这称为药物作用的两重性。这两者根据治疗目的在一定条件下可以发生转化。

（一）治疗作用

凡是符合用药目的，达到防治疾病效果的作用，称为治疗作用（therapeutic effect）。

治疗作用是对机体有利的作用，是期望的药物作用，据治疗的目的不同，可分为：

1. 对因治疗（etiological treatment） 用药目的在于消除原发致病因子，彻底治愈疾病，也称为治本，如化疗药物杀灭病原微生物控制感染性疾病。

2. 对症治疗（symptomatic treatment） 用药目的在于改善疾病症状，也称治标。如应用解热镇痛药可使感染高热的患者体温降低，起到一定程度的缓解症状的作用。

对症治疗不能消除病因，但对于那些病因未明而暂时又无法根治的疾病却是必不可少的。一般情况下，对因治疗比对症治疗重要，但一些严重危及患者生命的症状，如剧痛可引起休克，小儿高热可致惊厥等，这时对症治疗也十分重要。因此临床药物治疗时，宜根据患者的具体情况，遵循"急则治标，缓则治本，标本兼治"的原则。

3. 补充治疗（supplementary treatment）或替代治疗（replacement therapy） 用药的目的在于补充体内营养或代谢物质不足。补充治疗既不能去除病因，也不直接针对症状，严格来讲，与对因治疗和对症治疗有所区别。

（二）不良反应

凡不符合用药目的，并给患者带来不适或痛苦的反应，称为不良反应（adverse drug reaction）。不良反应是对机体不利的、非期望的药物作用。多数药物的不良反应是药物固有的效应，在一般情况下是可以预知的，但不一定能避免。少数较严重的不良反应较难恢复，称为药源性疾病（drug-induced disease），如链霉素引起的耳聋，肼屈嗪引起的系统性红斑狼疮等。药物的不良反应按其性质可分为以下几类：

1. 副作用（side effect） 药物在治疗剂量时和治疗作用同时出现的、与治疗目的无关的作用称为副作用，又称副反应（side reaction）。产生的原因是与药物选择性低或作用范围广。副反应一般对机体危害较轻，并且治疗作用和副作用可随治疗目的不同而相互转化，如阿托品有松弛内脏平滑肌和抑制腺体分泌的作用，当其中一种作用被用作治疗作用时，另一作用就成为副作用了。

2. 毒性反应（toxic reaction） 毒性反应是指药物剂量过大或用药时间过长，药物在体内蓄积过多时发生的对机体的危害性反应。毒性反应在性质和程度上与副反应不同，往往对患者的危害性较大，但可预知，也是临床用药应该避免发生的不良反应。

急性毒性是指短期内用药剂量过大所引起的毒性作用，多损害循环、呼吸、神经系统功能。因长期用药，药物在体内蓄积而逐渐引起的毒性反应称为慢性毒性，常损害肝、肾、骨髓及内分泌器官的功能。某些药物还具有致畸（teratogensis）、致癌（carcnogenesis）和致突变（mutagenesis）的毒性作用，合称三致反应。

3. 后遗效应（residual effect） 停药以后，血药浓度已降至阈浓度以下时仍残存的药理效应，如服用巴比妥类催眠药后，次晨仍有困倦、头晕、乏力等现象。

4. 继发反应（secondary reaction） 由药物治疗作用所引起的不良后果，又称治疗矛盾，如长期应用广谱抗生素，导致肠道内正常菌群共生状态遭到破坏，敏感菌被抑制，而不敏感的细菌趁机大量繁殖，引起的继发性感染，称为二重感染。

5. 撤药反应（withdrawal reaction） 撤药反应是指长期应用某种药物突然停药后出现的症状。撤药反应为原有疾病复发或加剧的现象，称为反跳现象（rebound phenomenon）。如长期应用 β 受体阻断药普萘洛尔降血压，突然停药可造成血压急剧升高。

6. 变态反应（allergic reaction） 药物（也可能是其代谢物或者辅料等）作为抗原或半抗原性刺激机体产生病理性免疫反应，又称过敏反应。反应性质与药理作用和药物剂量无关，仅发生于少数过敏体质的病人，反应性质和程度也不相同，且不易预知。如青霉素所致的过敏性休克，即使用药前做皮试，仍有少数假阳性或假阴性反应。

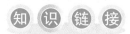

药物过敏反应的分型

药物过敏反应分四种类型。I型变态反应，如过敏性休克、支气管哮喘、过敏性鼻炎、胃肠道及皮肤过敏反应，多见于青霉素及链霉素类；II型变态反应，如溶血性贫血、粒细胞减少和血小板减少性紫癜，但少见，且往往不合并其他过敏反应；III型变态反应，如血清病反应、肾小球基底膜肾炎等，多见于青霉素，其他类型抗菌药物偶可引起神经性水肿，药物热等；IV型变态反应，以接触性皮炎、湿疹、荨麻疹、斑丘疹、麻样疹、渗出性红斑多见，多种药物均可发生。

7. 特异质反应（idiosyncratic reaction） 少数特异体质的患者对某些药物的反应性异常增高的现象。特异质反应是一种先天性遗传异常反应。反应性质与药物的固有药理作用一致，反应的严重程度与药物的剂量相关。如先天性葡萄糖 - 6 - 磷酸脱氢酶缺乏的患者服用伯氨喹，发生急性溶血性贫血。

8. 光敏反应（photosensitized reaction） 应用某些药物后，在光照下产生的皮肤超敏反应称为光敏反应，这类药物称为光敏性药物。光敏反应包括光毒性和光过敏反应，表现为假卟啉症、急性皮肤红斑狼疮。光毒性是因化合物受光激活后直接损失皮肤所致，在数分钟至数小时内发生；光过敏反应是细胞介导的免疫反应，常发生用药 1 ~ 3 天后。

项目二 药物的量效关系

药物的剂量 - 效应关系是指在一定剂量范围内，药物剂量与效应之间的规律性变化。研究量效关系，可定量分析和阐明药物剂量与效应之间的规律，有助于了解药物作用的性质，并为临床用药提供参考。

一、药物的剂量与效应

剂量是指用药的份量。剂量的大小决定了血药浓度的高低，进而决定了药理学效应。因此，在一定范围内，效应随剂量的变化而变化。

根据剂量与效应的关系，剂量可分为以下几种：

1. **无效量**　无效量是指给药剂量过小，在体内达不到有效浓度，不能引起药理效应的剂量。

2. **最小有效量**　最小有效量是指能引起药理效应的最小剂量，也称阈剂量。

3. **有效量**　有效量是指可使机体产生疗效而不引起毒性反应的剂量，介于最小有效量与极量之间，又称为治疗量。在治疗量时，疗效显著且安全的剂量，为临床常用量。

4. **极量**　随着剂量增加，效应强度增大，直到出现最大效应而不至于中毒的剂量，又称为最大治疗量。极量是国家药典明确规定允许使用的最大剂量，超过极量就有中毒的危险。除非有特殊的需要，一般不采用极量。

5. **最小中毒量和中毒量**　药物引起毒性反应的最小剂量为最小中毒量。中毒量为介于最小中毒量和最小致死量之间的剂量。

6. **最小致死量和致死量**　药物引起死亡的最小剂量为最小致死量。大于最小致死量的剂量为致死量。

二、量效曲线

量效关系可用量效曲线表示。以药理效应为纵坐标，药物剂量或浓度为横坐标绘制的长尾 S 型曲线为量效关系曲线。量效曲线包括以下两种：

1. **量反应的量效曲线**　药理效应的强弱为连续增减的量变，可用具体数字或最大效应的百分率来表示，如心率、血压、尿量等，这种反应称为量反应。如以效应强度为纵坐标，剂量或浓度为横坐标，量效曲线为一条先陡后平的曲线；如将剂量或浓度采用对数尺度，量效曲线则呈一条对称的 s 型曲线，见图 2-1。

从量效曲线可以看出，随着剂量或浓度的增加，效应逐渐增强，当效应增强到最大效应时，即使再增加剂量或浓度，效应不再增强。此时药物所能产生的最大效应（maximal effect）又称为效能（efficacy）。达到最大效应后，若继续增加剂量，效应不会进一步提高，反而会引起毒性反应。效能反映药物内在活性（效应力）的大小，高效能的药物所产生的效应是低效能药物无论多大剂量也无法产生的。如吗啡可用于剧痛，效能高；而阿司匹林对剧痛效果差，效能低。

产生一定效应所需的药物剂量或浓度称为效价强度。效价强度是评价药物效应强度的

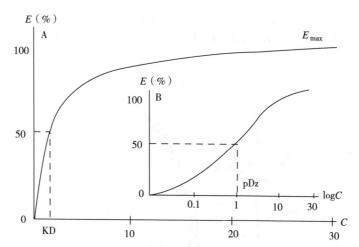

A：药量用实际剂量表示；B：药量用对数剂量表示；E：效应强度；C：药物浓度

图 2 - 1　量反应的量效曲线

指标，其大小与等效剂量成反比。可用于作用性质相同的药物之间等效剂量的比较，达到相同的药理效应时所需药物剂量较小者，效价强度大，所需药物剂量大者效价强度小，如10mg 吗啡的镇痛效应与 100mg 哌替啶镇痛作用相当。

效能和效价强度两者无相关性，反映药物的不同性质，具有不同的临床意义。同一类药物，它们的效能和效价不同，如以排钠量为效应指标进行比较利尿药的作用，引起等量的排钠量时，氢氯噻嗪所需的剂量较呋塞米小，说明氢氯噻嗪的效价强度更高，但呋塞米的效能却远大于氢氯噻嗪，见图 2 - 2。

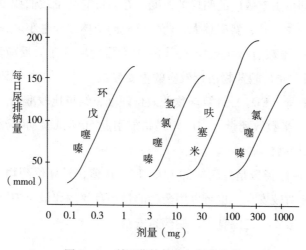

图 2 - 2　利尿药的效能与效价比较

2. 质反应的量效曲线　药理效应的强弱不呈现连续性的量变，而表现为反应性质的变化，如全或无、阳性或阴性表示，称为质反应。结果以反应的阳性率和阴性率的方式作为统计量，以阳性反应率为纵坐标，药物剂量为横坐标做图，得到正态分布曲线；质反应型的量效曲线是以对数剂量为横坐标，累计阳性反应率为纵坐标，做图呈一条对称的 s 形曲线，见图 2 - 3。

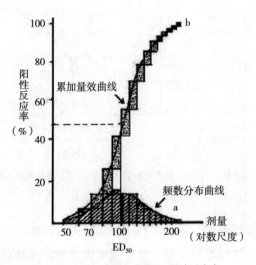

曲线 a. 区段反应率；曲线 b. 累计反应率

图 2 - 3 质反应的量效曲线

三、量效关系中的药效学参数

1. 斜率　量效曲线在效应量 16% ～ 84% 区段大致呈直线。该段直线斜率大的药物，其药量的微小变化即可引起效应的明显的改变。在质反应的量效曲线中，斜率还反映阳性反应的离散性，即个体差异，斜率越大，药物反应的个体差异越小。

2. 半数有效量　半数有效量是指能引起 50% 阳性反应（质反应）或 50% 最大效应（量反应）时的药量，是反映药物治疗效应的重要参数。量效曲线在 50% 效应处的斜率最大，故常用半数有效量（ED_{50}）计算药物的效价强度，结果比较准确。

3. 半数致死量　半数致死量（LD_{50}）是指能引起 50% 试验动物死亡的剂量，是反映药物毒性大小的重要参数。

4. 治疗指数　治疗指数是指药物的 LD_{50}/ED_{50} 比值，是评价药物安全性的重要指标，治疗指数大的药物相对较安全。也可以用药物的最小有效量和最小中毒量的剂量范围来表示药物的安全性，一般安全范围越大，用药越安全。

项目三　药物的作用机制

药物通过影响机体的生理、生化功能而产生作用，药物作用机制复杂，现代药理学研究将药物作用机制分为两大方面，受体途径和非受体途径。

一、药物作用机制分类

（一）改变理化性质

药物主要是改变细胞周围的理化性质而发挥药效，如口服碳酸氢钠可使尿液碱化，从而促进巴比妥类等酸性药物的排泄。

（二）影响酶的活性

如新斯的明通过抑制胆碱酯酶活性而产生拟胆碱作用；解磷定通过恢复酶活性产生抗胆碱作用。

（三）参与和干扰细胞代谢

药物补充生命代谢物质及治疗相应缺乏症。如铁剂参与血红蛋白合成治疗缺铁性贫血；维生素 D 参与钙磷代谢，治疗佝偻病；磺胺类药物抑制细菌的叶酸代谢，干扰其核酸合成，而抑制敏感菌生长等。

（四）影响细胞膜离子通道

药物作用于细胞膜离子通道，影响 Na^+、Ca^{2+}、K^+、Cl^- 等离子的跨膜转运而发挥作用。如硝苯地平阻断钙离子通道，产生扩张血管和降压作用；局麻药抑制钠离子通道而阻断神经冲动的传导。

（五）影响免疫功能

环孢素选择性抑制 Th 细胞的增殖与分化而抑制免疫功能，可用于器官移植后排异反应。白细胞介素 -2 有增强机体免疫的功能。

（六）影响神经递质或激素

如麻黄碱可促进交感神经末梢释放去甲肾上腺素，引起升压作用；大剂量的碘剂可抑制甲状腺激素的释放。

（七）作用于受体

见下文（二、药物作用的受体理论）。

二、药物作用的受体理论

（一）受体概念

受体是存在于机体细胞膜、细胞浆或细胞核上的大分子物质，能识别并特异性地与药物、毒物、激素、神经递质、自体活性物质等结合，传递信息产生特定的生物效应。能与受体特异性结合的物质称为配体，也称为第一信使。配体可分为内源性配体和外源性配体。

（二）受体的特性

1. **敏感性** 大多数配体在较低浓度下就可与受体结合产生显著的效应。

2. **特异性** 一种受体只能与其结构相适应的某种配体结合，而不与其他配体结合。

3. **饱和性** 受体的数量是有限的，故受体与配体结合的量也是有限的，因而具有饱和性。作用于同一受体的配体之间存在着竞争结合的现象。

4. **多样性** 同一受体可广泛分布在不同的细胞而产生不同的效应，这是受体亚型分类的基础。

5. **可逆性** 受体与配体的结合是可逆的，既能结合也可发生分离。与同一受体结合的两种配体之间具有竞争性置换现象。

(三) 作用于受体的药物分类

药物与受体结合产生效应，须具备两个条件：①药物与受体相结合的能力，即亲和力，决定了药物作用的强度；②药物与受体结合后产生效应的能力，即效应力，也称为内外活性。据此可将与受体结合的药物分为以下三类：

1. **激动剂** 激动剂是指与受体既有较强的亲和力又有较强内在活性的药物。如肾上腺素可激动 β 受体，产生兴奋心脏的作用。

2. **拮抗剂** 拮抗剂是指与受体有较强的亲和力但无内在活性的药物，与受体结合但不激动受体，并能拮抗激动剂的效应。拮抗剂可分为竞争性拮抗剂和非竞争性拮抗剂。①竞争性拮抗剂：与激动剂竞争同一受体，但不影响激动剂的内在活性，其与受体的结合是可逆的。与激动剂合用时的效应取决于两者的浓度和亲和力，通过增加激动剂的剂量，增强激动效果从而使激动剂的量效曲线平行右移，但最大效应不变，见图 2-4（A）。②非竞争性拮抗剂：不与激动剂竞争受体，但它与受体结合后，可使激动剂的亲和力和内在活性均降低，即不仅使激动剂的量效曲线下移，且最大效应降低，见图 2-4（B）。

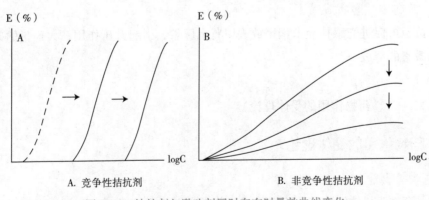

A. 竞争性拮抗剂   B. 非竞争性拮抗剂

图 2-4　拮抗剂与激动剂同时存在时量效曲线变化

3. **部分激动剂** 部分激动剂是指与受体有一定亲和力，但内在活性较弱的药物，单独使用时产生较弱的效应。和激动剂同时使用时，因占据受体而能拮抗激动剂的部分效应，如喷他佐辛为阿片受体部分激动剂。

（四）受体调节

受体的数目，亲和力和内在活性受生理、病理、药物等因素的影响而发生变化，称为受体调节。受体调节是维持机体内环境稳定性的一个重要因素，据其调节的效果可分为：

1. 向上调节 受体的数目增多，亲和力增强或效应力增强的现象，称为向上调节。向上调节的受体对再次用药敏感性增加，药效增强，此现象称为受体超敏。如长期应用 β 受体阻断药，使 β 受体数目增加，受体的敏感性和反应性增强，出现增敏现象。增敏现象是突然停药时，出现撤药反应或反跳现象的原因之一。

2. 向下调节 受体的数目减少、亲和力减小或效应力减弱的现象，称为向下调节。向下调节的受体，对再次用药敏感性降低，药物效应减弱，此现象称为受体脱敏。可因多次使用受体激动剂引起，是某些药物产生耐受性的原因之一。

复习思考

一、选择题

1. 药效学研究 （ ）

    A. 药物的消除规律   B. 药物的临床疗效

    C. 机体对药物的处置   D. 药物的不良反应

    E. 药物对机体的作用及作用机制

2. 副作用的产生原因 （ ）

    A. 患者的特异性体质   B. 患者肝肾功能不良

    C. 药物的安全范围小   D. 药物作用选择性低

    E. 药物作用选择性高

3. 药物作用的两重性是指 （ ）

    A. 治疗作用和副作用   B. 对因治疗和对症治疗

    C. 治疗作用和毒性作用   D. 治疗作用和不良反应

    E. 局部作用和全身作用

二、思考题

1. 试述药物的作用机理。

2. 试从药物与受体的相互作用解释激动剂与拮抗剂的特点。

扫一扫，知答案

模块三

药物代谢动力学

扫一扫，看课件

【学习目标】

1. 掌握首过效应、肝药酶、肝药酶诱导剂和抑制剂、肝肠循环、生物利用度、血浆半衰期、稳态血药浓度等基本概念。

2. 熟悉药物的体内过程及影响因素。

3. 了解跨膜转运的方式、特点；药物消除动力学和表观分布容积的概念和意义。

药物代谢动力学（pharmacokinerics）简称药动学，主要研究机体对药物的处置的动态变化。包括药物在机体内的吸收、分布、代谢、排泄的过程以及血药浓度随时间变化的规律。

项目一 药物的跨膜转运

药物跨膜转运是指药物在吸收、分布、生物转化和排泄时均需通过人体生物膜的过程。药物跨膜转运的方式主要有被动转运和主动转运。大多药物通过被动转运，少数药物经主动转运。

一、被动转运

被动转运是指药物依赖细胞膜两侧的浓度差，从高浓度一侧向低浓度一侧的转运，此过程不需要消耗能量，转运速度与浓度差成正比。被动转运包括简单扩散、滤过和易化扩散。

（一）简单扩散

简单扩散又称脂溶性扩散。脂溶性药物可溶于细胞膜的脂质而通过细胞膜，大多数药物的转运方式属于简单扩散，扩散速度除取决于膜的性质、面积以及膜两侧的浓度差外，还与药物的性质有关。分子量小、脂溶性大、极性小的药物较易通过细胞膜。药物的离子化程度与其 pK_a 值及其所在体液的 pH 值有关。一般来说，弱酸性药物，在酸性环境下解离度小，非离子型多，脂溶性大，易跨膜转运；而在碱性环境易解离，离子型多，脂溶性小，不易跨膜转运。而弱碱型药物则相反。

（二）滤过

水溶性的小分子药物易通过细胞膜的水性通道进行跨膜转运。如 O_2、CO_2 等气体以及水、乙醇、乳酸等水溶性物质可通过膜孔滤过扩散。扩散速度受分子量大小、液体静压或渗透压的影响。

（三）易化扩散

易化扩散又称载体转运。为药物通过细胞膜上的特异性载体，顺浓度差转运的过程，如葡萄糖、氨基酸、核苷酸等。其特点是不耗能、载体具有高度特异性、有竞争性抑制现象和饱和现象。

二、主动转运

主动转运是指药物借助细胞膜上的载体，从低浓度一侧向高浓度一侧跨膜转运过程。其特点是消耗能量、需要载体、有竞争性抑制现象和饱和现象。这类转运主要存在于神经元、肾小管和肝细胞内。竞争性抑制在临床用药中具有实用价值，如丙磺舒与青霉素均由肾小管同一载体主动转运排泄，两药同时使用时，因丙磺舒与青霉素竞争同一载体，使青霉素排泄减少，作用时间延长。

项目二　药物的体内过程

一、吸收

药物从给药部位进入血液循环的过程称为吸收。除静脉注射以外，其他给药途径的药物均需经过吸收才能进入血液循环，药物吸收的快慢和多少，影响药物起效的快慢和强弱。

（一）消化道给药

1. 口服给药　口服给药是最常见的给药途径。药物溶解度、胃肠 pH 值、胃排空速度、首关消除等因素影响药物吸收。弱酸性药物在胃酸性环境中不易解离，故在胃内吸收多；相反弱碱性药物则吸收少，但是胃吸收面积小，药物在胃内滞留时间较短，所以许多药物在胃内吸收少，主要在小肠吸收。小肠具有丰富的绒毛，pH 值适中，吸收面积大，血流量大，故小肠是口服药物主要吸收部位。

药物经胃肠吸收后，经肝门静脉进入肝脏，在通过肠黏膜及肝脏时被灭活代谢，使得进入体循环的药量减少，药效下降，这一现象称为首关消除效应或第一关卡效应。为保证药效，首关消除多的药物不宜口服给药，如硝酸甘油。舌下和直肠给药可不同程度避免首关消除。

2. 直肠、结肠给药　药物通过直肠、结肠黏膜吸收，虽然吸收表面积不大，但血流供应丰富，药物吸收也较迅速，此途径有 50% ~70% 的药物不经门静脉入肝，可减少药物代谢。主要适合于少数刺激性的药物或不能口服药物的患者或需要药物在特定部位发生药效的患者。

3. 舌下给药　舌下黏膜血管丰富，吸收迅速，无首关消除。但吸收面积小，适用于脂溶性高，给药量小的药物，如硝酸甘油。

（二）注射给药

静脉注射无吸收过程，起效快。皮下、肌肉注射，药物经毛细血管和淋巴内皮细胞进入血液循环。药物吸收的速度与注射部位的局部血流量和药物剂型有关。肌肉组织的血流量比皮下组织丰富，故肌肉注射比皮下注射吸收快。水溶液吸收迅速，油剂、混悬剂可在局部滞留，吸收慢，作用持久。

（三）呼吸道给药

肺泡表面积大，血流丰富，吸收迅速。适用于气体、挥发性药物和气雾剂。如异丙肾上腺素气雾剂可用于治疗支气管哮喘。

（四）经皮给药

完整的皮肤吸收能力差，但脂溶性药物可以缓慢透过皮肤吸收。外用药物主要发挥局部作用，甚至全身作用，如硝苯地平透皮贴剂用于预防心绞痛发作。如果在制剂中加入促皮吸收剂如氮酮制成贴皮剂，可吸收能力加强。黏膜较皮肤的吸收能力强，口腔黏膜、支气管黏膜、鼻黏膜和阴道黏膜均可吸收药物。

二、分布

分布是指药物从血液循环转运到各组织器官的过程。药物的组织分布受药物的理化性质、血浆蛋白结合率、组织血流量、药物与组织的亲和力以及体内屏障等因素的影响。

（一）药物与血浆蛋白的结合

大多数药物吸收入血后，首先与血浆蛋白呈可逆性结合，称为结合型药物，未结合的称为游离型药物。结合型药物分子量大，不易跨膜转运，暂时失去药理活性，以储存的形式暂留血液中。游离型药物分子量小，易转运到作用部位产生药理效应。药物与血浆蛋白结合具有以下特点：①结合是可逆的，结合型与游离型药物处于动态平衡之中；②药物与血浆蛋白的结合具有饱和性；③药物与血浆蛋白结合特异性低，而血浆蛋白结合点有限，同时应用两种与同一血浆蛋白结合的药物可发生竞争置换现象，使游离型药物比例加大，效应增强而易发生中毒。

（二）体液的 pH 值

弱酸性和弱碱性药物的分布受体液的 pH 值影响，细胞内液 pH 值略低于细胞外液的 pH 值，弱碱性药物在细胞内液的浓度略高，弱酸性药物则相反，通过改变体液 pH 值，可改变药物在细胞内外的分布。如巴比妥类药物中毒时，可用碳酸氢钠碱化血液、尿液，促使药物由脑细胞向血液转移，加速其从尿液排泄。

（三）器官血流量和药物与组织的亲和力

血流量丰富的组织器官，药物分布迅速且数量较多，如心、肝、脑、肾等。药物与某些组织细胞亲和力高，则药物在该组织中的浓度高于血浆游离药物浓度，使药物的分布具有一定选择性。药物在靶器官中的浓度决定药物效应的强弱。

（四）体内屏障

1. 血脑屏障　血脑屏障是血液－脑细胞、血液－脑脊液和脑脊液－脑细胞之间三种屏障的总称。大多数药物较难通过，只有脂溶性较大、分子量较小及少数水溶性药物可通过血脑屏障。病理情况下，如脑膜炎时，血脑屏障通透性增加，此时药物易进入脑组织，可在脑脊液中达到有效治疗浓度。

2. 胎盘屏障　胎盘屏障是胎盘绒毛与子宫血窦之间的屏障，几乎所有药物都能穿透胎盘屏障进入胎盘循环，故孕妇用药应特别谨慎，防止造成胎儿中毒和导致畸胎。

3. 血眼屏障　血眼屏障是血－视网膜、血－房水、血－玻璃体屏障的总称。采取局部滴眼或眼周边给药，如结膜下注射、球后注射和结膜囊给药，可提高眼内药物浓度，减少全身不良反应。而采取其他全身给药方式，药物在房水、晶状体和玻璃体等组织难以达到有效浓度。

三、生物转化

药物在体内发生的化学结构或药理活性的改变称为生物转化或代谢。代谢是药物在体内消除的重要途径。药物经代谢后极性、水溶性等性质发生变化，更易于排出体外。

（一）代谢方式

生物转化分两步进行。第一步包括氧化、还原和水解反应，第一步反应使多数药物灭活。第二步结合反应，第一步转化的代谢产物与内源性的物质如葡萄糖醛酸、硫酸等结合，使极性、水溶性增大，易于经肾排泄。药物经生物转化后，其药理活性变化有：①由活性药物转化为无活性或活性较低的代谢物，称为灭活；②由无活性或活性较低的药物转变成有活性或活性强的药物，称为活化；③由无毒或毒性小的药物变成毒性代谢物。

（二）药物代谢酶系

药物代谢的主要器官是肝脏，部分药物可在胃肠道、肾、肺等部位代谢。药物的生物转化需要酶的催化，这些催化药物的酶，统称为药物酶，简称药酶。药酶分为微粒体酶和非微粒体酶系两类：①微粒体酶系：主要存在于肝细胞内质网上，是参与药物生物转化的主要酶系统，又称为肝药酶。该系统主要的氧化酶系是细胞色素 P450。肝药酶具有专一性低、个体差异大和酶活性易受药物影响的特点。②非微粒体酶系：存在于血浆细胞浆和线粒体中的多种酶系，可对于水溶性较大、脂溶性较小的药物及结构与体内正常代谢药物相类似的物质进行生物转化，如单胺氧化酶、黄嘌呤氧化酶、醛和醇脱氢酶、胆碱酯酶等。

（三）酶的诱导和抑制

肝药酶的活性和含量可受药物影响。使肝药酶的活性增强或合成增多的药物称肝药酶诱导剂，如苯妥英钠、利福平等。肝药酶诱导剂可加速药物自身和其他药物的代谢，这是某些药物连续用药产生耐受性的原因之一。凡能使肝药酶活性降低或合成减少的药物，称为肝药酶抑制剂，如氯霉素、对氨基水杨酸、异烟肼等。肝药酶抑制剂能使药物自身和其他药物的代谢减慢，血药浓度升高，作用增强，甚至引起毒性反应。

四、排泄

排泄是指药物以原型或代谢产物通过排泄器官和分泌器官排出体外的过程。药物主要经肾排泄，其次还有胆汁、乳汁、唾液、汗液、胃肠及肺等。

（一）肾排泄

肾脏是大多数药物排泄的重要器官。肾排泄涉及肾小球滤过、肾小管分泌、肾管重吸收的三个过程。大多数游离型药物或代谢产物均能在肾小球滤过，滤过后可不同程度地被肾小管重吸收，重吸收的程度与药物的理化性质，尿液的 pH 值有关。弱酸性药物在酸性尿液中解离少，重吸收多，排泄少；而在碱性尿液中解离多，重吸收少，排泄多。碱性药物反之。有些药物经肾小管主动分泌，经同一机制分泌的药物可竞争载体而发生竞争性抑制，如丙磺舒和青霉素合用，丙磺舒抑制青霉素的主动分泌，而使青霉素排泄减慢，作用时间延长。

（二）胆汁排泄

药物经肝分泌入胆汁，由胆汁流入小肠，随着粪便排出，但有的药物由胆汁排入肠腔后，又被小肠上皮细胞吸收，经肝脏重新进入全身循环，称为肝肠循环。肝肠循环的药物作用时间延长，如洋地黄毒苷，一部分进入肝肠循环，故作用时间长。洋地黄中毒时，可阻断肝肠循环，加速药物的排泄。

（三）乳汁排泄和其他排泄

乳汁偏酸性，且富含脂质，故脂溶性大或弱碱性药物易通过乳汁排泄，影响乳儿，故哺乳期的妇女应予以注意；肺也是某些挥发性药物排出的主要途径，如全麻药可通过肺呼气排出体外，通过检测呼出气中的乙醇量就是判断酒驾的一种快速简便的方法；苯妥英钠还可从唾液排出，且唾液中的药物排出量与血药浓度有良好的线性关系，临床上常用其代替血标本进行血药浓度检测；吗啡弱碱性，注射给药后易向胃液扩散，洗胃是吗啡中毒治疗措施之一；此外，利福平可由汗液排出。

项目三　药代动力学的基本概念

一、血药浓度变化的时间过程

药物在体内转运和转化，始终处于连续变化的动态过程。用药后血药浓度随时间变化的动态规律称为时量关系，若以血药浓度为纵坐标，时间为横坐标做图，即时量曲线，见图 3-1。药物效应随时间的变化而变化的规律，称为时效关系。若将时量曲线中的血液浓度改为药理效应，可得到时效曲线，但时量曲线更常用。

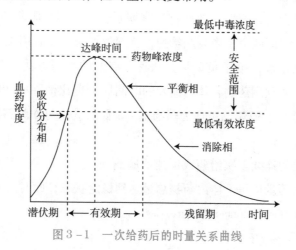

图 3-1　一次给药后的时量关系曲线

二、药物消除动力学

药物经代谢及排泄，血药浓度随时间变化而不断减少的过程，称为药物的消除。据药物消除速率与血药浓度之间的关系，可分为：

（一）恒比消除

恒比消除是指单位时间内体内药量以恒定比例消除，又称一级动力学消除。药物消除的速率与血药浓度成正比，即血药浓度高，单位时间内消除的量越多。绝大多数药物是按一级动力学规律消除，按这种方式消除的药物具有恒定的半衰期。

（二）恒量消除

恒量消除是指单位时间内体内药量以恒定的数量消除，又称零级动力学消除。其消除速率与血药浓度无关，按这种方式消除的药物无恒定半衰期。当机体消除能力低下或用药量超过机体最大消除能力时，此时药物按恒量消除。

（三）非线性消除

有些药物如苯妥英钠、阿司匹林等在高浓度时呈恒量消除，但当血药浓度下降到机体最大消除能力以下时，又可转为恒比消除，这种恒量和恒比混合型消除动力学是非线性消除。

三、常用药动学参数及意义

（一）半衰期（half-life time，$t_{1/2}$）

半衰期通常是指血浆半衰期，血浆药物浓度下降一半所需要的时间。半衰期反映药物在体内消除的速率，大多药物属于恒比消除，其半衰期恒定。半衰期的意义如下：①确定给药间隔时间、给药量、计算血药浓度、作用维持时间等；②预测药物达到稳态血药浓度的时间，肝肾功能不全者，绝大多数药物半衰期延长，应调整用药的剂量和给药的间隔；③对恒比消除的药物，间隔1个半衰期给药，首剂量加倍，以后用维持量，可在首次给药后迅速达到稳态血药浓度，给予负荷量是快速、有效的给药方法，但仅适合于安全范围大、起效慢的药物；④预测药物在体内消除的时间属于恒比消除的药物一次给药后，经5个半衰期在体内消除率达97%，可认为药物基本消除；⑤也可作为药物分类的参考。

（二）稳态血药浓度

按恒量，恒定时间连续多次给药或恒速静脉滴注，大约经4~5个半衰期，体内消除的药量和进入体内的药量相等，体内药物总量达到稳定状态，此时的血药浓度称为稳态血药浓度（steady state plasma concentration，Css）。

（三）药时曲线的意义

属于恒比消除的药物，连续恒速或分次恒量给药的药时曲线（图3-2）的意义：①Css的高低与给药总量成正比；②Css的波动幅度与给药间隔成正比，临床上对于有效浓度接近中毒浓度的药物，常将每日总量分次给予，可减少血药浓度波动的幅度；③达到Css的时间与半衰期成正比，如临床上病情需要提前达到稳态浓度，可采取首次剂量加倍的方法，以后用维持量，可在一个半衰期内达到稳态浓度。连续静脉滴注给药，将第一个半衰期内静脉滴注药量的1.44倍，静脉注射给药，然后恒速滴注，可迅速达到稳态血药浓度。

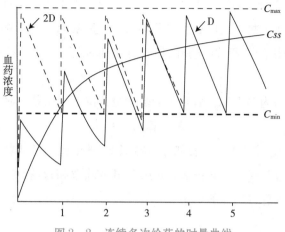

图 3-2 连续多次给药的时量曲线

（四）表观分布容积

表观分布容积 V_d 是指药物在体内分布达到平衡后，按照此时的血药浓度 C（单位 mg/L）推算体内药物总量 A（单位 mg）在理论上应占有的体液容积，即药物在体内分布达到动态平衡时的体内药量与血药浓度的比值。

计算公式为：$V_d = A/C$

表观分布容积的意义：①V_d 并非药物在体内真正占有的体液容积，但可反映药物在体内分布的范围、结合程度的高低，其大小取决于药物的脂溶性和药物与组织的亲和力；②据 V_d 可推测药物分布范围，如 V_d 值小，可推测药物大部分分布于血浆中或血流丰富的心、肝、肾等部位；V_d 值大，表明药物分布广泛，可被某些组织摄取；③据 V_d 可推算药物总量、血药浓度、达到某血药浓度所需药物的剂量以及药物排泄速度。

（五）生物利用度

生物利用度是指药物吸收进入体循环的速度和程度，是评价制剂吸收程度的重要指标。

$$生物利用度\ F = \frac{进入血循环药量}{总药量} \times 100\%$$

药物颗粒的大小、晶型、赋型剂的差异、生产工艺的不同，以及给药途径都可以影响生物利用度。生物利用度可分为绝对生物利用度和相对生物利用度。其公式为：

$$绝对生物利用度\ F = \frac{口服等量药物后\ AUC}{静注等量药物后\ AUC} \times 100\%$$

$$相对生物利用度\ F = \frac{待测制剂\ AUC}{标准制剂\ AUC} \times 100\%$$

生物利用度的意义：①生物利用度是评价药物吸收率、药物制剂质量或生物等效性的一个重要指标；②绝对生物利用度可用于评价同一药物不同给药途径的吸收程度；③相对生物利用度可用于评价药物剂型对吸收率的影响，可反映不同厂家同一制剂或同一厂家不同批号的吸收情况；④生物利用度还反映药物吸收速度对药效的影响，同一药物的不同制剂 AUC 相等时，吸收快的血药浓度达峰时间短且峰值高。

（六）清除率

清除率指单位时间内多少容积血浆中的药物被清除，通常指总清除率。

$$清除率\ CL = kV_d$$

清除率 CL 与消除速率常数 k、表观分布容积 V_d 成正比，是药物自体内消除的一个重要参数。大多药物通过肝代谢、肾排泄，可分为肝清除率和肾清除率，清除率则是肝肾清除率等的总和，反映了肝肾功能的状态。

复习思考

一、选择题

1. 以下哪种给药途径可发生首关消除（ ）

    A. 肌肉注射   B. 皮下注射   C. 口服   D. 舌下含服   E. 静脉注射

2. 药物在机体内代谢的主要部位（ ）

    A. 肝   B. 肾   C. 胃肠   D. 脾   E. 肺

3. 药物与血浆蛋白结合（ ）

    A. 药物作用增强   B. 药物代谢加快   C. 药物排泄加快

    D. 暂时失去药量活性   E. 加速药物转运

二、思考题

1. 某人过量服用苯妥英钠中毒，如何加速脑内药物排至外周，并从尿中排出。

2. 肝药酶诱导剂对受同一酶代谢的药物有何影响？

扫一扫，知答案

扫一扫，看课件

模块 四
影响药物效应的因素及合理用药

【学习目标】

1. 掌握机体、药物方面的影响因素；掌握药物的相互作用及长期用药对药效的影响。

2. 熟悉选择最佳药物和制定最佳治疗方案的原则。

3. 了解药物因素及机体因素对药物效应的影响。

药物虽有其固有的药效学特点，但也可因药物本身、患者状况、病原体、环境条件、联合用药等因素而使效应发生改变，或增强或减弱，甚至发生质的变化而使不良反应和毒性增强。因此，用药既要考虑药物的药理作用，还应掌握影响药效的各方面因素，制定合理的用药方案。

合理用药就是据患者的具体情况，运用药理学知识，选择最佳的药物及制剂制定或调整给药方案（包括给药剂量、给药途径、给药时间间隔和疗程、用药时间），以期达到安全有效防治疾病的目的。

项目一 影响药物作用的因素

影响药物效应的因素主要来自机体和药物两个方面，前者可体现为药物效应在量的方面，甚至质的方面差异，后者主要表现为药物效应的增减。

一、机体方面的因素

（一）年龄

药物在体内的表观分布容积与体重体液和脂肪含量密切相关，不同年龄的人体液和脂肪含量不同，婴幼儿的器官和组织处于生长发育阶段，各种生理功能及自身调节机制都不完善，体液含量比例高，药物消除较慢。如婴儿血－脑屏障发育不完整，对作用于中枢的药物较敏感，新生儿及两岁以内小儿对吗啡、哌替啶特别敏感，易致呼吸中枢抑制。肝功能尚未发育完整，对某些药物的转化功能不足，如氯霉素用于婴幼儿，由于肝代谢能力低下，可导致灰婴综合征。新生儿肾功能发育不完整，影响药物排泄，甚至引起蓄积中毒。老年人生理功能逐渐衰退，如胃排空时间延长，肠蠕动减慢，口服药物吸收减慢，血浆蛋白含量减少等可使血中游离型药物浓度升高，药效增强。老年人肝药酶活性降低，肾排泄功能下降，使药物在体内消除速率减慢，为减少不良反应，用药量应适当调整，故老年人的用药剂量一般为成年人的3/4。

（二）性别

一般情况下，性别对多数药物反应无明显差异，但女性在月经期、妊娠期、哺乳期等用药应谨慎。女性在妊娠的最初三个月内用药要非常慎重，禁用抗肿瘤药、性激素、苯妥英钠等可致畸形的药物；月经期和妊娠期应禁用剧泻药抗凝血药，以免引起盆腔充血、月经过多、流产或早产。有些药物，如氯霉素、异烟肼、口服降糖药等，可通过乳汁影响婴儿发育，因此哺乳期用药也应注意。

（三）遗传因素

少数人对药物的反应有所不同，称为个体差异，这种差异既有量反应差异也有质反应差异。

1. 高敏性　有些患者对药物剂量非常敏感，即使所需药量低于常用量，也能产生较强的药理作用；反之，有些患者使用高于常用量才能出现药物效应，称为低敏性或耐受性。

2. 变态反应　某些过敏体质的患者用药后出现过敏反应。

3. 特异质反应　某些先天性缺乏高铁血红蛋白还原酶者，使用硝酸酯类，磺胺类等药物后，导致高铁血红蛋白血症，出现缺氧、发绀的症状。

（四）病理状态

病理状态可改变机体对药物的敏感性，改变药物的体内过程，也会影响药物的药效。如强心苷可使慢性心功能不全的患者心肌收缩力加强、心率减慢，但对正常心肌无明显作用。解热镇痛药只对发热患者有退热作用，对正常体温几乎无影响。肝、肾功能不良的患者，其药物在体内代谢和排泄受到影响，使药物作用增强或作用时间延长，甚至发生毒性反应，可通过延长给药间隔或减少剂量得以解决。

（五）精神因素

患者的精神状态与药物疗效有密切关系。患者的文化素养，疾病性质，以及医生和护士的语言、表情、态度、技术操作熟练程度、工作经验等都会影响患者的精神状态。患者精神亢奋、过于激动时可使用降压药，镇静催眠药的作用减弱；患者精神萎靡、情绪异常低落可影响抗肿瘤药的治疗效果。

二、药物方面的因素

（一）剂量

一定范围内，随着用药剂量的增加，效应逐渐增强。如镇静催眠药，在小剂量时镇静，中等剂量时催眠，而大剂量时可产生抗惊厥作用。使用同一药物不同剂量时，由于对不同器官的相对选择性不同，先后表现出不同的药理作用，如阿托品小剂量时引起汗腺唾液腺分泌减少，剂量加大时出现心悸、散瞳、面红，再加大剂量则可出现兴奋不安、神经错乱等中枢症状。

（二）药物剂型

同一药物，不同剂型，采用不同的给药途径，药物作用的快慢和效应强弱也会不同。如口服时吸收速度为：液体制剂＞固体制剂，肌肉注射吸收速度为：水溶液＞混悬剂＞油剂。缓释制剂和控释制剂可使药物缓慢释放，药物作用的持续时间显著延长。

（三）给药途径

不同给药途径可直接影响药物起效的快慢和强弱。给药途径不同，药物吸收速度也不同：静脉注射＞肌肉注射＞皮下注射＞口服＞皮肤给药。其次，不同给药途径可影响药物作用性质，如口服硫酸镁具有导泻作用，肌肉注射硫酸镁则产生降压和抗惊厥作用。

临床用药应根据病情需要和制剂特点选择适当地给药途径。口服给药起效慢，但其简便安全，适用于大多数药物和患者；静脉给药起效迅速，适用于急症和危重患者；局部用药如滴眼、滴鼻、外敷伤口、外擦皮肤等，可发挥局部治疗作用。

（四）用药时间和次数

给药时间有时是保证药物发挥最佳药效的重要因素。一般情况下，饭前服药因没有胃内容物的干扰，吸收较好，起效较快；饭后服药吸收较差，起效较慢。但有刺激性的药物如水杨酸类，宜饭后服用，可减少对胃肠道的刺激。不同的药物有不同的用药时间要求，如催眠药应睡前服用，胰岛素应餐前注射。

用药的次数和给药的间隔时间，应根据病情的需要及药物在体内的半衰期而定。对于肝、肾功能不全者，药物的半衰期延长，给药的间隔时间也应作适当调整，以免发生蓄积中毒。

（五）药物相互作用

两种或多种药物同时合用或先后序贯应用，而引起药物作用和效应的变化称为药物相互作用。合并用药后作用增加，称为协同作用。合并用药后作用减弱，则称为拮抗作用。

1. 协同作用　协同作用是指两药合用时引起的效应大于单用效应的总和。

（1）相加作用　两药合用的效应是两药分别作用的代数和，称为相加作用。如采用两种不同作用机制的降压药合用，可使降压作用相加，而减少各药的使用剂量，又可减轻不良反应。

（2）增强作用　两药合用时的效应大于两药个别效应的代数和，称为增强作用。如普鲁卡因与肾上腺素合用，降低普鲁卡因的毒性，延长其局部麻醉作用；丙磺舒和青霉素合用，使青霉素的抗菌作用增强。

（3）增敏作用　增敏作用是指一种药物可使组织或受体对另一药物的敏感性增强。如可卡因可抑制交感神经末梢对去甲肾上腺素的再摄取，因而可使去甲肾上腺素或肾上腺作用增强。

2. 拮抗作用　拮抗作用是指两药合用的效应小于它们分别作用的总和。

（1）药理性拮抗　药物与特异性受体结合时，阻止激动剂与受体结合，称为药理性拮抗。如 β 受体阻断药普萘洛尔可拮抗异丙肾上腺素的 β 受体激动作用。

（2）生理性拮抗　两个激动剂分别作用于生理作用相反的两个特异性受体。如组胺作用于 H_1 受体引起支气管平滑肌收缩，肾上腺素激动 β 受体则引起支气管平滑肌松弛。

（3）生化性拮抗　如肝药酶诱导剂加速其他药物的代谢，使药物效应降低。

（4）化学性拮抗　如重金属或类金属和二巯基丙醇两者形成络合物而排泄，可用于重金属中毒的解救。临床上采用药物间的协同作用多用于增强治疗效果，而采用拮抗作用多用于减少不良反应和解救药物中毒。

三、反复用药引起的机体反应性变化

（一）耐受性（tolerance）

连续用药后机体对药物的反应性降低，必须增加药物的剂量方可达到原有的药物效应，称为耐受性。耐受性是可逆的，停药一段时间后，机体可恢复对药物的敏感性。在短时间内多次用药后立即发生者，称为快速耐受性（tachyphylaxis）。长期应用化疗药物后，病原体或肿瘤细胞对药物的敏感性降低，称为耐药性（resistance）或抗药性。机体对某一药物产生耐受性后，对另一药物也有耐受性，这种现象称为交叉耐受性（cross tolerance）。

（二）药物依赖性（drug dependance）

药物依赖性是指长期用药后，患者对药物产生主观和客观上需要连续用药的欲望。根据人体对药物产生的依赖性及危害人体健康的程度，通常可分为：

1. 精神依赖性（psychic dependence）　精神依赖性是指精神上对药物产生依赖性，有连续用药的欲望，停止给药时会出现主观不适感觉，渴望再次用药，没有客观上的体征，也称为心理依赖性（psychological dependence）或习惯性（habituation）。如使用镇静催眠药，中枢兴奋药等易产生精神依赖性。

2. **躯体依赖性（physical dependence）**　躯体依赖性是指反复用药后所产生的一种生理适应状态，中断给药时会出现明显的戒断症状，表现为精神和躯体方面一系列生理功能紊乱的状态，又称为生理依赖性（physiological dependence）或成瘾性（addiction）。如吗啡成瘾者突然停药会出现烦躁不安、流泪、流涎、出汗、腹泻、腹痛、恶心、呕吐等。

项目二　合理用药

临床用药时，要根据患者的具体情况正确选择药物、剂型、给药方法、药物配伍，以提高疗效，减少不良反应。

一、对症治疗、对因治疗及两者结合

一般情况下，对因治疗比对症治疗重要，用药首先要明确诊断，针对致病原因进行治疗。如细菌感染性疾病，应首先确定致病菌，然后选用特效、窄谱的药物直接杀灭病原微生物，控制感染治愈疾病。而对症治疗的目的在于改善疾病的症状，虽然不能消除病因，但对一些严重危急的症状，对症治疗的重要性并不亚于对因治疗。如剧烈疼痛可引起休克，镇痛药虽然不能根除疼痛的原因，但是疼痛的缓解避免了休克的发生。细菌感染主要采用抗菌药物对因治疗，但当患者体温过高时，特别是小儿高热可导致惊厥，甚至损害神经系统，这时应及时使用解热镇痛药改善高热症状，同时合用抗生素。

二、联合用药

临床治疗中，常采取联合用药的方式，其目的在于增强治疗效果，减少不良反应的发生。如磺胺类药物常与甲氧苄啶合用，既可以增强抗菌效果，扩大抗菌范围，又可以延缓耐药性的产生。此外，临床上常采用两种不同作用机制的降压药合用，不仅可以使降压作用相加，还可以减少各药的使用剂量，从而减轻不良反应。

但在联合用药过程中，需注意药物之间的相互作用，如在联合使用抗菌药物时，应明确抗菌药物的抗菌谱，有针对性的使用，否则易造成严重不良反应和耐药性的产生。

三、选择合适的制剂和给药途径

不同的药物其剂型不同，同一药物也可制成不同的剂型，临床应根据患者病情的轻重缓急，药物特性等因素选择合适的剂型和给药途径。对于轻症、病情缓慢者可选择口服片剂、胶囊剂、冲剂；对于重症、病情紧急者则应选择吸收快、作用迅速的方式给药，如静脉注射、皮下注射或肌肉注射；某些慢性疾病，则可选择缓释制剂或控释制剂，延长药物疗效。

四、药物的剂量和疗程

同一药物随剂量的增加，作用强度不同，作用性质也可发生改变。临床用药应严格遵循规定用法与用量，避免因剂量使用不足或疗程过短，引起疾病复发或加重；也要避免因剂量过大或疗程过长，引起急性或慢性中毒等不良反应发生。如抗菌药物应用剂量不足会导致病情迁延，转为慢性或病情复发，甚至导致细菌耐药性的产生。另一方面，抗菌药物使用剂量过大也会造成药物浪费、引起毒性反应。

五、用药时间

用药时间也是保证药物发挥最佳药效的重要因素。一般情况下，饭前服药吸收较好，起效较快；饭后服药吸收较差，起效较慢。但有刺激性的药物宜饭后服用，可减少对胃肠道的刺激。不同的药物有不同的用药时间要求，应根据病情的需要及药物在体内的半衰期而制定，对于肝、肾功能不全的患者，药物的半衰期延长，给药的间隔时间也应做适当的调整，以免发生蓄积中毒。

复习思考

一、选择题

1. 以下哪种给药途径吸收最快（ ）

    A. 肌肉注射   B. 皮下注射   C. 口服   D. 舌下含服   E. 皮肤

2. 长期服用某种药物后，药效逐渐减弱，需加大剂量才能有效，这种现象称为（ ）

    A. 成瘾性   B. 耐药性   C. 耐受性   D. 习惯性   E. 拮抗作用

3. 联合用药后，药效减弱称为（ ）

    A. 拮抗作用   B. 协同作用   C. 相加作用   D. 增强作用   E. 互补作用

二、思考题

1. 给药途径，药物剂量剂型对药物作用的影响有哪些？

2. 临床上应如何合理使用药物？

扫一扫，知答案

模块五
传出神经药理学概论

扫一扫，看课件

【学习目标】
1. 掌握传出神经受体类型、分布与生理效应。
2. 熟悉常见的传出神经系统的递质、传出神经系统药物的分类。
3. 了解传出神经系统递质（乙酰胆碱和去甲肾上腺素）的合成与代谢。

项目一　传出神经系统的递质和受体

一、传出神经的分类

（一）传出神经按解剖学分类

1. **自主神经（植物神经）**　包括交感神经和副交感神经，主要支配心肌、平滑肌、腺体和眼等效应器，参与心血管活动、胃肠活动、腺体分泌、视力调节等多种生理功能的调控。自主神经自中枢发出后先经神经节更换神经元，再到达所支配的效应器，故有节前纤维和节后纤维之分。

2. **运动神经**　主要支配骨骼肌，调控骨骼肌的活动，维持正常的运动、呼吸和姿势等，自中枢发出后，中途不更换神经元，直接到达效应器，支配骨骼肌运动，见图 5 - 1。

（二）传出神经按递质分类

根据传出神经末梢释放的递质不同，可将传出神经主要分为两大类：

1. **胆碱能神经**　其末梢能释放乙酰胆碱，包括：①全部交感神经和副交感神经的节前纤维；②全部副交感神经的节后纤维；③运动神经；④极少数交感神经节后纤维（如支配手掌汗腺分泌的神经）。

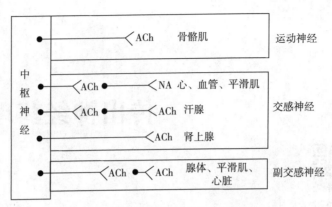

ACh：乙酰胆碱　NA：去甲肾上腺素

图5-1　传出神经分类模式图

2. 去甲肾上腺素能神经　其末梢能释放去甲肾上腺素。主要是大部分交感神经节后纤维。

在某些外周交感纤维，如支配肾及肠系膜血管的交感神经节后纤维还存在多巴胺能神经，兴奋时释放多巴胺。此外，一些效应组织中还存在非肾上腺素能非胆碱能神经。事实上，神经兴奋时释放的物质很少是单一的物质，经常同时释放多种物质，这种现象称为共同传递。如去甲肾上腺素能神经元兴奋时，其末梢除释放 NA 外，还可释放 ATP 和肽类等物质。

二、传出神经系统的递质

（一）递质的分类

在神经系统，神经末梢与次一级神经元或效应器通过突触结构而连接。当神经冲动达到神经末梢时，在突触部位从末梢释放出化学传递物，称为递质。通过递质作用于次一级神经元或效应器的受体，发生效应，从而完成神经冲动的传递过程。传出神经系统的递质主要有乙酰胆碱（ACh）和去甲肾上腺素（NA）等。

（二）递质的合成与代谢

1. 乙酰胆碱　①合成与贮存：在胆碱能神经元中，由胆碱和乙酰辅酶 A 在胆碱乙酰化酶的催化作用下合成 ACh，合成后进入囊泡贮存起来；②释放：ACh 的释放是一个 Ca^{2+} 依赖性过程，当动作电位到达神经末梢时可激发细胞外的 Ca^{2+} 内流，使一定数量的囊泡膜与突触前膜融合，形成裂孔，将 ACh 以"胞裂外排"方式排至突触间隙，释放出的 ACh 作用于突触后膜上的受体引起相应的效应；③代谢：释放出的 ACh 又迅速被存在受体附近的乙酰胆碱酯酶（AChE）水解为胆碱和乙酸，作用短暂。部分胆碱又可被胆碱能神经末梢摄取，再参与 ACh 合成，见图5-2。

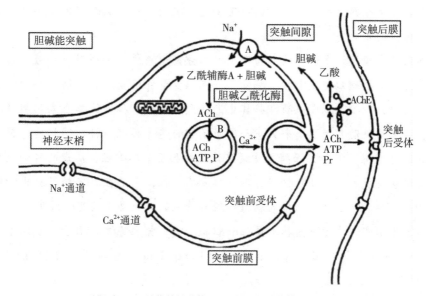

ACh：乙酰胆碱　A：钠依赖性载体　B：乙酰胆碱载体　ATP：三磷酸腺苷

P：多肽　AChE：乙酰胆碱酯酶

图5-2　胆碱能神经末梢递质合成、贮存、释放和代谢示意图

2. 去甲肾上腺素　①合成与贮存：在去甲肾上腺素能神经末梢内，酪氨酸经酪氨酸羟化酶催化生成多巴，再经多巴脱羧酶催化生成多巴胺，后者进入囊泡中并由多巴胺β-羟化酶催化，生成 NA 并与 ATP 和嗜铬颗粒蛋白结合，贮存于囊泡中；②释放：NA 的释放与 ACh 相似，也是一个 Ca^{2+} 依赖性过程。当神经冲动到达末梢时，将囊泡内的 NA 释放至突触间隙，并与突触后膜受体结合，通过细胞内信号传导产生相应效应；NA 也可与突触前膜受体结合调节递质释放；③消除：75%～90% 释放量的 NA 被去甲肾上腺素能神经突触前膜的胺泵摄取，称为摄取 1，也称为神经摄取。进入神经末梢的 NA 大部分进一步转运进入囊泡中贮存，少量未进入囊泡的 NA 可被胞质液中线粒体膜上的单胺氧化酶（MAO）破坏。此外，许多非神经组织如心肌、血管、肠道平滑肌也可摄取 NA，称为摄取 2，又称为非神经摄取。虽然该方式对 NA 的摄取量较大，但被组织摄入的 NA 并不贮存，而是很快被细胞内的儿茶酚氧位甲基转移酶（COMT）和 MAO 所破坏。因此可认为，摄取 1 为贮存型摄取，摄取 2 为代谢型摄取，见图 5-3。

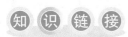

神经递质的发现

1920 年 3 月，德国科学家奥托·洛维（Otto Loewi）做了一个极为巧妙的实验，第一次在历史上证明：迷走神经末梢释放一种化学物质可抑制心脏的活动；

而交感神经末梢释放另一种化学物质可加速心脏的活动，从而奠定了神经冲动化学传递学说的基础。

洛维的实验设计是这样的：将两个蛙心分离出来，第一个带有神经，第二个没带神经。两个蛙心都装上蛙心插管，并充以少量任氏液。刺激第一个心脏的迷走神经几分钟，心跳减慢；随即将其中的任氏液吸出转移到第二个未被刺激的心脏内，后者的跳动也慢了下来，正如刺激了它的迷走神经一样。同样地，刺激心脏的加速（交感）神经，而将其中的任氏液转移至第二心脏，后者的跳动也加速起来。这些结果无疑地证明神经并不直接影响心脏，而是在其末梢释放出特殊的化学物质，后者产生众所周知的刺激神经所特有的心脏功能改变的作用。

后来才证实这些特殊的物质是乙酰胆碱和去甲肾上腺素。由于他发现了神经递质，于1936年与英国的亨利·戴尔（Henrp Dale）分享诺贝尔生理学或医学奖。

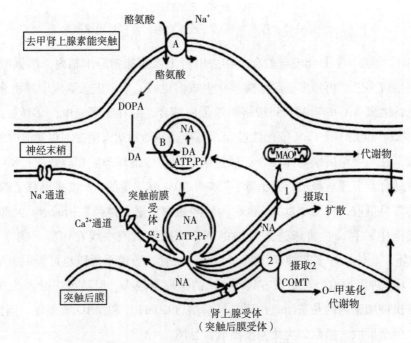

NA：去甲肾上腺素　MAO：单胺氧化酶　COMT：儿茶酚氧位甲基转移酶

DOPA：多巴　DA：多巴胺　ATP：三磷酸腺苷　P：多肽

A：钠依赖性载体　B：单胺转运载体

图 5-3　去甲肾上腺素能神经末梢递质合成、贮存、释放和代谢示意图

三、传出神经的受体及其效应

(一) 受体的类型和分布

在传出神经系统突触的后膜与前膜上，分布有能与乙酰胆碱、去甲肾上腺素等递质结合的受体，分别称为胆碱受体和肾上腺素受体，见表 5 - 1。

1. 胆碱受体　能选择性与乙酰胆碱结合的受体，可分为毒蕈碱型和烟碱型两类。

(1) 毒蕈碱型胆碱受体 (M 胆碱受体或 M 受体)　毒蕈碱型胆碱受体是指对以毒蕈碱为代表的拟胆碱药较为敏感的受体，又分为 M_1 受体、M_2 受体、M_3 受体、M_4 受体和 M_5 受体等亚型。主要位于副交感神经节后纤维所支配的效应器细胞膜上，如心脏、血管、支气管及胃肠道平滑肌、瞳孔括约肌和腺体等。

(2) 烟碱型胆碱受体 (N 胆碱受体或 N 受体)　烟碱型胆碱受体是指对烟碱比较敏感的受体，又分为 N_1 受体和 N_2 受体两种亚型。分布于神经节细胞、肾上腺髓质和骨骼肌细胞膜上。

2. 肾上腺素受体　能与去甲肾上腺素或肾上腺素结合的受体，又可分为 α 肾上腺素受体和 β 肾上腺素受体两类。

(1) α 肾上腺素受体 (α 受体)　α 受体可分为 $α_1$ 受体和 $α_2$ 受体两种亚型。α 受体分布于血管平滑肌、瞳孔开大肌、胃肠和膀胱括约肌及去甲肾上腺素能神经末梢突触前膜、胰岛 B 细胞、血小板、血管平滑肌等处。

(2) β 肾上腺素受体 (β 受体)　β 受体又分为 $β_1$ 受体、$β_2$ 受体和 $β_3$ 受体等亚型。β 受体主要分布于心脏、支气管和血管平滑肌、骨骼肌、肝脏、脂肪等处。

(二) 受体的效应

递质与受体结合可激动受体而呈现作用，不仅能激动突触后膜受体完成自上而下的化学传递，还能激动突触前膜受体而调节递质释放。不同的递质可通过激动不同的受体而呈现不同的作用。

1. 胆碱受体的效应

(1) M 样作用　当 M 受体被激动时所呈现的作用。表现为瞳孔缩小、腺体分泌增加 (唾液腺、汗腺、泪腺)、心脏抑制 (传导减慢、心率减慢、心肌收缩力减弱)、血管舒张、支气管及胃肠道平滑肌收缩等。

(2) N 样作用　当 N 受体被激动时所呈现的作用。表现为神经节兴奋、肾上腺髓质分泌增加、骨骼肌收缩等。

2. 肾上腺素受体的效应

(1) α 型作用　当 α 受体被激动时所呈现的作用。表现为血管收缩、瞳孔扩大、胃肠和膀胱括约肌收缩及去甲肾上腺素和胰岛素分泌减少、血小板聚集等。

（2）β型作用　当β受体被激动时所呈现的作用。表现为心脏兴奋（收缩力增强、心率加快、传导加快）、支气管平滑肌和血管平滑肌舒张、糖原和脂肪分解、血糖升高、去甲肾上腺素分泌增多等。

多数效应器都接受胆碱能和去甲肾上腺素能神经的双重支配，见表5-1。而这两类神经兴奋时所产生的效应往往相互拮抗。当两类神经同时兴奋时，则主要显示占优势的神经效应。

表5-1　传出神经系统的受体分布和生理效应

效应器		胆碱能神经兴奋		去甲肾上腺素能神经兴奋	
		受体类型	效应	受体类型	效应
心脏	窦房节	M_2	心率↓ *	β_1	心率↑
	传导系统	M_2	传导↓	β_1	传导↑
	心肌	M_2	收缩力↓	β_1	收缩力↑ *
血管平滑肌	皮肤、黏膜、内脏			α	收缩
	骨骼肌			β_2、α	舒张
	冠状动脉			β_2	舒张
内脏平滑肌	支气管	M_3	收缩	β_2	舒张
	胃肠	M_3	收缩 *	α_2、β_2	舒张
	胃肠和膀胱括约肌	M_3	舒张	$\alpha1$	收缩
	子宫	M_3	收缩	β_2、α	舒张、收缩
眼内肌	瞳孔开大肌			α_1	收缩
	瞳孔括约肌	M_3	收缩		
	睫状肌	M_3	收缩	β	舒张
腺体	汗腺、唾液腺	M	分泌↑ *	α	分泌↑ *
骨骼肌	骨骼肌	N_2	收缩		
代谢	肝脏糖代谢			β_2、α	肝糖原分解及糖异生↑
	骨骼肌糖代谢			β_2	肌糖原分解
	脂肪代谢			β_3	脂肪分解
其他	神经节	N_1	兴奋		
	肾上腺髓质	N_1	分泌 AD		

注：* 号者为优势支配的效应；↑增加；↓下降。

项目二 传出神经系统药物的作用方式与分类

一、传出神经系统药物的作用方式

(一)直接作用于受体

许多传出神经系统药物能直接与胆碱受体或肾上腺素受体结合。结合后，如果产生与递质相似的作用，就称受体激动药，如毛果芸香碱。如果结合后不产生或较少产生拟似递质的作用，相反却能妨碍递质与受体的结合，从而阻断了冲动的传递，产生与递质相反的作用，就称为受体阻断药，如阿托品。

(二)影响递质

药物可通过影响递质的合成、贮存、转运、消除等环节而产生效应。如胆碱酯酶抑制药通过抑制胆碱酯酶的活性，阻止 ACh 水解，呈现拟胆碱作用。利血平可抑制神经末梢对 NA 的摄取，产生抗肾上腺素的作用。麻黄碱可直接激动肾上腺素受体外，还能促进去甲肾上腺素能神经末梢释放 NA 而产生拟肾上腺素作用。

二、传出神经系统药物的分类

按药物的作用方式和对受体的选择性进行分类，见表 5-2。

表 5-2 传出神经系统药物的分类

拟似药	拮抗药
(一)胆碱受体激动药	(一)胆碱受体阻断药
1. M、N 受体激动药（乙酰胆碱）	1. M 胆碱受体阻断药
2. M 受体激动药（毛果芸香碱）	(1)非选择性 M 受体阻断药（阿托品）
3. N 受体激动药（烟碱）	(2)M_1 受体阻断药（哌仑西平）
(二)胆碱酯酶抑制药	2. N 胆碱受体阻断药
1. 易逆性胆碱酯酶抑制药（新斯的明）	(1)N_1 受体阻断药（美加明）
2. 难逆性胆碱酯酶抑制药（有机磷酸酯类）	(2)N_2 受体阻断药（筒箭毒碱）
(三)肾上腺素受体激动药	(二)胆碱酯酶复活药（解磷定）
1. α 受体激动药	(三)肾上腺素受体阻断药
(1)α_1、α_2 受体激动药（去甲肾上腺素）	1. α 受体阻断药
(2)α_1 受体激动药（去氧肾上腺素）	(1)α_1、α_2 受体阻断药（酚妥拉明）
(3)α_2 受体激动药（可乐定）	(2)α_1 受体阻断药（哌唑嗪）
2. α、β 受体激动药（肾上腺素）	(3)α_2 受体阻断药（育亨宾）
3. β 受体激动药	2. β 受体阻断药
(1)β_1、β_2 受体激动药（异丙肾上腺素）	(1)β_1、β_2 受体阻断药（普萘洛尔）
(2)β_1 受体激动药（多巴酚丁胺）	(2)β_1 受体阻断药（阿替洛尔）
(3)β_2 受体激动药（沙丁胺醇）	3. α、β 受体阻断药（拉贝洛尔）

复习思考

一、选择题

1. 分布于心脏的受体 （　　）

　　A. β_2　　　　　　B. α_1　　　　　　C. α_2　　　　　　D. β_1　　　　　　E. β_3

2. 下列哪项不是 M 受体激动的效应 （　　）

　　A. 腺体分泌　　　　　　B. 瞳孔缩小　　　　　　C. 骨骼肌收缩

　　D. 心脏抑制　　　　　　E. 平滑肌收缩

3. N_M 受体激动时可产生 （　　）

　　A. 心率加快　　　　　　B. 内脏平滑肌松弛　　　　　　C. 骨骼肌收缩

　　D. 瞳孔括约肌收缩　　　　　　E. 支气管平滑肌松弛

4. β 受体激动时不产生下列哪一效应 （　　）

　　A. 心肌收缩力增强　　　　　　B. 糖原分解　　　　　　C. 血管收缩

　　D. 心率加快　　　　　　E. 支气管平滑肌松弛

二、思考题

1. 胆碱受体的效应是什么？

2. 肾上腺素受体的效应是什么？

扫一扫，知答案

模 块 六

拟胆碱药

扫一扫，看课件

【学习目标】

1. 掌握毛果芸香碱、新斯的明的药理作用、临床应用；有机磷酸酯类中毒的表现及其解救。

2. 熟悉胆碱酯酶复活药的特点。

3. 了解其他胆碱受体激动药的特点。

📖 **案例导入**

患者，男，57 岁，右眼胀痛伴同侧头痛、恶心、呕吐、视物模糊，急诊入院。曾 2 次右眼胀痛伴同侧头痛，未治自愈。查体：右眼视物不清，眼球充血，瞳孔散大，角膜雾状混浊。眼压为 7.29kPa（正常值眼压值为 1.33～2.97kPa）。入院诊断为急性闭角型青光眼。

请思考：

1. 您知道青光眼是一种什么疾病吗？

2. 该患者应选择什么药物进行治疗？

项目一 胆碱受体激动药

一、M、N 胆碱受体激动药

乙酰胆碱

乙酰胆碱（acetylcholine，ACh）是胆碱能神经递质，现已人工合成。全身用药时可引起 M、N 胆碱受体激动，作用十分广泛，不良反应多，故无临床实用价值，目前主要用做药理实验的工具药。

二、M 胆碱受体激动药

M 受体激动药是一类能选择性地与 M 受体结合并激动该受体，产生 M 样作用的药物。

毛果芸香碱

毛果芸香碱（pilocarpine）是从毛果芸香属植物叶中提出的生物碱，也可人工合成。

【药理作用】

毛果芸香碱能选择性激动 M 受体，产生 M 样作用。其中对眼和腺体的作用最明显，而对心血管系统影响较小。

1. 对眼的作用

（1）缩瞳　毛果芸香碱激动瞳孔括约肌上的 M 受体，使瞳孔括约肌收缩，瞳孔缩小。

（2）降低眼压　毛果芸香碱通过缩瞳，使虹膜向中心拉动，虹膜根部变薄，前房角间隙扩大，房水易于回流入巩膜静脉窦，使眼压降低。

（3）调节痉挛　毛果芸香碱能激动睫状肌上的 M 受体，使睫状肌收缩，悬韧带松弛，晶状体变凸，屈光度增加，导致视近物清楚，视远物模糊，此作用即为调节痉挛，见图 6-1。

2. 其他作用　较大剂量（10~15mg 皮下注射）可使汗腺和唾液腺等分泌增加，也可使内脏平滑肌收缩。

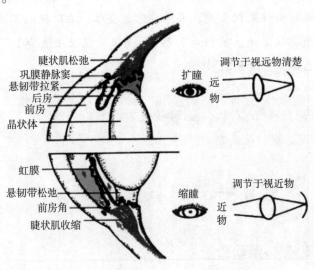

上：M 受体阻断药对眼的作用　　下：M 受体激动药对眼的作用

箭头表示房水流通及睫状肌收缩或松弛的方向

图 6-1　M 受体激动药和 M 受体阻断药对眼的作用

【临床应用】

毛果芸香碱主要局部应用于眼睛。

1. 青光眼 主要治疗闭角型青光眼，对开角型青光眼早期也有一定效果。1%～2% 毛果芸香碱滴眼后可迅速降低眼压而使症状减轻或消失，作用可持续 4～8 小时，其调节痉挛作用可在 2 小时左右消失。

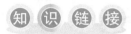

青光眼

青光眼是指眼内压间断或持续升高的一种常见眼病。该病发病迅速、危害性大、随时可导致失明。持续的高眼压可以给眼球各部分组织和视功能带来损害导致视神经萎缩、视野缩小、视力减退甚至丧失。一般而言青光眼不可预防，但做到早发现、早治疗，对保护视功能极为重要。

2. 虹膜炎 与扩瞳药如阿托品等药物交替使用，以防止虹膜与晶状体黏连。

3. 其他 本药口服可用于颈部放射后的口腔干燥。还可用于 M 受体阻断药阿托品中毒的解救。

【不良反应及注意事项】

1. 过量可致 M 受体过度，引起兴奋症状如流涎、多汗、支气管痉挛导致呼吸困难等。

2. 滴眼时应压迫内眦，避免药物经鼻泪管流入鼻腔增加药物吸收而产生不良反应。用药后可能引起视远物不清，在症状消失前不做用眼的精细工作尤其是开车等注视远方的工作，停药后会消失。

3. 毛果芸香碱滴眼液浓度以 1%～2% 为宜，浓度过高易导致出现头痛、眼痛等症状。吸收过量产生的 M 受体过度兴奋症状可用阿托品对抗。

项目二 胆碱酯酶抑制药

胆碱酯酶抑制药通过抑制胆碱酯酶活性，使乙酰胆碱水解减少而蓄积，从而产生 M 样作用和 N 样作用。根据药物与胆碱酯酶结合后水解速度的快慢，又分为易逆性胆碱酯酶抑制药和难逆性胆碱酯酶抑制药。

一、易逆性胆碱酯酶抑制药

易逆性胆碱酯酶抑制药能与乙酰胆碱竞争胆碱酯酶的活性中心，使胆碱酯酶暂时失活，但因其与胆碱酯酶结合不牢固，经过一段时间后，胆碱酯酶可恢复活性。

毒扁豆碱

毒扁豆碱（eserine）是从西非出产的毒扁豆中提取的一种生物碱，是最早用于临床的易逆性胆碱酯酶抑制剂，曾用于青光眼的治疗。但由于天然资源有限，水溶液很不稳定，不易合成，而且毒性较大，现已少用。

对毒扁豆碱进行结构改造发现了疗效更好的合成代用品，如溴新斯的明、溴吡斯的明、苄吡溴铵等，均为易逆性胆碱酯酶抑制剂。

新斯的明

新斯的明（neostigmine）为季铵类化合物，脂溶性低，药用的为人工合成品。

【药理作用】

1. M 样作用

（1）兴奋平滑肌　能明显兴奋胃肠和膀胱平滑肌的作用，可引起胃肠道平滑肌和膀胱逼尿肌收缩，但对心血管、腺体、眼和支气管平滑肌作用较弱。

（2）减慢心率　对心脏的 M 样作用能减慢房室传导，减慢心率。

2. N 样作用　本药通过抑制胆碱酯酶、直接激动 N_2 受体和促进运动神经末梢释放 ACh，对骨骼肌兴奋作用最强。

【临床应用】

1. 重症肌无力　本药对骨骼肌选择性高，是临床治疗重症肌无力的首选药。一般口服给药即可使症状改善，重症患者或紧急时可皮下注射或肌肉注射。

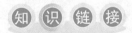

重症肌无力

重症肌无力是一种由神经－肌肉接头处传递功能障碍所引起的自身免疫性疾病。重症肌无力患者发病初期往往感到眼或肢体酸胀不适，或视物模糊，容易疲劳，天气炎热或月经来潮时疲乏加重。随着病情发展，骨骼肌明显疲乏无力，显著特点是肌无力于下午或傍晚劳累后加重，晨起或休息后减轻，此种现象称之为"晨轻暮重"。重症肌无力患者全身骨骼肌均可受累，可有如下症状：①眼皮下垂、视力模糊、复视、斜视、眼球转动不灵活；②表情淡漠、苦笑面容、讲话大舌头、常伴鼻音；③咀嚼无力、饮水呛咳、吞咽困难；④颈软、抬头困难、转颈、耸肩无力；⑤抬臂、梳头、上楼梯、下蹲、上车困难。

2. 术后腹气胀和尿潴留　新斯的明兴奋胃肠和膀胱平滑肌，松弛括约肌，促进术后患者排气和排尿。

3. 肌松药中毒解救　用于非除极化型肌松药如筒箭毒碱过量中毒的解救，但禁用于除极化型肌松药如琥珀胆碱过量的解救。

4. 阿托品中毒的解救　可对抗阿托品中毒引起的外周症状。由于本药不能透过血脑屏障，对中毒所致中枢神经系统症状无效。

【不良反应及注意事项】

1. 治疗量时不良反应较少，过量可引起明显恶心、呕吐、腹痛、心动过缓等 M 样症状和肌肉震颤等 N 样症状，严重者可致肌无力加重，称为"胆碱能危象"。

2. 支气管哮喘、机械性肠梗阻、尿路梗阻患者禁用。

3. 新斯的明口服剂量一般应比注射剂量大 10 倍以上。一般不作静脉注射，以免引起严重的心动过缓甚至心跳骤停。

二、难逆性胆碱酯酶抑制药

难逆性胆碱酯酶抑制药与胆碱酯酶牢固结合，形成的复合物难以水解，造成酶活性的不可逆抑制，使体内乙酰胆碱堆积，产生一系列中毒症状，在临床上无使用价值。主要有有机磷酸酯类农药（如敌敌畏、倍硫磷、对硫磷等）和战争用毒剂（如沙林、梭曼、塔崩等）。

（一）有机磷酸酯类中毒机制

有机磷酸酯类可通过皮肤、呼吸道和消化道吸收进入体内，在体内与胆碱酯酶（AChE）结合，生成难以水解的磷酰化胆碱酯酶，使 AChE 失去水解 ACh 的能力，造成 ACh 在体内大量堆积，引起一系列胆碱能神经系统功能亢进的中毒症状。如果不及时使用胆碱酯酶复活剂，磷酰化胆碱酯酶生成更稳定的烷氧基磷酰化胆碱酯酶，从而使酶更难甚至不能再活化，这种现象称为"酶的老化"。一旦 AChE "老化"而失去重新活化的能力，必须等待新生代 AChE 出现，才有水解 ACh 的能力。

（二）有机磷酸酯类中毒表现

轻度中毒以 M 样症状为主，中度中毒同时出现明显的 M 样和 N 样症状，重度中毒时除 M 样和 N 样症状加重外，还有明显的中枢症状。死亡原因主要为呼吸中枢麻痹及循环衰竭。

1. M 样症状　表现为恶心、呕吐、腹痛、胸闷、大小便失禁、瞳孔缩小、视物模糊、心动过速、出汗、流涎、呼吸道分泌物增加、肺部湿啰音、呼吸困难、发绀等。

2. N 样症状　N_2 受体激动出现肌肉震颤、抽搐，严重者导致呼吸机麻痹；N_1 受体激动引起心动过速、血压升高等。

3. 中枢症状　先兴奋后抑制。表现为兴奋、躁动不安、幻觉、谵妄，甚至抽搐、惊厥，进而出现昏迷、呼吸抑制、血压下降、循环衰竭等。

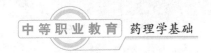

（三）常用解毒药

常用解毒药分为 M 受体阻断药和胆碱酯酶复活药。

阿托品

阿托品（atropine）可从颠茄或其他茄科植物中提取而得，临床上主要用来解除平滑肌痉挛、缓解内脏绞痛、改善循环和抑制腺体分泌。

【药理作用】

阿托品能阻断 M 受体，使乙酰胆碱不能与 M 受体结合，从而迅速解除 M 样症状；同时又能通过血脑屏障进入脑内，消除部分中枢症状，对呼吸中枢的兴奋作用可以对抗有机磷中毒引起的呼吸中枢抑制。

【临床应用】

有机磷中毒者，对阿托品的用量不受药典规定的最大量限制，使用量视中毒程度而定。使用原则为及早、足量、反复给药直至阿托品化，然后改用维持量。阿托品化的指征为：瞳孔较前扩大、颜面潮红、腺体分泌减少、肺部湿啰音显著减少或消失、有轻度躁动不安等。但阿托品不能阻断 N_2 受体，对骨骼肌震颤无效，也不能使 AChE 复活，故对中、重度中毒患者必须与胆碱酯酶复活药合用。

M 受体阻断药常用的还有东莨菪碱、山莨菪碱等。

【不良反应及注意事项】

1. 常有口干、眩晕，严重时瞳孔放大、皮肤潮红、心率加快、兴奋、烦燥。
2. 青光眼及前列腺肥大患者禁用。

胆碱酯酶复活药

胆碱酯酶复活药能水解磷酸酯键，使体内失活的胆碱酯酶恢复活性。其中碘解磷定及氯解磷定就是很好的胆碱酯酶复活剂、特效的有机磷解毒剂。

项目三　胆碱酯酶复活药

氯解磷定

氯解磷定（pralidoxime chloride）可肌肉注射或静脉给药，作用快，是治疗有机磷酸酯药物中毒时胆碱酯酶复活药中的首选药。

【药理作用】

氯解磷定进入体内后，作用机制主要有两方面：①与磷酰化胆碱酯酶中的磷酰基结合使胆碱酯酶游离，恢复水解乙酰胆碱的活性；②与体内游离的有机磷酸酯类直接结合，形成无毒的磷酰化氯解磷定经肾排出，阻止中毒进一步加深。

【临床应用】

用于各种急性有机磷中毒，能迅速解除 N 样症状，消除肌束颤动；对中枢神经系统的中毒症状也有一定改善作用，但对 M 样症状影响较小，故应与阿托品合用。

【不良反应及注意事项】

肌肉注射时局部有轻微疼痛；静脉注射过快可出现头痛、眩晕、乏力、视力模糊、恶心及心动过速等。剂量过大时可抑制 AChE，也可导致神经肌肉传导阻滞，严重者呈癫痫发作、抽搐及呼吸抑制。

碘解磷定

碘解磷定（pralidoxime iodide）是最早用于临床的胆碱酯酶复活药。药理作用和临床应用与氯解磷定相似，但作用弱，不良反应多，只可静脉给药，不能肌肉注射。

复习思考

一、选择题

1. 毛果芸香碱的缩瞳作用是因为 （ ）

    A. 激动虹膜 α 受体   B. 阻断虹膜 α 受体   C. 激动虹膜 M 受体

    D. 阻断虹膜 M 受体   E. 抑制胆碱酯酶活性

2. 新斯的明最强的作用是 （ ）

    A. 增加腺体分泌   B. 缩瞳   C. 兴奋骨骼肌

    D. 兴奋胃肠道平滑肌   E. 减慢心率

3. 治疗重症肌无力应选用 （ ）

    A. 新斯的明   B. 毒扁豆碱   C. 毛果芸香碱

    D. 烟碱   E. 阿托品

4. 新斯的明的禁忌证是 （ ）

    A. 青光眼   B. 重症肌无力

    C. 尿潴留   D. 机械性肠梗阻

    E. 阵发性室上性心动过速

5. 有机磷中毒的原理是 （ ）

    A. 抑制 AChE   B. 抑制腺酸环化酶   C. 抑制磷酸二酯酶

    D. 激活 AChE   E. 激活磷酸二酯酶

二、思考题

1. 新斯的明有哪些作用和临床应用？

2. 有机磷酸酯类中毒的表现及其解救方法是什么？

扫一扫，知答案

模块七
抗胆碱药

扫一扫，看课件

【学习目标】

1. 掌握阿托品的药理作用、作用机制、临床应用和不良反应。
2. 熟悉东莨菪碱、山莨菪碱的作用特点和临床应用。
3. 了解琥珀胆碱与筒箭毒碱的作用特点、临床应用和不良反应。

📖 案例导入

　　患者，女，62岁，因左眼老年性成熟期白内障住院，欲在局麻下进行白内障摘除术。术前1%阿托品液滴眼3次，每次1~2滴，半小时后，患者自觉口干，下腹部胀满感，欲排小便未果。查体：瞳孔扩大5mm，膀胱区胀满隆起，触之软，有波动感，即导尿750mL。次日上午术前又滴1%阿托品液3次，每次1~2滴，半小时后再现上述症状，再次导尿800mL，并留置导尿管。术后停用阿托品，当晚导尿管自行滑出，患者能自行小便，上述症状消失。

　　请思考：

1. 阿托品是什么药物，为什么用于术前滴眼？
2. 阿托品滴眼液为什么导致尿潴留？

项目一　M胆碱受体阻断药

　　M胆碱受体阻断药主要包括阿托品及阿托品类生物碱，它们可从颠茄、莨菪或曼陀罗等植物中提取，也可人工合成。

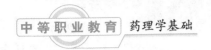

一、阿托品类生物碱

阿托品

【药理作用】

阿托品（atropine）能竞争性阻断胆碱受体激动药对 M 受体的激动，取消 M 样作用。对各种 M 受体亚型的选择性较低，对 M_1、M_2、M_3 受体都有阻断作用，所以阿托品作用广泛。作用强度因用药剂量、各脏器的敏感性而异。随剂量增加，依次产生如下作用：

1. 抑制腺体分泌　阿托品阻断 M 胆碱受体，抑制腺体分泌。对唾液腺、汗腺的作用最敏感，抑制作用最强，0.5mg 阿托品可产生明显抑制作用；对泪腺及呼吸道腺体的分泌也有较强的抑制作用；较大剂量阿托品可减少胃液及胃酸的分泌量。

2. 对眼睛的作用　有散瞳、升高眼压和调节麻痹（导致远视）作用。

3. 松弛内脏平滑肌　阿托品通过对 M 受体的阻断作用，松弛多种内脏平滑肌，尤其对活动过度或痉挛的平滑肌松弛作用更为显著。作用强度依次为：胃肠道平滑肌 > 尿道和膀胱平滑肌 > 胆管、输尿管 > 支气管平滑肌 > 子宫平滑肌。

4. 兴奋心脏　较大剂量阿托品（1～2mg）可阻断窦房结 M_2 受体，解除迷走神经对心脏的抑制作用，加快心率和房室传导。对迷走张力高的青壮年，加快心率更明显；对老年人、婴幼儿的心率影响较小。

5. 扩张血管　治疗量阿托品对血管与血压无明显影响，大剂量阿托品可解除小血管痉挛，增加组织灌注量，改善微循环。阿托品的血管扩张作用与 M 受体阻断无关，可能是直接血管扩张作用或是由于体温升高后的代偿性散热反应。

6. 对中枢神经系统的影响　治疗量（0.5～1mg）对中枢神经系统作用不明显，较大剂量（1～2mg）可兴奋延脑呼吸中枢和大脑皮层。中毒剂量（10mg 以上）出现明显中枢中毒症状，如烦躁不安、定向障碍、幻觉和谵妄等；严重中毒会由中枢兴奋转为抑制而出现昏迷，最后死于循环和呼吸衰竭。

知 识 链 接

休 克

休克是指各种强烈致病因素作用于机体，使循环功能急剧减退，组织器官微循环灌流严重不足，导致重要生命器官机能、代谢严重障碍的全身危重病理过程。其本质是身体器官需氧量增加与供氧量不足。重要体征是低血压。

根据休克发生的基础疾病或原因，休克分为低血容量性、感染性、心源性、神经性和过敏性休克五类。而低血容量性和感染性休克在外科最常见。

感染性休克多继发于革兰阴性杆菌为主的感染，如急性腹膜炎、胆道感染等。感染性休克分为高排低阻型与低排高阻型两型。

【临床应用】

1. 解除平滑肌痉挛　适用于各种内脏绞痛，对胃肠绞痛、膀胱刺激症（如尿频、尿急等）疗效较好；但对胆绞痛和肾绞痛疗效较差，常需与哌替啶等合用。

2. 抑制腺体分泌

（1）全身麻醉前给药　皮下注射阿托品，可减少呼吸道腺体分泌，以防止呼吸道阻塞及吸入性肺炎的发生。

（2）治疗　治疗严重盗汗、流涎症。

3. 眼科应用

（1）虹膜睫状体炎　阿托品可松弛虹膜括约肌和睫状肌，使之充分休息，有助于炎症消退；与缩瞳药交替应用，可预防虹膜和晶状体粘连。

（2）验光配镜　阿托品可松弛睫状肌，具有调节麻痹作用，使晶状体充分固定，以准确测定晶状体屈光度，但其维持时间过长，目前仅用于儿童验光。

（3）检查眼底　阿托品的扩瞳作用有利于观察眼底病变。

4. 缓慢型心律失常　阿托品可用于治疗迷走神经过度兴奋所致的窦性心动过缓、房室传导阻滞等缓慢型心律失常。

5. 抗休克　大剂量阿托品可用于治疗爆发型流行性脑脊髓膜炎、中毒性菌痢、中毒性肺炎等所致的感染性休克，但对休克伴有高热或心率过快者不宜使用阿托品。

6. 解救有机磷酸酯类中毒　大剂量阿托品可解除有机磷酸酯类中毒的 M 样症状，对中、重度中毒，应配合使用解磷定及其他抢救措施。

【不良反应及注意事项】

阿托品的作用广泛，临床上应用其中一种作用时，其他的作用则成为副作用。

1. 常见不良反应有口干、皮肤干燥、视近物模糊、畏光、心悸、皮肤潮红、便秘等，停药后可逐渐自行消失。

2. 当剂量超过 5mg 时，可出现语言不清、烦躁不安、皮肤干燥、小便困难、肠蠕动减少；剂量超过 10mg 以上，上述症状更重，脉搏快而弱、中枢兴奋现象严重、呼吸加快加深，甚至出现谵妄、幻觉、惊厥等；严重中毒时，可由中枢兴奋转入抑制，产生昏迷和呼吸麻痹等。解救的主要措施是消除毒物和对症治疗。

3. 滴眼时应压迫内眦，防止药液经鼻泪管黏膜吸收，引起不良反应；滴眼后，应避免强光或戴墨镜保护眼睛。

4. 青光眼及前列腺肥大患者禁用。

山莨菪碱

山莨菪碱（anisodamine）是我国从茄科植物唐古特莨菪中提出的生物碱。天然品又称654-1，人工合成品称654-2。

山莨菪碱对抗乙酰胆碱所致的平滑肌痉挛和抑制心血管的作用，与阿托品相似而稍弱，同时也能解除血管痉挛，改善微循环。但它抑制唾液分泌和扩瞳作用则仅为阿托品的1/20～1/10。因不易穿透血脑屏障，中枢兴奋作用很小。和阿托品相比，其毒性较低，解痉作用的选择性相对较高，副作用与阿托品相似。临床主要用于感染性休克和内脏绞痛。青光眼禁用。

东莨菪碱

东莨菪碱（scopolamine）是从洋金花、莨菪和颠茄等植物中提取的生物碱。

【药理作用】

1. 中枢抑制作用　中枢作用与阿托品不同，东莨菪碱易透过血脑脊液屏障，在治疗剂量时即可抑制中枢神经系统，呈现明显的镇静催眠作用，随剂量的增加依次表现为镇静、催眠、麻醉，但对呼吸中枢具有兴奋作用；此外，还有欣快感，易造成药物滥用。

2. 外周作用　外周作用与阿托品类似，其抑制腺体分泌作用较阿托品强；扩瞳和调节麻痹作用比阿托品稍弱；对心血管及内脏平滑肌作用弱。

3. 防晕止吐作用　可能与其抑制前庭神经内耳功能或大脑皮层功能及抑制胃肠道蠕动有关。

【临床应用】

1. 麻醉前给药　东莨菪碱不仅能抑制腺体分泌，而且具有中枢抑制作用，因此优于阿托品。

2. 防治晕动病　预防性给药效果好，如已发生呕吐再用药则疗效差。也用于妊娠呕吐及放射病呕吐。

3. 抗帕金森病　因东莨菪碱具有中枢性抗胆碱作用，与左旋多巴交替或联合应用，有缓解流涎、震颤和肌肉强直的效果。

【不良反应及注意事项】

东莨菪碱有嗜睡的副作用，其他不良反应和禁忌证与阿托品相似。此外，该药可引起老年人思维紊乱，老年人避免在麻醉前给药。

二、人工合成代用品

由于阿托品作用十分广泛，用于内科疾病时，副作用较多；用于眼科疾病时，作用持续时间过久。因此，针对这些缺点，通过对其化学结构改造，现已合成一系列阿托品的合成代用品，其中包括扩瞳药、解痉药和选择性 M 受体阻断药。

（一）合成解痉药

丙胺太林

丙胺太林（propantheline bromide）药理作用与阿托品相似，但不易透过血脑屏障，很少发生中枢作用。丙胺太林对胃肠道 M 胆碱受体的选择性较高，治疗剂量时抑制胃肠道平滑肌的作用较强和持久，并能不同程度地减少胃液分泌。可用于胃及十二指肠溃疡、胃肠痉挛和泌尿道痉挛等引起的疼痛，也可用于遗尿症和妊娠呕吐。不良反应与阿托品相似，但较轻。

贝那替秦

贝那替秦（benactyzine）含叔胺基因，口服较易吸收，解痉作用较明显，也有抑制胃液分泌作用，还有安定作用。适用于兼有焦虑症的溃疡病、胃酸过多、肠蠕动亢进或膀胱刺激症状的患者。

（二）选择性 M 受体阻断药

选择性作用于 M 受体亚型的 M_1 受体阻断药因对受体的特异性较高，从而可减少副作用。

哌仑西平

哌仑西平（pirenzepine）能选择性地抑制胃酸及胃蛋白酶的分泌，用于消化性溃疡病，在治疗剂量副作用较少。

（三）合成扩瞳药

目前临床用于扩瞳的药物有后马托品（homatropine）、托吡卡胺（tropicamide）、环喷托酯（cyclopentolate）和尤卡托品（eucatropine）等，这些药物与阿托品比较，其扩瞳作用维持时间明显缩短，故适合于一般的眼科检查，见表 7-1。

表 7 – 1　几种扩瞳药滴眼作用的比较

药物	浓度（%）	扩瞳作用		调节麻痹作用	
		高峰（分钟）	消退（天）	高峰（小时）	消退（天）
硫酸阿托品	1.0	30～40	7～10	1～3	7～12
氢溴酸后马托品	1.0～2.0	40～60	1～2	0.5～1	1～2
托吡卡胺	0.5～1.0	20～40	0.25	0.5	<0.25
环喷托酯	0.5	30～50	1	1	0.25～1
尤卡托品	2.0～5.0	30	1/12～1/4	–	–

项目二　N 胆碱受体阻断药

N 受体阻断药又分为 N_1 胆碱受体阻断药和 N_2 胆碱受体阻断药两类。

一、N_1 胆碱受体阻断药

N_1 受体阻断药能选择性地与神经节细胞的 N_1 胆碱受体结合，竞争性地阻碍 ACh 与受体结合，使 ACh 不能引起神经节细胞的除极化反应，从而阻断了神经冲动在神经节中的传递，故也称为神经节阻断药。

此类药物在过去曾用于治疗高血压，但由于其作用过于广泛，副作用多，且其降压作用过强过快，故现已少用于治疗高血压，主要用于麻醉辅助药以发挥控制性降压作用。曾经应用的 N_N 受体阻断药有季铵类的六甲双铵（hexamethonium），以及非季铵类的美卡拉明（mecamylamine，美加明）和咪噻吩（trimethaphan）等。

二、N_2 胆碱受体阻断药

N_2 受体阻断药能选择性阻断骨骼肌运动终板突触后膜上的 N_2 胆碱受体，妨碍神经冲动向骨骼肌的传递，使骨骼肌松弛，也称为骨骼肌松弛药，简称肌松药，便于在较浅的麻醉下进行外科手术。根据其作用机制的不同，可分为除极化型肌松药和非除极化型肌松药两类。

（一）除极化型肌松药

这类药物与运动终板膜上的 N_2 胆碱受体相结合，产生与乙酰胆碱相似但较持久的除极化作用，使终板不能对乙酰胆碱起反应（处于不应状态），骨骼肌因而松弛。除极化型肌松药的特点是：①常先出现短时的肌束颤动，这是由于不同部位的骨骼肌在药物作用下除极化出现的时间先后不同所致；②连续用药可产生快速耐受性；③抗胆碱酯酶药如新斯的明能增强和延长这类药的肌松作用，所以过量中毒时不能用新斯的明解救；④治疗量并无神经节阻断作用。

琥珀胆碱

琥珀胆碱（succinylcholine）为人工合成品。

【药理作用】

静脉注射琥珀胆碱后，患者先出现短时间肌束颤动。1 分钟内即转为松弛，通常从颈部肌肉开始，逐渐波及肩胛、腹部和四肢。约在 2 分钟时肌松作用最明显，在 5 分钟内作用消失。为了达到较长时间的肌肉松弛作用，可采用持续静脉滴注法。

【临床应用】

静脉注射作用快而短暂，对喉肌的麻痹作用强，故适用于气管内插管、气管镜、食道镜等短时的操作。静脉滴注适用于较长时间的手术。因本药可引起强烈的窒息感，故对清醒的患者禁用。一般在硫喷妥钠静脉注射后给药。

【不良反应及注意事项】

1. 肌肉酸痛　由肌束颤动所致，一般 3 ~ 5 天可自愈。

2. 眼内压升高　琥珀胆碱使眼外骨骼肌短暂地收缩，能升高眼内压，青光眼和白内障晶体摘除术患者禁用。

3. 高钾血症　琥珀胆碱引起肌纤维除极化使细胞内 K^+ 释放，可导致高钾血症，甚至引起心律失常。禁用于高钾血症，如大面积烧伤、广泛性软组织损伤等，以免引起心脏意外。

4. 呼吸肌麻痹　过量致呼吸肌麻痹，用时必须备有人工呼吸机。

5. 恶性高热　遗传性血浆胆碱酯酶活性降低的特异质患者和有机磷酸酯类中毒者对琥珀胆碱高度敏感，易中毒，特异质反应尚可表现为恶性高热。

6. 其他　中毒时禁用新斯的明解救。

（二）非除极化型肌松药

非除极化型肌松药又称竞争型肌松药，此类药物与运动神经终板膜上的 N_2 胆碱受体结合，能竞争性地阻断 ACh 的除极化作用，使骨骼肌松弛。

非除极化型肌松药的作用特点是：①在同类阻断药之间有相加作用；②吸入性全麻药（特别是乙醚等）和氨基糖苷类抗生素（如链霉素）能加强和延长此类药物的肌松作用；③与抗胆碱酯酶药之间有拮抗作用，故过量时可用适量的新斯的明解毒；④兼有程度不等的神经节阻断作用，可使血压下降。

筒箭毒碱

筒箭毒碱（tubocurarine）是从南美洲生产的植物浸膏箭毒中提出的生物碱，右旋体具药理活性。

【药理作用】

静脉注射后 3～4 分钟即可产生肌松作用，头颈部小肌肉首先受累，然后波及四肢、躯干和颈部的其他肌肉，继而因肋间肌松弛，出现腹式呼吸。若剂量过大，进而累及膈肌，患者可因呼吸肌麻痹而死亡。

因筒箭毒碱具有神经节阻断和促进组胺释放等作用，故可使血压短时下降、心跳减慢、支气管痉挛和唾液分泌过多。

【临床应用】

外科手术时，本药作为全身麻醉时的辅助用药。由于本药来源有限，并有一定的缺点，故已少用。国产的氯甲左箭毒可供代用。

【不良反应及注意事项】

1. 重症肌无力、支气管哮喘和严重休克患者禁用。

2. 不同手术部位及个体差异大，应严格掌握给药剂量。

3. 安全范围小，过量中毒可引起呼吸停止。用药中注意观察呼吸、血压、心率，备好急救的新斯的明和呼吸机。

4. 10 岁以下儿童对此药高敏反应较多，故不宜用于儿童。

泮库溴铵

泮库溴铵（pancuronium bromide）为人工合成的长效非除极化型肌松药，肌松作用比筒箭毒碱强 5～10 倍，静注 4～6 分钟起效，维持 2～3 小时。治疗量有抗胆碱和促进儿茶酚胺释放作用，可引起心率加快和血药升高。主要用于各类手术、气管插管术作肌松药用。

同类药物还有多库溴铵、维库溴铵、米库溴铵等。

复习思考

一、选择题

1. 下列哪一项不是阿托品的作用 （　　）

    A. 扩大瞳孔、升高眼压　　　　　　　　B. 减慢心率

    C. 抑制腺体分泌　　　　　　　　　　　D. 松弛平滑肌

E. 大剂量可解除血管痉挛、改善微循环

2. 眼科用阿托品治疗（　　）

    A. 沙眼　　　　　　　　B. 虹膜睫状体炎　　　　　　C. 视神经炎

    D. 青光眼　　　　　　　E. 结膜炎

3. 阿托品最适合以下哪种休克的治疗（　　）

    A. 失血性休克　　　　　B. 心源性休克　　　　　　　C. 疼痛性休克

    D. 过敏性休克　　　　　E. 感染性休克

4. 阿托品滴眼可引起（　　）

    A. 缩瞳、降低眼压、调节痉挛　　　　　B. 缩瞳、升高眼压、调节麻痹

    C. 扩瞳、降低眼压、调节麻痹　　　　　D. 扩瞳、降低眼压、调节痉挛

    E. 扩瞳、升高眼压、调节麻痹

二、思考题

1. 简述阿托品的药理作用、临床应用、主要不良反应。

2. 比较阿托品、东莨菪碱和山莨菪碱的作用特点及临床应用。

扫一扫，知答案

模 块 八

拟肾上腺素药

扫一扫，看课件

【学习目标】

1. 掌握肾上腺素、去甲肾上腺素、异丙肾上腺素的药理作用、临床应用和不良反应。

2. 熟悉麻黄碱、多巴胺、间羟胺的作用特点和临床应用。

3. 了解去氧肾上腺素的作用特点。

拟肾上腺素药是一类能够与肾上腺素受体结合并激动受体，产生与肾上腺素作用相似的药物。因其作用与交感神经兴奋时的效应相似，而且化学结构均为胺类，故又称为拟交感胺类。按其对不同肾上腺素受体亚型的选择性可分为：

1. α、β 受体激动药　如肾上腺素、麻黄碱、多巴胺。

2. α 受体激动药　如去甲肾上腺素、间羟胺。

3. β 受体激动药　如异丙肾上腺素。

案例导入

患者，女，40 岁，某医院皮试青霉素时出现心慌、憋气、呼吸不畅、四肢发冷，见患者大汗淋漓、面色苍白，而后抽搐、表情淡漠，测血压为 0，脉搏微弱，呼吸 36 次/分，神志不清，呼之不应。诊断为过敏性休克，立即皮下注射 0.1% 肾上腺素 0.5mL，吸氧，患者休克症状迅速缓解。

请思考：

1. 过敏性休克的首选药物是什么？

2. 肾上腺素属于哪类药物？用药时应注意什么？

项目一 α、β受体激动药

肾上腺素

肾上腺素（adrenaline，AD）是肾上腺髓质分泌的主要激素，药用肾上腺素可从家畜肾上腺提取或人工合成。口服后在碱性肠液及肝脏中易被破坏，故口服无效；皮下注射，因收缩血管，吸收缓慢，作用维持 1 小时左右；肌肉注射吸收较快，作用维持 10～30 分钟；静脉注射立即见效，作用持续数分钟。

【药理作用】

肾上腺素能激动 α 和 β 受体，产生较强的 α 型和 β 型作用。

1. 兴奋心脏　作用于心肌、传导系统和窦房结的 β_1 受体，加强心肌收缩性，加速传导，加速心率，使心输出量增加。肾上腺素又能舒张冠状血管，改善心肌的血液供应，且作用迅速，是一个强效的心脏兴奋药。

2. 舒缩血管　对血管的影响因受体的类型、密度的不同而异。可使 α 受体占优势的内脏及皮肤、黏膜的血管收缩；使 β_2 受体占优势的骨骼肌血管和冠状血管舒张。

3. 影响血压　对血压的影响与用量有关。在皮下注射治疗量（0.5～1mg）或低浓度静脉滴注（10μg/分钟）时，由于心脏兴奋，心输出量增加，故收缩压升高，由于骨骼肌血管舒张作用对血压的影响，抵消或超过了皮肤黏膜血管收缩作用的影响，故舒张压不变或下降；此时身体各部位血液重新分配，使更适合于紧急状态下机体能量供应的需要。较大剂量静脉注射时，激动 α 受体的作用逐渐加强，故收缩压和舒张压均升高。若先用 α 受体阻断药（酚妥拉明等），取消肾上腺素激动 α 受体的收缩血管作用，再用原升压剂量的肾上腺素，肾上腺素激动 β_2 受体扩血管作用可引起血压下降，此为肾上腺素升压作用的翻转。

4. 扩张支气管　能激动支气管平滑肌的 β_2 受体，发挥强大的舒张作用。能抑制肥大细胞释放过敏性物质如组胺等，还可使支气管黏膜血管收缩，降低毛细血管的通透性，有利于消除支气管黏膜水肿。作用快而强大。

5. 促进代谢　激动 β 受体，能明显提高机体代谢率和耗氧量，促进糖原和脂肪分解，使血液中游离脂肪酸升高。

【临床应用】

1. 抢救心脏骤停　用于溺水、麻醉和手术过程中的意外，药物中毒、传染病和心脏传导阻滞等所致的心脏骤停。对电击所致的心脏骤停也可用肾上腺素配合心脏除颤器或利多卡因等除颤，一般用心室内注射，同时必须进行有效的人工呼吸和心脏按压等。

2. **治疗过敏性休克** 可迅速缓解过敏性休克的症状，为首选药。

3. **治疗支气管哮喘** 控制支气管哮喘的急性发作，皮下注射或肌肉注射能于数分钟内奏效，但维持的时间短。

4. **与局麻药配伍及局部止血** 肾上腺素加入局麻药注射液中，可延缓局麻药的吸收，减少吸收中毒的可能性，同时又可延长局麻药的麻醉时间。一般局麻药中肾上腺素的浓度为 1:250000，一次用量不要超过 0.3mg。当鼻黏膜和齿龈出血可将浸有 0.1% 盐酸肾上腺素的纱布或棉花球填塞出血处。

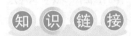

过敏性休克

过敏性休克是人体对某些生物制品（如异体血清）或药品（如青霉素）过敏而产生的一种急性全身性反应。是由于速发型抗原抗体反应中所释放的组胺、血清素和其他的血管活性物质所引起的血管舒缩功能紊乱，血管壁渗透性增加、血浆外渗，血容量骤减，组织灌注不足而引起休克，同时常伴喉头水肿、气管痉挛、肺水肿等。主要表现为皮肤瘙痒、荨麻疹；呼吸困难、胸闷、咳嗽；腹痛、恶心、呕吐；头晕、面色苍白，严重者迅速进入休克状态。如不及时抢救，常可在 5~10 分钟内死亡。

【不良反应及注意事项】

1. 主要不良反应为心悸、烦躁、头痛和血压升高等，血压剧升有发生脑溢血的危险，故老年人慎用。也能引起心律失常，甚至心室纤颤，故应严格掌握剂量。

2. 高血压，器质性心脏病，糖尿病和甲状腺功能亢进症等禁用。

3. 肾上腺素化学性质不稳定，在中性、碱性溶液中易氧化，见光易分解，变红色或棕色即失效不可用。宜避光阴凉处保存。

4. 皮下注射时，手指、足趾、阴茎等处手术时，不宜加用肾上腺素，以免引起局部组织缺血坏死。

多巴胺

多巴胺（dopamine）是去甲肾上腺素生物合成的前体，药用的是人工合成品。口服无效，需静脉给药。

【药理作用】

多巴胺能激动 α 受体、β1 受体和多巴胺受体，也可促进去甲肾上腺素能神经末梢释放 NA。

1. 兴奋心脏　主要激动心脏 β_1 受体，能使收缩性加强，心输出量增加。一般剂量对心率影响不明显，大剂量可加快心率，但较少引起心律失常。

2. 舒缩血管　激动多巴胺受体可扩张脑、肾、肠系膜血管。激动血管的 α 受体使皮肤、黏膜血管收缩。能使全身的血液供应合理分配，改善心、脑、内脏等重要器官的供血。

3. 影响血压　小剂量时，其兴奋心脏及舒缩血管的综合作用，使收缩压升高，舒张压无明显变化。大剂量时，则较显著兴奋心脏和收缩血管（增大外周阻力），故收缩压和舒张压均升高。

4. 改善肾功能　多巴胺能激动肾血管的 D_1 受体，不仅舒张肾血管、增加肾血流量和肾小球的滤过率，还有排钠利尿作用，可改善肾功能。

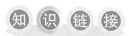

多巴胺受体及效应

在中枢和外周神经系统有多巴胺受体存在。多巴胺受体可分为 D_1 和 D_2 亚型，分布于外周及中枢。D_1 受体主要分布于外周肾血管、肠系膜血管、冠状血管及脑血管平滑肌、去甲肾上腺素能神经末梢和胃肠平滑肌细胞上。当多巴胺 D_1 受体激动时，表现为肾血管、肠系膜血管、冠状血管及脑血管平滑肌舒张、去甲肾上腺素分泌减少和胃肠平滑肌舒张。

【临床应用】

1. 抗休克　适用于感染性休克、出血性休克及心源性休克等，对于伴有心收缩性减弱及尿量减少而血容量已补足的休克患者疗效较好。

2. 治疗急性肾衰竭　能改善肾功能，增加尿量，可与利尿药氢氯噻嗪合用治疗急性肾衰竭。

【不良反应及注意事项】

1. 一般不良反应较轻，偶见恶心、呕吐。如剂量过大或滴注太快可出现心动过速、心律失常和肾血管收缩引致肾功能下降等，一旦发生，应减慢滴注速度或停药。

2. 心动过速者禁用。高血压及心脏有器质性病变者慎用。

麻黄碱

麻黄碱（ephedrine）是从中药麻黄中提取的生物碱。麻黄碱现已人工合成，药用其左旋体或消旋体。

【药理作用】

麻黄碱作用与肾上腺素相似，能激动 α、β 两种受体，也能促进去甲肾上腺素能神经末梢释放 NA。与肾上腺素比较，其兴奋心脏、收缩血管、升高血压和舒张支气管的作用缓和而持久。麻黄碱的作用特点如下：①性质稳定，口服有效；②拟肾上腺素作用弱而持久；③中枢兴奋作用较显著；④易产生快速耐受性。

【临床应用】

1. 用于预防支气管哮喘的发作和轻症的治疗，对于重症急性发作效果较差。

2. 用于鼻黏膜充血及鼻塞。常用 0.5% ~1% 溶液滴鼻，可消除黏膜肿胀。

3. 防治某些低血压状态，如用于防治硬膜外和蛛网膜下麻醉所引起的低血压。

4. 缓解荨麻疹和血管性神经水肿的皮肤黏膜症状。

【不良反应及注意事项】

1. 用药期间可见中枢兴奋所致的不安，失眠等，晚间服用宜加镇静催眠药以防止失眠。大剂量可引起心率加快、血压升高。

2. 老年患者和前列腺增生者易引起急性尿潴留，用药前应先排尿。

3. 器质性心脏病、甲亢及高血压给药护理禁用。

项目二　α 受体激动药

去甲肾上腺素

去甲肾上腺素（noradrenaline，NA）是去甲肾上腺素能神经末梢释放的主要递质，也可由肾上腺髓质少量分泌。药用的是人工合成品。口服不吸收；肌内、皮下注射因引起局部血管强烈收缩而吸收极少，并且易导致局部组织缺血坏死；静脉注射因迅速被消除而作用短暂，故常用静脉滴注以维持有效血药浓度。

【药理作用】

主要激动 α 受体，对心脏 β_1 受体作用较弱，对 β_2 受体几无作用。

1. 收缩血管　激动血管的 α_1 受体，使血管收缩，主要是使小动脉和小静脉收缩。皮肤黏膜血管收缩最明显，其次是对肾脏血管的收缩作用。此外脑、肝、肠系膜甚至骨骼肌的血管也都呈收缩反应。冠状血管表现为舒张，这主要由于心脏兴奋，心肌的代谢产物（如腺苷）增加所致。

2. 兴奋心脏　作用较肾上腺素为弱，激动心脏的 β_1 受体，使心肌收缩性加强，心率加快，传导加速，心输出量增加。在整体情况下，心率可由于血压升高而反射性减慢。

3. 升高血压　因兴奋心脏而增加心输出量，并收缩血管而加大外周阻力，故可使收缩压及舒张压都升高。

【临床应用】

1. 治疗休克 目前去甲肾上腺素类血管收缩药在休克治疗中已不占主要地位，仅限于某些休克类型如早期神经源性休克及药物中毒引起的低血压等。休克的关键是微循环血液灌注不足和有效血容量下降，故其治疗关键应是改善微循环和补充血容量。去甲肾上腺素的应用仅是暂时措施，如长时间或大剂量应用反而加重微循环障碍。现也主张去甲肾上腺素与 α 受体阻断剂酚妥拉明合用以拮抗其缩血管作用，保留其 β 效应。

2. 上消化道出血 取本药 1～3mg 适当稀释后口服，在食道或胃内因局部作用收缩黏膜血管，产生止血效果。

【不良反应及注意事项】

1. 局部组织缺血坏死 静脉滴注时间过长、浓度过高或药液漏出血管，可引起局部缺血坏死。

2. 急性肾功能衰竭 滴注时间过长或剂量过大，可使肾脏血管剧烈收缩，产生少尿、无尿和肾实质损伤，故用药期间尿量至少保持在每小时 25mL 以上。

3. 高血压、动脉硬化症及器质性心脏病患者禁用。

4. 去甲肾上腺素化学性质不稳定，见光易失效，在中性尤其在碱性溶液中迅速氧化变为粉红色乃至棕色失效，在酸性溶液中较稳定，宜避光阴凉处保存。与多种药物有配伍禁忌，应单独使用。

5. 静脉滴注时如发现药液外漏或注射部位皮肤苍白，应更换注射部位，进行热敷，并用普鲁卡因或 α 受体阻断药如酚妥拉明作局部浸润注射，以扩张血管。静脉滴注时，若尿量小于 25mL/h 是急性肾功能衰竭的预兆，应及时报告医生，采取必要措施，防止急性肾功能衰竭。

间羟胺

间羟胺（metaraminol，阿拉明）性质较稳定，主要作用于 α 受体，对 β_1 受体作用较弱。此外，它可被肾上腺素能神经末梢摄取、进入囊泡，通过置换作用促使囊泡中的去甲肾上腺素释放，间接地发挥作用。本药不易被单胺氧化酶破坏，故作用较持久。短时间内连续应用，可因囊泡内去甲肾上腺素减少，使效应逐渐减弱，产生快速耐受性。

由于间羟胺升压作用可靠，维持时间较长，比去甲肾上腺素较少引起心悸和少尿等不良反应，还可肌肉注射，故临床上作为去甲肾上腺素的代用品，用于各种休克早期或其他低血压状态。

去氧肾上腺素

去氧肾上腺素（phenylephrine，苯肾上腺素、新福林）是人工合成品。主要激动 α_1 受体，作用与去甲肾上腺素相似而较弱，作用维持时间较久，除可静脉滴注外也可肌肉注射。由于使肾血流的减少比去甲肾腺素更为明显，已少用于抗休克。可用于防治脊椎麻醉或全身麻醉的低血压和治疗无效的阵发性室上性心动过速。

去氧肾上腺素还能兴奋瞳孔扩大肌，但不易引起眼内压升高和调节麻痹。用其1% ~2.5%溶液滴眼，在眼底检查时作为快速短效的扩瞳药。也可作为开角型青光眼的辅助治疗药物。

项目三　β受体激动药

异丙肾上腺素

异丙肾上腺素（isoprenaline）是人工合成品。口服易被破坏，可舌下给药、气雾吸入、静脉给药。

【药理作用】

对β受体有很强的激动作用，对β_1和β_2受体选择性很低。

1. 兴奋心脏　激动β_1受体，增加心肌收缩力、加快房室传导和心率、增加心输出量和耗氧量。与肾上腺素比较，异丙肾上腺素加快心率、加速传导的作用较强，对窦房结有显著兴奋作用，也能引起心律失常，但较少产生心室颤动。

2. 舒张血管　激动β_2受体，主要是使骨骼肌血管舒张。对肾血管和肠系膜血管和冠状血管也有舒张作用。

3. 影响血压　当静脉滴注2 ~10μg/min，由于心脏兴奋和外周血管舒张，使收缩压升高而舒张压略下降，使脉压差增大。

4. 扩张支气管　激动支气管平滑肌β_2受体，舒张支气管平滑肌比肾上腺素略强，也具有抑制组胺等过敏性物质释放的作用。但对支气管黏膜的血管无收缩作用，故消除黏膜水肿的作用不如肾上腺素。久用可产生耐受性。

5. 促进代谢　增加糖原和脂肪分解，提高组织耗氧量。

【临床应用】

1. 治疗支气管哮喘　舌下或喷雾给药，用于控制支气管哮喘急性发作，疗效快而强。

2. 治疗房室传导阻滞　治疗Ⅱ、Ⅲ度房室传导阻滞，采用舌下含药，或静脉滴注给药。

3. 抢救心脏骤停　适用于心室自身节律缓慢，高度房室传导阻滞或窦房结功能衰竭而并发的心脏骤停。

【不良反应及注意事项】

1. 常见的副作用是心悸、头晕等。哮喘患者长期大量用本药有引起猝死的可能。

2. 冠心病、心肌炎和甲状腺功能亢进症等禁用。

多巴酚丁胺

临床应用的多巴酚丁胺（dobutamine）是含有右旋多巴酚丁胺和左旋多巴酚丁胺的消旋体。由于其对 β_1 受体激动作用强于 β_2 受体，故此药属于 β_1 受体激动药。与异丙肾上腺素比较，本药的正性肌力作用比正性频率作用显著。静脉滴注短期治疗心脏手术后或心肌梗死并发心力衰竭，可增加心输出量。

多巴酚丁胺不良反应有血压升高、心悸、头痛、气短等，偶致室性心律失常。连续应用可产生快速耐受性。梗阻型肥厚性心肌病者禁用。

....

复习思考

一、选择题

1. 禁作皮下和肌肉注射的肾上腺素受体激动药是（   ）
    A. 肾上腺素　　　　　　B. 麻黄碱　　　　　　C. 去甲肾上腺素
    D. 间羟胺　　　　　　　E. 去氧肾上腺素

2. 治疗过敏性休克的首选药是（   ）
    A. 肾上腺素　　　　　　B. 异丙肾上腺素　　　C. 去甲肾上腺素
    D. 多巴胺　　　　　　　E. 麻黄碱

3. 抢救心跳骤停的主要药物是（   ）
    A. 多巴胺　　　　　　　B. 肾上腺素　　　　　C. 麻黄碱
    D. 间羟胺　　　　　　　E. 去甲肾上腺素

4. 支气管哮喘急性发作时最好选用（   ）
    A. 麻黄碱　　　　　　　B. 异丙肾上腺素　　　C. 间羟胺
    D. 阿托品　　　　　　　E. 多巴胺

5. 氯丙嗪过量引起血压明显下降，升压不能用（   ）
    A. 去甲肾上腺素　　　　B. 间羟胺　　　　　　C. 肾上腺素
    D. 去氧肾上腺素　　　　E. 以上都不是

二、思考题

1. 简述肾上腺素的药理作用和临床应用？

2. 肾上腺素、去甲肾上腺素、异丙肾上腺素和多巴胺分别用于哪种类型的休克？

扫一扫，知答案

模 块 九

抗肾上腺素药

扫一扫，看课件

【学习目标】

1. 掌握酚妥拉明、普萘洛尔的药理作用、临床应用和不良反应。

2. 熟悉其他 α 受体阻断药、β 受体阻断药的特点。

3. 了解肾上腺素受体阻断药的分类。

抗肾上腺素药又称为肾上腺素受体阻断药，与肾上腺素受体结合后，本身不产生或较少产生拟肾上腺作用，却能妨碍递质或拟肾上腺素药与受体结合，从而产生拮抗作用。据药物对 α 受体和 β 受体的选择不同，本类药物可分为 α 受体阻断药和 β 受体阻断药。

案例导入

患者，男，30 岁，左足冬季受伤后，长期不能穿鞋，又受寒湿，外伤虽愈合但感左足趾麻木疼痛，逐渐左大趾皮色紫黯，疼痛加剧，夜重昼轻，行走困难。两年后左足大趾溃烂疼痛难忍，经诊断为血栓闭塞性脉管炎，给予酚妥拉明片，25mg/次，4 次/日，口服。经治疗后病情好转。

请思考：

1. 血栓闭塞性脉管炎是怎样引起的？

2. 酚妥拉明属于哪类药物？为何能用于治疗血栓闭塞性脉管炎？

项目一　α 受体阻断药

根据 α 受体阻断药对 α_1、α_2 受体选择性的不同，可将其分为：

1. 非选择性 α 受体阻断药　按作用时间不同，又可分为：

（1）短效类　如酚妥拉明。

（2）长效类　如酚苄明。

2. 选择性 α 受体阻断药　可分为：

（1）选择性 α_1 受体阻断药　如哌唑嗪。

（2）选择性 α_2 受体阻断药　如育亨宾。

一、短效类 α 受体阻断药

酚妥拉明

酚妥拉明（phentolamine）为人工合成品。

【药理作用】

为短效 α 受体阻断药，能竞争性阻断 α_1、α_2 受体，拮抗肾上腺素的 α 型作用，但作用温和，维持时间短。

1. 扩张血管　静脉注射能使血管舒张，外周血管阻力降低，血压下降。

2. 兴奋心脏　使心收缩力加强，心率加快，输出量增加。这种兴奋作用部分由血管舒张，血压下降，反射地引起；部分是阻断神经末梢突触前膜 α_2 受体，从而促进去甲肾上腺素释放的结果。

3. 其他　有拟胆碱和拟组胺作用，使胃肠平滑肌兴奋，胃酸分泌增加，皮肤潮红等。

【临床应用】

1. 治疗外周血管痉挛性疾病　如肢端动脉痉挛性病、血栓闭塞性脉管炎、对抗静脉滴注去甲肾上腺素外漏引起的局部血管痉挛，以防止组织坏死等。

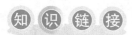

血栓闭塞性脉管炎

　　血栓闭塞性脉管炎简称脉管炎，是指周围脉管（中、小动脉及静脉）的一种慢性持续性、进行性的血管炎症病变，导致血栓形成使血管腔闭塞，在我国北方各省多见，多发于男性青壮年。发病早期患肢发凉、怕冷、麻木，足部及小腿有酸痛，继而出现间歇性跛行，最后发展为静息痛，尤以夜间为甚。

2. 抗感染性休克　能使心搏出量增加，血管舒张，外周阻力降低，从而改善休克状态时的内脏血液灌注，解除微循环障碍。但给药前必需补足血容量，否则可致血压下降。

3. 治疗心力衰竭　特别对其他药物无效的顽固性心力衰竭有一定疗效。

4. **诊治嗜铬细胞瘤** 用于肾上腺嗜铬细胞瘤的诊断和此病骤发高血压危象及手术前的准备，能使嗜铬细胞瘤所致的高血压下降。

【不良反应及注意事项】

常见的反应有低血压，胃肠道平滑肌兴奋所致的腹痛、腹泻、呕吐和诱发溃疡病（可能与其胆碱受体激动作用有关）。静脉给药有时可引起严重的心率加速，心律失常和心绞痛。胃炎，胃、十二指肠溃疡病，冠心病患者慎用。

妥拉唑林

妥拉唑林（tolazoline，苄唑啉）对 α 受体阻断作用与酚妥拉明相似，但较弱，而组胺样作用和拟胆碱作用较强。口服和注射都易吸收，大部分以原形从肾小管排泄。口服吸收较慢，排泄较快，效果远不及注射给药。主要用于血管痉挛性疾病的治疗，局部浸润注射用以处理去甲肾上腺素静脉滴注时药液外漏。不良反应与酚妥拉明相同，但发生率较高。

二、长效类 α 受体阻断药

酚苄明

酚苄明（phenoxybenzamine）是人工合成品。

【药理作用】

酚苄明阻断 α 受体作用起效慢，但作用强大而持久，是长效 α 受体阻断药。一次用药，作用可维持 3~4 天。能舒张血管降低外周阻力，改善微循环。

【临床应用】

用于外周血管痉挛性疾病，也可用于休克和嗜铬细胞瘤的治疗。

【不良反应及注意事项】

常见的有体位性低血压，心悸和鼻塞；口服可致恶心，呕吐及嗜睡，疲乏等。静脉注射或用于休克时必须缓慢，充分补液和密切监护。

项目二　β受体阻断药

β 受体阻断药能与去甲肾上腺素能神经递质或肾上腺素受体激动药竞争 β 受体从而拮抗其 β 型拟肾上腺素的作用。根据这类药物对 β_1、β_2 受体选择性的不同，可将其分为非选择性 β 受体阻断药、选择性 β_1 受体阻断药和 α、β 受体阻断药，见表 9-1。

表 9 - 1 常用 β 受体阻断药分类及作用特点

分类	药物	首关消除（%）	血浆半衰期（小时）	主要临床应用
非选择性 β 受体阻断药	普萘洛尔（propranolol）	60 ~ 70	3 ~ 5	高血压、心绞痛、心律失常、甲亢
	噻吗洛尔（timolol）	25 ~ 30	3 ~ 5	青光眼（局部滴眼）
	吲哚洛尔（pindolol）	10 ~ 13	3 ~ 4	高血压、心绞痛、心律失常、甲亢
β₁ 受体阻断药	阿替洛尔（atenolol）	0 ~ 10	6 ~ 9	高血压、心绞痛、心律失常
	美托洛尔（metoprolol）	50 ~ 60	3 ~ 4	高血压、心绞痛、心律失常
α、β 受体阻断药	拉贝洛尔（labetalol）	60	4 ~ 6	高血压
	卡维地洛（carvedilol）	60 ~ 75	14	高血压、心绞痛、慢性心衰

普萘洛尔

普萘洛尔（propranolol）用于治疗多种原因所致的心律失常，如房性及室性早搏（效果较好）、窦性及室上性心动过速、心房颤动等。

【药理作用】

1. β 受体阻断作用

（1）对心血管系统的作用　对心脏的作用是这一类药物的重要作用。主要由于阻断心脏 β₁ 受体，可使心率减慢，心收缩力减弱，心输出量减少，心肌耗氧量下降，血压稍降低。由于普萘洛尔对血管 β₂ 受体也有阻断作用，加上心脏功能受到抑制，反射地兴奋交感神经引起血管收缩和外周阻力增加，肝、肾和骨骼肌等血流量减少。

（2）收缩支气管平滑肌　阻断支气管的 β₂ 受体使之收缩而增加呼吸道阻力。但这种作用较弱，对正常人影响较少，只有对支气管哮喘的患者，有时可诱发或加重哮喘的急性发作。

（3）对代谢的影响　可抑制交感神经兴奋所引起的脂肪分解，当 β 受体阻断药与 α 受体阻断药合用时则可拮抗肾上腺素的升高血糖作用。普萘洛尔并不影响正常人的血糖水平，也不影响胰岛素的降低血糖作用，但能延缓用胰岛素后血糖水平的恢复。

（4）抑制肾素的释放　通过阻断肾小球旁细胞的 β₁ 受体而抑制肾素的释放，这可能是其降压作用的原因之一。

2. 膜稳定作用　由于降低了细胞膜对离子的通透性，稳定心肌细胞膜电位，故具有奎尼丁样和局部麻醉作用，亦称为膜稳定作用。该作用在常用量时与其治疗作用的关系不大。

3. 其他　普萘洛尔具有抗血小板聚集作用；有些药物如吲哚洛尔、醋丁洛尔在阻断 β 受体的同时，还具有微弱的 β 受体激动作用，称为内在拟交感活性。这些药物对心脏的抑制作用弱，较少引起由 β 受体阻断而导致的心率减慢。

【临床应用】

1. 心律失常 对多种原因引起的过速型心律失常有效，如窦性心动过速，全身麻醉药或拟肾上腺素药引起的心律失常等。

2. 心绞痛和心肌梗死 对心绞痛有良好的疗效。对心肌梗死，两年以上的长期应用可降低复发和猝死率，用量比抗心律失常的剂量要大。

3. 高血压 能使高血压患者的血压下降，伴有心率减慢，是一线抗高血压药物。

4. 甲状腺功能亢进及甲状腺中毒危象的辅助治疗 对控制激动不安，心动过速和心律失常等症状有效，并能降低基础代谢率。

5. 其他 普萘洛尔适用于偏头痛、肌震颤、肝硬化引起的上消化道出血等。

【不良反应及注意事项】

1. 一般不良反应 有恶心、呕吐、轻度腹泻等消化道症状及眩晕或头昏等神经系统症状，偶见过敏性皮疹和血小板减少。

2. 心血管系统反应 可引起窦性心动过缓、房室传导阻滞及心肌收缩力减弱，禁用于严重心动过缓、重度或急性心力衰竭。

3. 诱发或加重支气管哮喘 因阻断支气管平滑肌 β_2 受体所致，故支气管哮喘患者禁用。

4. 用药个体化 普萘洛尔个体差异较大，一般宜从小剂量开始，一次 10mg，一日 3 次，每隔数日增加 10～20mg，用量可达 100～200mg/日。

5. 不宜用于糖尿病患者 普萘洛尔可掩盖患者低血糖时交感神经兴奋的症状，使低血糖症状不易察觉。

6. 反跳现象 长期用药者突然停药，可产生反跳现象，使原发病症加剧，引起心绞痛的发作、心肌梗死或突然死亡，应逐渐减小剂量至停药。

复习思考

一、选择题

1. 普萘洛尔没有以下哪一项作用（ ）

    A. 抑制心脏   B. 降低心肌耗氧量

    C. 减慢心率   D. 收缩支气管

    E. 直接扩张血管产生降压作用

2. 下列哪项不是普萘洛尔的适应证（ ）

    A. 高血压   B. 窦性心动过速   C. 心绞痛

    D. 窦性心动过缓   E. 甲状腺机能亢进

3. 治疗外周血管痉挛病可选用 （ ）

A. α受体阻断剂　　　　B. α受体激动剂　　　　C. β受体阻断剂

D. β受体激动剂　　　　E. 以上均不行

4. 患者，女，67岁，因右下肺炎、感染性休克急诊住院。当即给予青霉素和去甲肾上腺素静脉点滴。治疗中发现点滴局部皮肤苍白、发凉，患者述疼痛。此时治疗药物选（ ）

A. 酚妥拉明　　　　　　B. 普鲁卡因胺　　　　　C. 普萘洛尔

D. 阿托品　　　　　　　E. 以上皆错

二、思考题

1. 简述酚妥拉明的药理作用、临床应用和不良反应。

2. 简述普萘洛尔的药理作用、临床应用和不良反应。

扫一扫，知答案

模 块 十

局部麻醉药

扫一扫，看课件

【学习目标】

1. 掌握常用局麻药的基本作用及不良反应。

2. 熟悉局麻药概念，局麻药的作用机制。

3. 了解局麻药的给药方法及影响局麻药作用的因素。

项目一　局部麻醉药的作用及给药方法

局部麻醉药（local anaesthetics，简称局麻药）是一类能作用于神经末梢或者神经干周围，可逆性阻断神经冲动的发生与传递，在保持意识清醒的状态下，使局部组织感觉特别是痛觉暂时消失的药物。

案例导入

李某，男，35 岁，入院被诊断为急性阑尾炎，给予2%的普鲁卡因注射，行阑尾切除术，手术中有嗜眠症、心律失常和血压下降现象，并伴有呼吸困难。

请思考：

1. 选择局部麻醉的方法。

2. 观察普鲁卡因的不良反应并指导用药。

一、局部麻醉药的作用

（一）局麻作用

在正常情况下，神经细胞膜的除极化有赖于 Na^+ 的内流，局麻药与细胞膜 Na^+ 通道内侧的受体结合，导致通道蛋白的构象改变，抑制 Na^+ 内流，阻止了动作电位的产生和神经冲动的传导，从而产生局麻作用。

局麻药在低浓度时可阻断无髓鞘的感觉神经、无髓鞘自主神经节后纤维冲动的发生和传导，而较高浓度时对任何神经都有阻断作用，使之完全丧失兴奋性及传导性，对任何刺激不再引起除极化反应。在局麻药的作用下，痛觉首先消失，其次是冷觉、温觉、触觉、压觉，再次是中枢抑制性神经元、中枢兴奋性神经元、运动神经，最后是心肌传导纤维，恢复则是按相反的顺序进行。

（二）吸收作用

1. 中枢神经系统反应　局麻药吸收过量或误注入血管内可产生中枢神经系统反应，表现为先兴奋后抑制，有眩晕、焦虑、头痛、恶心、呕吐、震颤、痉挛等表现，这是由于先抑制中枢抑制性神经元对局麻药比较敏感，而中枢兴奋性神经元活动相对亢进。随后抑制中枢兴奋性神经元，引起中枢神经系统广泛抑制，可致昏迷、呼吸麻痹，甚至死亡。为避免局麻药误注入血管内，每次推药前需回抽无血后方可推注。中毒时，应注意维持呼吸，发生惊厥时可静脉注射地西泮。

2. 抑制心脏　局麻药对心肌有直接的抑制作用，可降低心肌的兴奋性，心脏传导减慢和降低心肌收缩力，甚至可引起心脏停搏。偶见应用小剂量突发心室纤颤致死。

3. 扩张血管　局麻药能通过抑制交感神经而致血管扩张，浓度升高时可降低血压，甚至休克。酯类局麻药（如普鲁卡因）尚能直接扩张血管，这可加速局麻药的吸收而使局麻作用减弱并增加中毒的可能。故注射给药时，应加适量肾上腺素（1：100000～1：200000），使局部血管收缩，进而延缓局麻药的吸收，延长局麻作用时间和减少局部麻醉的吸收中毒，减少手术部位的出血。术后去枕平卧8～12小时，以免引起直立性低血压。

4. 过敏反应　过敏反应也称变态反应，局麻药本身并非抗原，但药物或其代谢产物与血浆蛋白结合后可转变为半抗原，从而引起变态反应。主要表现为荨麻疹、哮喘、血管神经性水肿、低血压等，严重时可有过敏性休克，甚至死亡。酯类局麻药有交叉过敏反应，用药前要询问过敏史并做皮试。

5. 高敏反应　高敏反应是指给予患者小剂量（小于1/3最大剂量）局麻药时，可发生晕厥、循环衰竭、呼吸抑制等毒性反应。高敏反应的原因一般认为是个体差异，但同一个体处于不同的生理病理状态或环境时，对局麻药的耐受可出现较大变化，也可能发生高敏性。

二、局部麻醉药的给药方法

1. 表面麻醉　将穿透力较强的局麻药直接喷洒或涂抹于黏膜表面，使黏膜下的感觉神经末梢被麻醉。适用于眼、鼻、口腔、咽喉、气管及泌尿生殖系统等黏膜部位的浅表手术，对烧伤面的应用需降低浓度，减少用量。常用穿透力较强的丁卡因。

2. 浸润麻醉　将局麻药注射于皮下或手术野附近的深部组织，使局部的感觉神经末梢被麻醉。适用于浅表小手术。因用药量较大，应选择毒性小的普鲁卡因、利多卡因；注射给药，应避免注入血管内。

3. 传导麻醉　传导麻醉也称神经干阻滞麻醉。将局麻药注射于外周神经干或神经丛周围，阻滞神经冲动的传导，使该神经所分布的区域被麻醉。常用于四肢、面部及口腔手术。常选择普鲁卡因、利多卡因。

4. 蛛网膜下腔麻醉　蛛网膜下腔麻醉也称腰麻或者脊髓麻醉。将局麻药经低位腰椎间隙注入蛛网膜下腔，阻断该部位的脊神经根。脊髓麻醉的范围较广，适用于腹部及下肢手术。常用普鲁卡因、利多卡因、丁卡因等。麻醉时应注意病人体位和药液比重（增加药液比重，使药液下沉，避免药物上升，扩散到颅腔，危及生命中枢）。临床常抽取患者的脑脊液溶解药物，加葡萄糖，使药液比重高于脑脊液，这样麻醉更安全有效。

5. 硬脊膜外腔麻醉　硬脊膜外腔麻醉又称硬膜外麻醉。将局麻药注入硬脊膜外腔，局麻药沿神经根扩散进入椎间孔，阻滞椎间孔内的神经干，使该处神经区域麻醉。因硬脊膜外腔与颅腔不通，药液不扩散至脑组织，不易引起呼吸中枢麻痹。其麻醉范围广，用于颈部至下肢的手术，特别适合上腹部手术。常用普鲁卡因、利多卡因、丁卡因等。此法用药剂量是腰麻的 5～10 倍，故应防止刺破硬脊膜，避免药液注入蛛网膜下腔。

项目二　常用的局部麻醉药

普鲁卡因

普鲁卡因（procaine）为酯类短效局麻药，毒性小，水溶液不稳定，应避光保存。因其黏膜穿透力很弱，不适宜表面麻醉，主要用于浸润麻醉、传导麻醉、蛛网膜下腔麻醉、硬膜外麻醉。注射后 1～3 分钟起效，作用持续 30～45 分钟，加肾上腺素后可延长 1～2 小时。其在体内可被假性胆碱酯酶水解为对氨基苯甲酸和二乙氨基乙醇，前者能对抗磺胺类药的抗菌作用，后者可增强强心苷的毒性；抗胆碱酯酶药能抑制普鲁卡因的水解过程，使其毒性增加。

利多卡因

利多卡因（lidocaine）在水溶液中稳定，是中效局麻药。黏膜渗透力较强，起效快，局麻作用比普鲁卡因强而持久，可维持 1.5～2 小时，毒性反应发生率较普鲁卡因低，过敏反应罕见。喷洒给药用于表面麻醉，注射给药用于浸润麻醉、传导麻醉和硬膜外麻醉。因高扩散性，麻醉平面难掌握，腰麻慎用。

丁卡因

丁卡因（tetracaine）为酰胺类中效局麻药。局麻效力为普鲁卡因的 2 倍，具有穿透力强、起效快、弥散广、对组织无刺激性、无明显扩张血管等特点，临床可用于各种麻醉，有全能麻醉药之称。因其毒性大，一般不做浸润麻醉；因其扩散力强，麻醉范围不易控制，故腰麻时应慎重。

布比卡因

布比卡因（bupivacaine）为酰胺类长效、强效局麻药，因其对黏膜穿透力弱，不适于表面麻醉。可用于浸润麻醉、传导麻醉、阻滞麻醉及硬膜外麻醉。常用量不良反应少，偶有精神兴奋、低血压等不良反应。

项目三　影响局部麻醉药作用的因素

1. 体液 pH　常用的局麻药均溶于水，在体内存在非解离型和解离型。非解离型脂溶性高，易穿透细胞膜进入神经细胞发挥局麻作用。当体液 pH 偏高时，非离子型较多局麻作用增强；反之，局麻作用减弱。在炎症区域内与坏死组织内，因其 pH 降低，局麻药的作用减弱。在切开脓肿手术前，不可将局麻药直接注入脓腔，须在脓肿周围作环形浸润方能奏效。

2. 剂量与剂型　增加局麻药的量（浓度或容量）可影响药物显效的快慢、深度和持续时间，但剂量增加、麻醉作用也增强，不良反应也增加。当然，局麻药的缓释或控释制剂，可使药物在局部缓慢释放，显著延长药物作用时间，减轻不良反应。

3. 与局麻药配伍　有两种方法：一是与血管收缩药联合使用，但在手指、足趾及阴茎等末梢部位用药时，禁用肾上腺素（引起局部组织坏死）；二是两种局麻药联合使用。用起效快的短效局麻药与起效慢的长效局麻药合用，以使药取长补短，以期获得较好的临床效果。临床上多采用注药先后顺序联合法，即先注入显效快的药物，再在适当时机注入长效药物。如丁卡因与利多卡因用于硬膜外麻醉较常用。

4. 其他　一般而言，细的无髓鞘神经纤维比粗的有髓鞘神经纤维对局麻药更敏感，故传导麻醉所需浓度较高，为浸润麻醉的 2~3 倍；粗神经纤维（如运动神经）对局麻药的敏感性不如细神经纤维（如痛觉神经及交感神经）。病理状态，如急性炎症时普鲁卡因局麻作用减弱，可能因炎症组织的细胞外液呈酸性，加速了普鲁卡因在局部的解离所致。体位和药液比重也可影响局麻药的作用。

复习思考

一、选择题

1. 局麻药的作用机制为（　　）

   A. 阻滞 Na^+ 内流　　　　　B. 阻滞 K^+ 外流　　　　　C. 阻滞 Cl^- 内流

   D. 降低静息电位　　　　　E. 阻滞 Ca^{2+} 内流

2. 蛛网膜下腔麻醉前注射麻黄碱的意义是（　　）

   A. 可预防呼吸抑制　　　　B. 可预防心律失常发生　　C. 可预防血压下降

   D. 可延长局麻药作用时间　　E. 可减少局麻药的吸收

3. 普鲁卡因不可用于（　　）局麻

   A. 蛛网膜下腔麻醉　　　　B. 浸润麻醉　　　　　　　C. 表面麻醉

   D. 传导麻醉　　　　　　　E. 硬膜外麻醉

4. 关于利用多卡因的描述错误的是（　　）

   A. 可用于各种局麻方法

   B. 安全范围大

   C. 引起过敏反应

   D. 有抗心律失常作用

   E. 穿透力强，作用比普鲁卡因快、强、持久

二、思考题

1. 局部麻醉药作用机理是什么？其不良反应有哪些？

2. 影响局麻药作用的因素。

扫一扫，知答案

模块十一

镇静催眠药

扫一扫，看课件

【学习目标】

1. 掌握地西泮的药理作用、临床应用及不良反应。

2. 熟悉巴比妥类药的作用、临床应用、不良反应及急性中毒急救。

3. 了解镇静催眠药的分类及其他镇静催眠药的特点。

镇静催眠药是一种抑制中枢神经系统功能，小剂量可引起安静或嗜睡，较大剂量时可引起近似生理睡眠的药物。随剂量的增加，有的药物还具有抗惊厥和抗癫痫作用。镇静催眠药包括苯二氮䓬类、巴比妥类和其他类。

项目一　苯二氮䓬类

苯二氮䓬类（benzodiazapines，BZs）药物的基本化学结构为1,4-苯并二氮䓬。对其基本结构的不同侧链或基团进行改造或取代，得到许多衍生物。目前临床应用的20多种药物，其抗焦虑、镇静催眠、抗惊厥、肌肉松弛作用各有侧重。据各药物及其活性代谢物半衰期长短可分三类：长效类如地西泮（diazepam）；中效类如劳拉西泮（lorazepam）；短效类如三唑仑（triazolam）等。

案例导入

王先生是一家企业的经理，由于繁重的工作任务，最近总是觉得不能放松，全身紧张，出汗，有时出现头晕、气短、小便频，总是担心自己的亲人、财产、健康，晚间入睡困难、做噩梦、易醒。医生建议：抗焦虑治疗，口服安定治疗。

请思考：

1. 指导患者正确服用镇静催眠药和抗焦虑药，观察地西泮的疗效及不良反应。

2. 常用镇静催眠药抗焦虑药的特点及用药注意事项是什么？

地西泮

地西泮又称安定，安全范围大。脂溶性高，口服吸收迅速完全，起效快，静脉注射给药有短暂快速的中枢抑制作用，肌注吸收慢而不规则。血浆蛋白结合率高，分布容积大，易透过血脑屏障和胎盘屏障。经肝代谢，有肝肠循环，易蓄积，与葡萄糖醛酸结合经肾排泄。

【药理作用及临床应用】

1. 抗焦虑作用　小于镇静剂量时，就能显著改善患者的紧张、恐惧、忧虑、烦躁不安和失眠等症状。地西泮对焦虑或焦虑状态的高度选择性，是作用于与情绪反应有关的边缘系统的结果，主要用于治疗焦虑症。对于持续性的焦虑宜选用长效类药物，如地西泮、氟西泮等。对于间歇性严重焦虑患者宜选用中效类药物，如硝西泮；也可选用短效类药物，如三唑仑和奥沙西泮。

2. 镇静催眠作用　随剂量增大，BZs出现镇静及催眠作用，能明显缩短入睡时间，显著延长睡眠持续时间，减少觉醒次数，可致暂时性记忆缺失。BZs较巴比妥类有以下优点：①对REMS睡眠影响小，停药后反跳现象轻，故减少噩梦发生；②无肝药酶诱导作用；③治疗指数高，对呼吸影响小，大剂量也不会产生麻醉作用；④依赖性和戒断症状轻。主要用于各种失眠症，尤其是焦虑性失眠，也可用于麻醉前用药和心脏电击复律或内镜检查前给药。

3. 抗惊厥和抗癫痫作用　抗惊厥作用以地西泮和三唑仑的作用较明显。能抑制诱发惊厥的异常放电向皮层及皮层下扩散，而不影响精神活动及生理功能。

4. 中枢性肌肉松弛作用　地西泮有较强的肌松作用和降低肌张力作用，且不影响正常骨骼肌的活动。肌松作用是由于药物能抑制脊髓多突触反射，抑制中间神经元的传递，但大剂量对神经肌肉接头也有阻滞，使用时应把握好剂量。临床上可用于脑血管意外或脊髓损伤引起的中枢性肌强直和腰肌劳损、内镜检查所致的肌肉痉挛，对肌紧张性头痛、炎症引起的反射性肌肉痉挛也有明显效果。

【不良反应与注意事项】

1. 中枢神经反应　治疗量连续用药可致头昏、乏力、嗜睡、记忆力下降等，长效类更易发生。大剂量偶见共济失调、手震颤、视力模糊、言语不清等。故驾驶员及高空作业等机械操作人员禁用。

2. 呼吸和循环抑制　药物安全范围大，发生严重后果者少。但静注速度过快易发生，严重者可致呼吸、心跳停止，尤其是在用本药前用过抗惊厥药或其他中枢抑制药及同时饮酒时更易发生，应予以注意。静注速度宜缓慢，每分钟不宜超过5mg。

3. 耐受性和依赖性 长期用药仍可产生一定耐受性。久用可发生依赖性和成瘾性，停药后出现反跳现象和戒断症状（失眠、焦虑、兴奋、心动过速、呕吐、出汗及震颤，甚至惊厥等）。使用时应严格掌握适应证，避免滥用：一般采用小剂量短期给药和间断给药，连续用药超过2~3周停药时应逐渐减量。

4. 急性中毒 可致昏迷及呼吸、循环抑制，氟马西尼可特异性解救。

5. 致畸 可通过胎盘屏障，有致畸性，孕妇禁用。

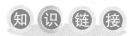

氟马西尼

氟马西尼（flumazenil）为咪唑并苯二氮䓬化合物，能与苯二氮䓬受体特异位点结合，能有效竞争性拮抗BZs药物（如地西泮、咪达唑仑等）的中枢抑制效应，但对巴比妥类和三环类药物过量引起的中枢抑制无对抗作用。也可用于BZs过量的诊断和治疗，终止BZs诱导及维持的全身麻醉，改善酒精性肝硬化患者的记忆缺失等症状。

项目二 巴比妥类

本类药物为巴比妥酸的衍生物，主要药物有苯巴比妥（phenobarbital）、异戊巴比妥（amobarbital）、司可巴比妥（secobarbital）和硫喷妥钠（thiopental sodium）等。

【药理作用】

巴比妥类对中枢神经系统具有普遍性抑制作用，巴比妥类可结合γ-氨基丁酸A型受体（GABAA受体）的巴比妥类位点，通过增加GABA与GABAA受体的亲和力，延长Cl⁻通道开放时间来增加Cl⁻内流（BZs通过增加Cl⁻通道开放频率来增加Cl⁻内流）来发挥作用的。此外，还可减弱由谷氨酸作用引起的兴奋性反应。

【临床应用】

巴比妥类随剂量的增加，依次出现镇静、催眠、抗惊厥甚至麻醉作用，过量则麻痹延髓呼吸中枢和血管运动中枢，甚至引起死亡。此外，苯巴比妥有抗癫痫作用。目前临床主要用于抗惊厥、治疗癫痫大发作和癫痫持续状态，其中硫喷妥钠用作静脉麻醉和基础麻醉等。

【不良反应与注意事项】

1. 后遗效应　服药次晨可出现头晕、困倦、嗜睡、精神不振及定向障碍等，也称宿醉反应（hangover）。服药期间不可从事驾车、操作机械或登高作业等。

2. 耐受性和依赖性　短期内反复用药可发生耐受性，可能与中枢神经组织对巴比妥类产生适应性及本类药是药酶的自身诱导剂有关。长期连续用药可使病人对该类药物产生依赖性，一旦停药，可出现戒断症状，因此，应避免长期使用或滥用。

3. 急性中毒及解救　本类药物的安全性不及 BZs，大剂量服用或静注速度过快可致急性中毒，表现为昏迷、血压下降、呼吸抑制、体温降低、反射消失等。解救的措施主要是维持呼吸和循环，加速毒物排出（洗胃、导泻、利尿、碱化尿液、血液透析等）。

4. 其他　少数病人可引起荨麻疹、血管神经性水肿等过敏反应，偶可引起剥脱性皮炎。

项目三　其他镇静催眠药

水合氯醛

水合氯醛（chloral hydrate）为三氯乙醛的水合物，在肝中代谢为作用更强的三氯乙醇。口服约 15 分钟起效，催眠作用可持续 6~8 小时，不缩短快相睡眠，醒后无后遗效应，不易蓄积中毒；大剂量可呈现抗惊厥作用。可用于催眠，尤其适用于顽固性失眠或对其他催眠药无效的失眠；也可用于子痫、破伤风、小儿高热及中枢兴奋性药中毒所致的惊厥。

安全范围小，使用时应注意。局部刺激性大，口服易引起恶心、呕吐及上腹不适等，不宜用于胃炎和溃疡患者。一般用 10% 溶液口服，直肠给药可减少消化道反应。久用产生耐受性和依赖性，戒断症状明显，应防止滥用。大剂量抑制心肌，缩短心肌不应期，过量对心、肝、肾实质性脏器有损害，故对严重心、肝、肾功能不全患者禁用。

佐匹克隆

佐匹克隆（zopiclone，唑比酮）属于环比咯酮类。与 BZs 相似，有镇静、抗焦虑、抗惊厥和肌肉松弛作用。口服吸收迅速，可缩短睡眠潜伏期，减少中途觉醒次数，改善睡眠质量，用于各种原因引起的失眠。有很好的安全性和耐受性，长期用药后突然停药可出现戒断症状。

丁螺环酮

丁螺环酮（buspirone）为非 BZs 药物，口服吸收好，首关效应明显。抗焦虑作用与地西泮相似但无镇静、肌肉松弛和抗惊厥作用，其抗焦虑多在服药后1~2周才能显效，4周达到最大效应。临床适用于焦虑性激动、内心不安和紧张等急、慢性焦虑及焦虑性失眠。不良反应有头晕、头痛及胃肠紊乱功能等，未见该药滥用的报道，无明显心理及生理依赖性。

唑吡坦

唑吡坦（zolpidem）是一种咪唑吡啶类药物，能选择性激动GABAA受体上的BZs位点。作用与BZs相似，镇静催眠作用强，但抗焦虑、抗惊厥和中枢性肌肉松弛作用较弱。用于偶发性、暂时性或慢性失血失眠。后遗效应、耐受性、依赖性和停药戒断症状轻微。中毒时可用氟马西尼解救。15岁以下儿童、孕妇哺乳孕妇禁用。服药后禁止饮酒。

扎来普隆

扎来普隆（zaleplon）属于新型非BZs药。与唑吡坦类似，有镇静催眠、抗焦虑、抗惊厥和肌肉松弛作用，本药能缩短入睡时间，适用于成人及老年人失眠的短期治疗，副作用与其他镇静催眠药类似。常用镇静催眠药成瘾比较为：苯二氮䓬类 > 佐匹克隆 > 扎来普隆。

复习思考

一、选择题

1. 为减少共济失调、幻觉及"宿醉现象"，老年失眠患者宜选用（　）
   A. 苯巴比妥　　B. 劳拉西泮　　C. 佐匹克隆　　　D. 水合氯醛　　　E. 地西泮

2. 对于癫痫持续状态病人，维持疗效的药物是（　）
   A. 地西泮静注　　　　　B. 异戊巴比妥静注　　　　C. 水合氯醛直肠给药
   D. 硫喷妥钠静注　　　　E. 硫酸镁肌肉注射

3. 女，出生25天，不明原因反复惊厥发作三次，首选的止惊药物是（　）
   A. 苯巴比妥　　B. 地西泮　　　C. 苯妥英钠　　　D. 异丙嗪　　　E. 硫喷妥钠

二、思考题

1. 地西泮的作用与用途？
2. 苯二氮䓬类药物与巴比妥类药物的催眠作用比较。

扫一扫，知答案

模块十二

抗癫痫药及抗惊厥药

扫一扫，看课件

【学习目标】

1. 掌握各型癫痫的首选药；硫酸镁抗惊厥的作用机理及临床应用。
2. 熟悉常用抗癫痫药的药理作用、临床应用及不良反应。
3. 了解癫痫的临床分型及应用抗癫痫药的注意问题。

项目一 抗癫痫药

癫痫是由多种原因引起的大脑局部神经元异常高频放电并向周围正常组织扩散所致的大脑功能失调综合征。除遗传因素外，几乎所有的神经系统疾病均可诱发癫痫的发作，如感染、脑部损伤或肿瘤等。癫痫发作的主要临床表现为：突然发作、短暂的运动感觉功能或精神异常，伴有异常脑电图，常反复发作。临床常用药物可分为传统抗癫痫药和新型抗癫痫药两类。

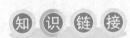

癫痫发作的临床分型

因脑部异常放电神经元所在病灶部位及扩散范围不同，临床表现不同的运动、感觉、意识、行为和自主神经功能紊乱的症状，可将癫痫分为以下几类：①全身性发作，包括失神性发作（小发作）、肌阵挛性发作、强直-阵挛性发作（大发作）、癫痫持续状态；②部分（局限）性发作，包括单纯局灶性发作（单纯局限性发作）、复合性局灶性发作（精神运动性发作）、局限性发作、继发全身强直-阵挛性发作。

一、传统抗癫痫药

案例导入

小明，男，10岁，经常突然出现动作停止、眼神空洞，持续5~10秒后骤然结束，有时不省人事、呼吸暂停、四肢抽动，面色青紫，常伴有口吐白沫及舌咬伤。结合脑电图检查，拟诊癫痫（强直-阵挛性发作）。医嘱：给予苯妥英钠口服，开始每日5mg/kg，分2~3次服用，按需调整至合适的维持量。

请思考：

1. 根据抗癫痫药的应用原则，如何指导病人正确服用苯妥英钠等常用的抗癫痫药。

2. 抗癫痫药物的作用特点、使用要求、不良反应和用药注意事项有哪些。

苯妥英钠

苯妥英钠（phenytoin sodium）又称大仑丁（dilantin），药用为其钠盐，强碱性。口服吸收慢而不规则，需6~10天才能达到有效血药浓度。不同制剂的生物利用度明显不同，用药个体差异大，应根据病人用药后疗效、毒性反应及血药浓度调整剂量。

【药理作用】

1. 抗癫痫　通过阻止神经细胞膜 Na^+、Ca^{2+} 通道，稳定膜电位，抑制异常高频放电的扩散，从而呈现抗癫痫作用，而对正常的低频放电无明显影响。是治疗大发作和单纯局限性发作的首选药。对精神运动性发作也有效，缓慢静脉注射可有效缓解癫痫的持续状态，对小发作无效，有时甚至可增加发作次数。

2. 治疗中枢疼痛综合征　中枢疼痛综合征其神经元放电与癫痫有相似的发作机制。感觉通路神经元在轻微刺激下即产生强烈放电，引起剧烈疼痛，苯妥英钠可减轻疼痛，减少发作次数。

3. 抗心律失常　这种作用可能与其稳定神经细胞膜有关。

【临床应用】

1. 抗癫痫　苯妥英钠是治疗大发作和单纯局限性发作的首选药，对精神运动性发作也有效，缓慢静脉注射可有效缓解癫痫持续状态，对小发作无效，有时甚至增加发作次数。

2. 治疗中枢疼痛综合征　临床用于三叉神经痛、舌咽神经痛、坐骨神经痛等。

3. 抗心律失常　主要用于强心苷中毒引起的心律失常（见模块二十二抗心律失常药）。

【不良反应与注意事项】

1. 局部刺激　本药碱性强（pH10.4），刺激性大，不宜肌肉注射。胃肠道反应常见，如食欲减退、恶心、呕吐、上腹部疼痛等，宜饭后服用。静脉注射可致静脉炎，宜稀释后选用较粗大的血管缓慢给药。

2. 牙龈增生　长期用药可发生牙龈增生，多见于儿童和青少年，发生率约为20%，与药物经唾液排出、刺激胶原组织增生有关。轻者不影响继续用药，注意口腔卫生，防止齿龈炎，经常按摩齿龈可以减轻症状。一般停药后 3~6 个月可自行消失。

3. 神经系统　药量过大或用药时间过长所致，表现为眩晕、复视、共济失调、头痛、眼球震颤等，严重者可出现精神错乱，甚至昏睡、昏迷。

4. 造血系统　久用可致巨幼红细胞性贫血，与其抑制叶酸吸收、加速其代谢及抑制二氢叶酸还原酶活性，导致叶酸缺乏有关，可用亚叶酸钙（甲酰四氢叶酸钙）防治。

5. 过敏反应　少数患者可见药疹、皮疹、粒细胞减少、血小板减少、再生障碍性贫血等，偶见肝坏死。长期用药者宜定期做血常规和肝功能检查，如有异常，应及早停药。

6. 骨骼系统　该药是肝药酶诱导剂，可加速维生素 D 的代谢，长期应用可致低钙血症，儿童可发生佝偻病样改变。小儿生长期服用易引起软骨病，可用维生素 D 预防。

7. 其他　偶见致畸，孕妇禁用。男性乳房发育，女性多毛、淋巴结肿大等少见。久用骤停可诱发癫痫大发作。

卡马西平

卡马西平（carbamazepin）是一种常见精神性药物。

【药理作用】

卡马西平（carbamazepine）结构类似三环抗抑郁药，最初用于治疗三叉神经痛，20 世纪 70 年代用于治疗癫痫，卡马西平的抗癫痫机制与苯妥英钠类似，治疗浓度尚可阻止神经细胞膜 Na^+、Ca^{2+} 通道、降低神经元的兴奋性和延长不应期，稳定细胞膜，抑制癫痫病灶放电及扩散；亦可能与增强 GABA 功能有关。

【临床应用】

卡马西平是一种安全、有效的广谱抗癫痫药，对精神运动性发作疗效较好；为治疗单纯性局限性发作和大发作的首选药之一，对癫痫并发的精神症状亦有效。对三叉神经痛和舌咽神经痛疗效优于苯妥英钠。卡马西平对躁狂症及抑郁症治疗作用明显，对锂盐无效的躁狂、抑郁症也有效。

【不良反应与注意事项】

用药初期可见头昏、眩晕、恶心、呕吐和共济失调等，亦可见皮疹和心血管反应，一般不需中断治疗，一周左右逐渐消失。大剂量可致甲状腺功能低下、房室传导阻滞；偶见严重不良反应如骨髓抑制，肝、肾损害少见。为药酶诱导剂，长期用药时应注意。

苯巴比妥

苯巴比妥（phenobarbital，鲁米那）既能抑制病灶神经元的异常放电，又能抑制发作时异常放电的扩散，具有起效快、疗效好、毒性小、价廉的优点。对大发作和癫痫持续状态效果好，对精神运动性发作及单纯局限性发作有效，对小发作和婴儿痉挛效果差。但因中枢抑制作用明显故不宜作为首选。苯巴比妥也可用于抗惊厥的治疗。

扑米酮

扑米酮（primidone，扑痫酮）经肝代谢为苯巴比妥和苯乙基丙二酰胺，两者均有抗癫痫作用。本药除对小发作无效，对其余的癫痫均有效，对其他药无效者仍有效。与苯妥英钠合用效果更佳，但不宜与苯巴比妥合用。扑米酮可致嗜睡、镇静、眩晕和共济失调等，偶可发生巨幼红细胞性贫血、白细胞和血小板减少。

乙琥胺

乙琥胺（ethosuximide）对小发作有效，其疗效虽不及氯硝西泮，但副作用及耐受性的产生也较后者少，故作为小发作的首选药，对其他类型癫痫无效。常见不良反应有食欲不振、恶心、呕吐、嗜睡、眩晕等，偶见粒细胞减少、血小板减少及再生障碍性贫血。长期用药，应注意检查血象。

苯二氮䓬类

苯二氮䓬类也具有抗惊厥、抗癫痫作用。临床常用的药物有地西泮、硝西泮、氯硝西泮等。作用机制与特异性地与 GABA 上苯二氮䓬结合位点结合、增强脑内 GABA 抑制功能有关。此外，尚可提高 Ca^{2+} 依赖性 K^+ 电导，有助于减弱神经元的兴奋性。

地西泮是治疗癫痫持续状态的首选，起效快，且较其他药物安全；硝西泮主要用于癫痫小发作，特别是肌阵挛性发作及婴儿痉挛；氯硝西泮在该类药物中属广谱抗癫痫药。

丙戊酸钠

丙戊酸钠（sodium valproate）可用于各类型癫痫，对大发作疗效不及苯妥英钠和苯巴比妥，但对后两者无效者，本药仍有效；对小发作疗效优于乙琥胺，但因其有肝毒性，不作为首选药；对神经运动性发作疗效近似卡马西平。胃肠道反应较常见，宜饭后服用；可致严重的肝损害，宜定期检查肝功能；有致畸作用，妊娠早期禁用。

二、新型抗癫痫药

拉莫三嗪

拉莫三嗪（lamotrigine）为广谱抗癫痫药，主要阻断电压依赖型钠通道，从而稳定神经细胞膜和抑制兴奋性氨基酸（谷氨酸和天冬氨酸）的释放而产生作用。对其他癫痫药不能控制的局限性发作、大发作、非典型失神性发作和儿童阵挛性发作均有不同程度疗效，但主要用于局限性发作和大发作。不良反应以神经系统及消化系统较常见，均较轻。服药4~6后可出现皮疹。不宜突然停药。雌二醇可显著降低本药血药浓度，导致癫痫发作控制失效。孕妇、哺乳妇女禁用。

奥卡西平

奥卡西平（oxcarbazepine）为卡马西平的衍生物，其代谢产物也有活性。主要用于治疗成人以及五岁以上儿童强直－阵挛发作和部分发作。该药诱导肝药酶的程度低于卡马西平。不良反应有嗜睡、头痛、头晕、复视、恶心、呕吐等。

托吡酯

托吡酯（topiramate）对各类癫痫均有效，对单纯或复杂部分发作、全身强直－阵挛发作效果明显，对肌阵挛、婴儿痉挛也有效。用药期间可致头晕、复视、眼震颤、嗜睡、抑郁、共济失调等，可能引起认知障碍，慎用于学龄期的儿童和青少年。孕妇、哺乳妇、肾功能不全者慎用，对本药过敏者禁用。

项目二　抗惊厥药

惊厥是中枢神经系统过度兴奋的一种症状，表现为全身骨骼肌不自主强烈收缩。多见于小儿高热、子痫、破伤风、癫痫大发作和中枢兴奋药中毒等。常用抗惊厥药有苯二氮草类药物、巴比妥类、水合氯醛和硫酸镁。

硫酸镁

硫酸镁（magnesium sulfate）不同给药途径而产生的药理作用不同。口服吸收少，有泻下和利胆作用；外敷可消炎去肿；注射给药可产生中枢抑制、抗惊厥和降压作用。Mg^{2+}

与 Ca^{2+} 化学性质相似，可特异性地竞争 Ca^{2+} 结合位点，如拮抗 Ca^{2+} 参与神经末梢处乙酰胆碱的释放导致骨骼肌松弛，对血管平滑肌 Ca^{2+} 的拮抗导致血管扩张、血压下降。硫酸镁注射给药可用于各种惊厥，尤其对子痫有较好疗效，也可用于高血压危象的治疗。

Mg^{2+} 浓度过高可抑制延髓的呼吸中枢和血管运动中枢，引起呼吸抑制、血压降低、心跳骤停甚至死亡。腱反射消失为呼吸停止的先兆，故用药过程中应常检查。如用药不当引起急性 Mg^{2+} 中毒时，应立即进行人工呼吸，并缓慢静脉注射钙剂对抗。

项目三 应用抗癫痫药的注意事项

癫痫是一种慢性病，需长期用药，甚至终身用药。因此，理想的抗癫痫药应具备疗效高、毒性低、广谱、价廉等优点。癫痫在治疗时应注意以下问题：

1. 据癫痫发作的类型和病人具体情况合理选药 原发性癫痫需长期用药治疗；继发性性癫痫应去除病因，如脑寄生虫病、脑瘤等，但残余病灶和术后瘢痕形成仍可引起癫痫发作，亦需药物治疗。

2. 治疗方案应个体化 单纯型癫痫选用一种有效药物即可，因个体差异较大，宜从小剂量开始，逐渐增量至控制症状，获得理想疗效时维持治疗。合并用药适合于单一药物难以奏效或混合型癫痫的患者。

3. 治疗过程中不可随意更换药物 更换药物要采取逐渐过渡方式，即在原用药物的基础上，逐渐增加新药，待新药发挥疗效后，再逐渐减量至停用原药。

4. 久用慢停，定期检查 癫痫症状完全控制后应至少维持 2~3 年再逐渐停药。大发作病人减药物过程至少要一年，小发作至少需六个月，有的患者要终身用药。长期用药期间，要定期进行血象及肝、肾功能等检查，有条件的医院可监测血药浓度。

复习思考

一、选择题

1. 可抑制 GABA 降解或促进其合成的抗癫痫药是（　　）

    A. 卡马西平　　B. 苯妥英钠　　C. 地西泮　　D. 苯巴比妥　　E. 丙戊酸钠

2. 治疗癫痫小发作首选的药物是（　　）

    A. 乙琥胺　　B. 苯妥英钠　　C. 丙戊酸钠　　D. 扑米酮　　E. 酰胺咪嗪

3. 子痫所致的惊厥可用下列哪种药物（　　）

    A. 氯丙嗪　　B. 硝西泮　　C. 硫酸镁　　D. 安定　　E. 苯巴比妥

二、思考题

1. 苯妥英钠临床应用及不良反应有哪些?

2. 简述硫酸镁抗惊厥的作用机理及临床应用。

扫一扫，知答案

模块十三

抗精神失常药

扫一扫，看课件

【学习目标】

1. 掌握氯丙嗪的药理作用、临床应用、不良反应。
2. 熟悉碳酸锂和丙米嗪作用特点、临床应用和不良反应。
3. 了解其他抗精神失常药物的作用特点及临床应用。

精神失常是由多种原因引起的情感、思维和行为异常的精神活动障碍性的一类疾病，用于治疗这类疾病的药物统称为抗精神失常药（psychotropic drugs）。按临床用途可分为：抗精神病药、抗躁狂药和抗抑郁药等。

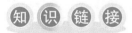

精神分裂症

精神分裂症是一种常见的病因未明的精神病，可发病于任何年龄，青壮年最多，具有思维、情感、行为等多方面的障碍，精神活动不协调。

精神分裂症的症状因疾病类型、临床阶段不同而有很大差别，在急性期临床表现常以幻觉、妄想、思维形式障碍、反复的行为紊乱和失控为主，这类症状又称为阳性症状；慢性阶段临床表现主要症状是思维贫乏、情感淡漠、孤僻、意志缺乏、内向，又称为阴性症状。临床症状又因临床类型而不同，同一阶段病人又可分为急性和慢性症状。

项目一　抗精神病药

抗精神病药主要用于治疗精神分裂症，也可用于其他精神失常的躁狂症状。目前认为精神分裂症是脑内多巴胺（DA）能神经功能亢进，释放多巴胺过多所致。

根据化学结构可将抗精神病药分为四类：吩噻嗪类、硫杂蒽类、丁酰苯类和其他抗精神病药物。

一、吩噻嗪类

吩噻嗪类药物包括氯丙嗪、乙酰丙嗪、奋乃静、氟奋乃静、三氟拉嗪等。其中氯丙嗪应用最广，是吩噻嗪类的代表药物。

案例导入

> 王某，男，43岁。因五年前被人诬陷，出现多疑，随后认为周围的人讲话都是在说他，五年来常常听到机器发出的声音，脑子里有人对他讲话，并控制、指挥他。入院前半年，他怀疑爱人受骗，和别人一起迫害他，医生诊断为精神分裂症，并给予氯丙嗪治疗，2个月后症状得到缓解。有一次王某用药后出现直立性低血压、晕厥。
>
> 请思考：
>
> 1. 为何给患者用氯丙嗪？
>
> 2. 氯丙嗪常见不良反应有哪些？如何进行用药指导？

氯丙嗪

氯丙嗪（chlorpromazine，冬眠灵）是最早用于临床的抗精神病药，为抗精神病药的代表药物。口服易吸收，但吸收不规则，个体差异比较大，吸收速度受胃内食物和抗胆碱药的影响。口服后 2~4 小时血药浓度达到峰值。肌肉注射因刺激性大，需深部注射，吸收迅速，生物利用度是口服的 3~10 倍。血浆蛋白结合率约为 96%，脂溶性较高，易透过血脑屏障，脑组织内浓度可达血浆浓度的 10 倍，可通过胎盘屏障进入胎儿体内。主要在肝代谢，经肾脏排出。因易蓄积于脂肪组织，故排泄较慢，停药数周乃至半年，尿中仍可以检出。

【药理作用】

氯丙嗪阻断脑内的多巴胺受体（D_2）产生抗精神病作用，对 α 受体和 M 受体也有阻断作用。

1. 对中枢神经系统的作用

（1）抗精神病作用　正常人服用治疗剂量的氯丙嗪后，出现安静、活动减少、感情淡漠、注意力下降、反应迟钝，安静环境中易诱导入睡，但易被唤醒，醒后神志清楚，加大剂量也不引起麻醉。精神病人服药后，能迅速控制兴奋躁动症状，连续用药（6 周~6 个月）可使病人消除幻觉、妄想、躁狂及精神运动性兴奋等症状，情绪安定，理智恢复，生活可自理。氯丙嗪的抗精神病作用不产生耐受性。

目前认为，氯丙嗪是通过阻断了中脑－边缘系统通路和中脑－皮质通路的 D_2 受体产生抗精神病作用。

（2）镇吐作用　小剂量氯丙嗪能抑制延髓第四脑室底部的催吐化学感受区的 D_2 受体；大剂量则直接抑制呕吐中枢，但对因前庭受刺激引起的呕吐无效。

（3）对体温调节的作用　氯丙嗪能抑制下丘脑的体温调节中枢，使体温调节失灵，故使体温随外界环境温度变化而升降。在物理降温的配合下，氯丙嗪可使机体温度降至正常或正常以下。在高温环境下，又可使体温高于正常水平。

（4）加强中枢抑制药的作用　氯丙嗪能使麻醉药、镇静催眠药、镇痛药及乙醇等中枢抑制药作用增强，合用时应适当减少后几类药物的用量，避免加深对中枢神经系统的过度抑制。

2. 对自主神经系统的作用

（1）降压作用　阻断肾上腺素 α 受体，能翻转肾上腺素的升压作用，同时抑制血管运动中枢，舒张血管、降低血压。治疗中可产生耐受性，不宜用于高血压的治疗。

（2）抗胆碱作用　阻断 M 受体，作用较弱，无临床意义，与不良反应有关。

3. 对内分泌系统的影响　通过抑制下丘脑催乳素抑制因子的释放，增加催乳素的分泌；抑制生长激素、促肾上腺皮质激素及促性腺激素的分泌。

【临床应用】

1. 精神分裂症　氯丙嗪对急、慢性精神分裂症均有效，对急性病人疗效较好。能显著缓解或消除病人的兴奋、躁狂、攻击行为及幻觉、妄想症状，也能改善异常的思维、情感和行为，恢复理智，生活自理。但不能根治，需长期用药。

2. 止吐　氯丙嗪可用于多种原因引起的呕吐，包括药物性呕吐（如吗啡、洋地黄等）、病理性呕吐（如尿毒症、恶性肿瘤晚期、胃肠炎、放射病等），对生理性呕吐（如妊娠早期）也有效，还可用于治疗顽固性呃逆，但对前庭刺激所致的呕吐（如晕动病）无效。

3. 人工冬眠　在物理降温配合下，氯丙嗪可使体温低于正常范围，进行低温麻醉；与哌替啶、异丙嗪组成"冬眠合剂"，应用后可使病人呈深睡"冬眠"状态，体温、基础代谢及组织耗氧量均明显降低，称为"人工冬眠"。此时机体对缺氧、缺能量的耐受力提高，有利于机体度过危险期，为其他有效的治疗赢得时间。常用于严重感染、中毒性高热、惊厥、妊娠毒血症及甲状腺危象等。

【不良反应及注意事项】

1. 一般不良反应　中枢抑制症状如嗜睡、淡漠、无力等；M 胆碱受体阻断症状如口干、无汗、便秘、尿潴留、视力模糊、眼压升高及心动过速等；α 受体阻断症状如鼻塞、直立性低血压、血压下降以及反射性心率过快等。

2. 锥体外系反应　长期大量应用氯丙嗪后出现的不良反应，主要有四种表现：①帕金森综合征：表现肌张力增高、肌肉震颤、面容呆板、动作迟缓、流涎等；②静坐不能：表现心烦意乱、坐立不安、反复徘徊；③急性肌张力障碍：由于出现舌、面、颈及背部肌肉痉挛，病人强迫性张口、伸舌、斜颈、呼吸及吞咽困难等现象；上面三种症状可用中枢抗胆碱药苯海索等缓解；④迟发性运动障碍：出现不自主有节奏的刻板运动，口－舌－颊三联症（如吸吮、舔舌、咀嚼等）及四肢舞蹈样徐动症。应用中枢抗胆碱药反而加重，抗多巴胺药可减轻。

3. 内分泌系统反应　可出现男性乳房发育、女性乳房肿大、泌乳、停经、儿童发育迟缓等。

4. 急性中毒　过量应用氯丙嗪可致急性中毒，出现昏睡、血压下降、心肌损害、心电图异常，应立即进行对症治疗。

5. 其他　过敏反应常见有皮疹、光敏性皮炎；偶见肝损害、黄疸、粒细胞减少、贫血及再生障碍性贫血；降低惊厥阈可诱发癫痫、有心律失常和猝死的危险。

奋乃静

奋乃静（perphenazine）抗精神病作用、止吐作用强，镇静作用较弱。对幻觉、妄想、焦虑、紧张、激动等症状有效。毒性较低，锥体外系反应较重。

可以用于伴有焦虑、紧张、幻觉、妄想的精神分裂症，也用于更年期、感染性、中毒性精神病、神经官能团症和失眠等。不良反应有口干、流延、鼻塞、视物模糊、便秘和锥体外系反应。

氟奋乃静

氟奋乃静（fluphenazine）抗精神病作用较强，但镇静、降压作用较弱。适用于妄想型、紧张型精神分裂症。对淡漠、木僵、孤独等症状也有较好效果。还有较强的镇吐作用。容易引起锥体外系反应，用药时可同时考虑应用苯海索等。偶有低血压、粒细胞减少等。

三氟拉嗪

三氟拉嗪（trifluoperazine）抗精神病作用与止吐作用较强，作用快而持久，主要用于治疗精神病，对急、慢性精神分裂症均有效，尤其适用于妄想型与紧张型精神分裂症。易导致锥体外系反应，也有口干、鼻塞、便秘等不良反应。

二、硫杂蒽类

氯普噻吨

氯普噻吨（chlorprothixene，泰尔登）抗精神病作用不如氯丙嗪，但镇静作用比氯丙嗪强，主要用治疗精神分裂症、躁狂症及伴有兴奋或情感障碍的其他精神障碍。不良反应有头晕、嗜睡、无力、口干、心悸、便秘、锥体外系反应等。

三、丁酰苯类

氟哌啶醇

氟哌啶醇（haloperidol）药理作用与氯丙嗪相似，抗精神病、止吐作用强，镇静作较弱。主要用于治疗以兴奋、躁动、幻觉、妄想为主的精神分裂症及躁狂症。锥体外系反应较严重，长期大量应用可致心肌损害。哺乳期妇女禁用。

氟哌利多

氟哌利多（droperidol）作用与氟哌啶醇相似，但作用快、强，维持时间短。临床常与镇痛药芬太尼合用，可使病人产生一种特殊的麻醉状态（精神恍惚，活动减少，不入睡，但痛觉消失），用于小手术麻醉。

四、其他类抗精神病药物

氯氮平

氯氮平（clozapine）抗精神病作用较强，起效快。用于急、慢性精神分裂症，对用其他药治疗无效的仍有效，对迟发运动障碍有明显改善作用。几乎无锥体外系反应，缺点是可引起粒细胞减少甚至缺乏，应定期检查血象。骨骼抑制或血细胞异常者禁用。

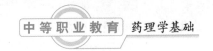

奥氮平

奥氮平（olanzapine）化学结构与药理特征与氯氮平都很相似，但不引起粒细胞缺乏症。主要用于治疗精神分裂症，对急性期、慢性期、首发、复发均有效，对阳性和阴性症状都有改善作用，对阴性症状的作用尤其明显。维持治疗，预防复发。不良反应少，主要是嗜睡和体重增加，锥体外系反应轻。青光眼病人、哺乳期妇女禁用。

五氟利多

五氟利多（penfluridol）为长效抗精神病药，每周口服一次，药理作用与氟哌啶醇类似。可用于各种类型的精神分裂症，尤其适用于病情缓解者的维持治疗。锥体外系反应较常见。

舒必利

舒必利（sulpiride）用于治疗精神分裂症，对淡漠、退缩、木僵、抑郁、幻觉和妄想症状的效果较好；此外还有较强的镇吐作用，可以治疗顽固性恶心、呕吐。锥体外系反应较轻。哺乳期妇女、嗜铬细胞瘤病人禁用。

利培酮

利培酮（risperidone）用于治疗急性和慢性精神分裂症，可以改善阳性症状、阴性症状和情感症状（如抑郁、负罪感、焦虑），在维持治疗中，能继续发挥其临床疗效。锥体外系反应较轻，可引起高催乳素血症。哺乳期妇女禁用。

项目二 抗躁狂症药与抗抑郁症药

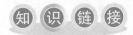

躁狂症与抑郁症

躁狂症是一组以显著持久的情绪高涨为主要特征的情感性精神障碍疾病。临床表现为"三高"症状，即心境高涨、思维奔逸、活动增多。

抑郁症是一组以显著持久的情绪低落为主要特征的情感性精神障碍疾病。临床表现为"三低"症状，即情感低落、思维迟缓、意志活动减退。

躁狂和抑郁两症状，如果单独一种症状反复发作称为单相型；两种症状交替出现称为双相型。

一、抗躁狂症药

目前认为躁狂药是因为脑内 5 – HT 缺乏，NA 过多所致。临床上治疗躁狂症的主要药物是碳酸锂，抗精神病药中的氯丙嗪、氟哌啶醇和抗癫痫药物卡马西平等对躁狂症也有效。

碳酸锂

碳酸锂（lithium carbonate）为白色结晶性粉末，溶于水，几乎不溶于乙醇。口服吸收快且完全，但透过血 – 脑屏障进入脑组织需要一定时间，故显效慢，连续用药 6 ~ 7 天症状才有改善。半衰期为 6 ~ 20 小时，体内不代谢，绝大部分原形药从尿排出，与 Na^+ 竞争性重吸收，所以钠盐摄入量的多少对血浆锂离子浓度影响显著。

【药理作用】

1. 抗躁狂作用　治疗量对正常人精神活动几乎无影响，但是对躁狂症及精神分裂症的躁狂症状有显著疗效，可使言语、行为恢复正常，为重症情感障碍的稳定剂。亦可使精神分裂症的情感障碍症状得到改善。锂盐的作用机制能抑制脑内去甲肾上腺素和多巴胺神经递质的释放，并促进其再摄取，使突触间隙的两种递质浓度下降外，还能抑制脑组织肌醇的生成，减少二磷酸磷脂肌醇（PIP_2）的含量，干扰脑内的 PIP_2 系统第二信使所发挥的生物学效应，产生抗躁狂作用。

2. 升高外周白细胞　对再生障碍性贫血、放疗和化疗引起的白细胞减少症及其他病理性和药源性白细胞减少均有一定疗效。

【临床应用】

主要用于躁狂症，对急性躁狂症和轻度躁狂症效果明显，对双相障碍的躁狂状态效果显著，对精神分裂症的兴奋、躁动症状也有效。对严重的急性躁狂症病人，可用本药与抗精神病药（如氯丙嗪或氟哌啶醇）配伍，既可迅速控制症状，又能减轻恶心、呕吐等不良反应，症状控制后继续用碳酸锂维持治疗预防复发。

【不良反应及注意事项】

锂盐不良反应较多，安全范围窄，血药浓度超过 1.5mmol/L 即出现中毒。

1. 胃肠道反应　有恶心、呕吐、厌食、腹痛和腹泻。与锂盐刺激胃肠道黏膜有关，若用胶囊剂可使之减轻。

2. 脑病综合征　如精神紊乱、视物不清、意识模糊、肌肉震颤、反射亢进、癫痫发作等，甚至出现昏迷、休克、急性肾衰竭与死亡。一旦出现脑病综合征，应立即停药，适当补充生理盐水等对症治疗和支持疗法。

3. 其他　有无力、口渴、水肿、传导阻滞、皮疹、瘙痒、口腔金属味道等。

二、抗抑郁症药

目前认为抑郁症是因为脑内 5-HT 和 NA 都缺乏所致。抗抑郁症药物包括：单胺氧化酶抑制药、三环类抗抑郁药、四环类抗抑郁药、5-HT 再摄取抑制药等。下面介绍一些常用的抗抑郁症药：

丙米嗪

丙米嗪（imipramine，米帕明）是三环类抗抑郁药的代表药。口服吸收良好，有首关消除，2~8 小时血药浓度达峰值，血浆蛋白结合率高达 60~96%，分布广泛，以脑、肝、肾及心脏分布较多，可以通过血脑屏障和胎盘屏障，半衰期为 6~20 小时，主要在肝脏代谢、经肾排出。

【药理作用】

主要通过抑制 NA 及 5-HT 在神经末梢的再摄取发挥抗抑郁作用。

1. 对中枢神经系统的作用　正常人服用本药后，表现为安静、头晕、困倦、视力模糊、口干、血压稍降等。而抑郁症病人服药后，产生精神振奋、情绪高涨、焦虑心情减轻等抗抑郁作用。连续服药 2~3 周才会出现显著疗效。

2. 对自主神经系统的作用　治疗量有阻断 M 胆碱受体的作用，引起阿托品样作用。

3. 对心血管系统的作用　通过阻断心肌组织的神经突触间隙 NA 的再摄取，使心肌的 NA 含量增高，从而引起心律失常和直立性低血压。

【临床应用】

用于各类抑郁症、强迫症、多动症和恐惧症的治疗。对内源性、反应性及更年期抑郁症疗效较好，对精神病的抑郁症效果较差，对伴有焦虑的抑郁症效果明显。亦可用于儿童遗尿症。

【不良反应及注意事项】

常见头痛、恶心、便秘、排尿困难、视力模糊、眼压升高、直立性低血压及心动过速，偶尔出现多汗、失眠、尿潴留、麻痹性肠梗阻、心律失常、迟发性运动障碍、肝功能异常、白细胞减少、过敏反应等。

阿米替林

阿米替林（amitriptyline）是三环类抗抑郁药，能抑制 5-HT 及 NA 的再摄取，其抗抑郁作用与丙米嗪相似，可使抑郁症病人情绪提高，对思维缓慢、行动迟缓和食欲不振等症状能有所改善。用于治疗各种类型抑郁症、焦虑症、神经性厌食症。不良反应有口干、便秘、视力模糊、排尿困难等。

吗氯贝胺

吗氯贝胺（moclobemide）是一种新型选择性、强效的可逆性单胺氧化酶抑制药，用于治疗各类抑郁症，不仅能改善抑郁症状，而且对认知功能障碍也有益处，特别适用于老年抑郁症。不良反应有头晕、头痛、轻度恶心、口干、多汗、失眠、嗜睡及心悸等。嗜铬细胞瘤、意识障碍患者及儿童禁用。

氟西汀

氟西汀（fluoxetine）是选择性 5 – HT 再摄取抑制药的代表药，口服吸收良好，有首关消除，血浆蛋白结合率高达 95%。对抑郁症的疗效与三环抗抑郁药相似，适用于各型抑郁症、强迫症及神经性厌食症，同时还有抗焦虑作用。不良反应有恶心、呕吐、失眠、头痛、易激动、乏力、震颤及惊厥等。

舍曲林

舍曲林（sertraline）是一种选择性的 5 – HT 再摄取抑制药。用于治疗抑郁症和强迫症，包括伴随焦虑有或无躁狂史的抑郁症，维持治疗可有效地防止抑郁症的复发。不良反应有胃肠道不适、头晕、失眠、口干、性功能障碍等。严重肝肾功能不全者禁用。

米氮平

米氮平（mirtazapine）是 NA 和特异性 5 – HT 受体拮抗药。适用于各种抑郁症、焦虑症，对伴有焦虑、睡眠障碍、老年性、自杀倾向抑郁症效果明显，可用于维持治疗。不良反应有嗜睡、头晕、食欲、体重增加等。心血管疾病、器质性脑综合征、糖尿病、严重肝肾功能不全、排尿困难、青光眼等病人慎用。孕妇、哺乳期妇女及儿童不宜使用。

文拉法辛

文拉法辛（venlafaxine）是 5 – HT 和 NA 再摄取抑制药。用于各种类型抑郁症，对伴有焦虑的抑郁症、难治性抑郁症、老年抑郁症有较好疗效，维持治疗可降低复发，也用于广泛性焦虑症。不良反应有胃肠道不适、眩晕、嗜睡、梦境怪异、失眠和紧张、出汗及性功能异常等。

复习思考

一、选择题

1. 氯丙嗪主要用于（　　）

　　A. 焦虑症　　　　　　　　B. 躁狂症　　　　　　　　C. 抑郁症

　　D. 神经官能症　　　　　　E. 精神分裂症

2. 氯丙嗪对下列何种呕吐无效（　　）

　　A. 尿毒症引起呕吐　　　　B. 药物引起呕吐　　　　　C. 晕动病呕吐

　　D. 妊娠呕吐　　　　　　　E. 放射病呕吐

3. 长期应用氯丙嗪最常见的不良反应是（　　）

　　A. 锥体外系反应　　　　　B. 过敏反应　　　　　　　C. 直立性低血压

　　D. 内分泌障碍　　　　　　E. 消化道症状

4. 氯丙嗪过量引起的直立性低血压可选用（　　）

　　A. 肾上腺素　　　　　　　B. 去甲肾上腺素　　　　　C. 异丙肾上腺素

　　D. 酚妥拉明　　　　　　　E. 妥拉苏林

5. 氯丙嗪无下列哪一项中枢作用（　　）

　　A. 安定镇静　　　　　　　　　　　B. 降温

　　C. 镇吐　　　　　　　　　　　　　D. 抗癫痫

　　E. 增强安定的镇静催眠作用

二、思考题

1. 氯丙嗪的不良反应有哪些？如何进行用药指导？

2. 应用碳酸锂时需要注意哪些问题？

扫一扫，知答案

抗帕金森病药物

扫一扫，看课件

【学习目标】

1. 熟悉左旋多巴、苯海索的药理作用、临床应用及不良反应。
2. 了解抗帕金森病的作用环节及其他抗帕金森病药。

帕金森病（Parkinson disease，PD）又称震颤麻痹，是以静止震颤、肌肉僵直、运动迟缓、共济失调和姿势反射受损等一系列以肌张力增强为特征的锥体外系疾病，严重者伴有记忆障碍和痴呆。临床症状类似帕金森病，但是继发于脑动脉硬化、脑梗死、脑炎后遗症及化学药物中毒等疾病者统称为帕金森综合征。

知 识 链 接

帕金森病

帕金森病主要病变在锥体外系黑质 - 纹状体神经通路，正常情况下该通路释放神经递质 DA 和 ACh，两种递质处于平衡状态，共同调节运动功能。帕金森病是由于多巴胺能神经元丢失，DA 合成减少造成该通路多巴胺能神经功能减弱，胆碱能神经功能相对占优势，从而出现一系列肌张力增高的帕金森病临床症状。

目前，抗帕金森病的药物主要分为中枢多巴胺能神经功能增强药和中枢胆碱受体阻断药两类，通过增强中枢多巴胺能神经功能或降低胆碱能神经功能，从而控制或缓解帕金森病的临床症状。

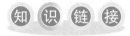 案例导入

李某，男，72 岁。3 年前出现右手轻度颤抖，2 年后逐渐向上波及到右上肢、

右下肢，手部颤抖加重呈"搓药丸"样动作，同时行动迟缓，走路时步态细碎，迈步后不能及时止步并前冲。查体发现右手静止性震颤，双侧肢体肌张力增高，尤以右侧为明显，呈"齿轮样"，诊断为帕金森病。医生给予左旋多巴治疗，病情缓解。

请思考：

1. 为什么左旋多巴可以治疗帕金森病？

2. 如何指导病人长期合理用药？

项目一　拟多巴胺药

影响多巴胺能神经类药大多通过促进多巴胺的合成、释放，减少多巴胺破坏以及直接激动多巴胺受体等机制来发挥抗帕金森病的作用。下面主要介绍拟多巴胺药。

（一）多巴胺前体药

左旋多巴

左旋多巴（levodopa，L-多巴）为酪氨酸合成儿茶酚胺的中间产物，即多巴胺的前体物质，由酪氨酸羟化酶催化左旋酪氨酸生成。

口服吸收迅速，食物、胃排空延缓、胃液 pH 值降低和抗胆碱药均可降低其生物利用度；吸收后的左旋多巴绝大部分被肝脏、胃肠道黏膜、血浆、组织中的脱羧酶代谢，仅有少量通过血脑屏障进入中枢神经系统。

【药理作用】

左旋多巴易通过血脑屏障，进入脑组织的左旋多巴在脱羧酶的作用下转变为多巴胺，补充黑质-纹状体通路中多巴胺的不足，使多巴胺和乙酰胆碱两种递质重新建立平衡，从而降低过高的肌张力而发挥抗帕金森病作用。特点：①显效慢，一般需要 2~3 周开始起效，1~6 个月以上才获得最大疗效；②对轻症、年轻和治疗初期的病人疗效明显，对重症及老年病人疗效差，对氯丙嗪等抗精神病药引起的锥体外系反应无效；③对肌肉僵直及运动困难疗效较好，对肌肉震颤疗效差，对吞咽困难及认知减退无效；④与外周多巴胺脱羧酶抑制药卡比多巴等合用，可增加脑组织中的多巴胺而提高疗效，并减轻外周不良反应。

【临床应用】

1. 抗帕金森病　左旋多巴一直是治疗 PD 最有效的药物，特别是对于晚发型或伴有智能减退的患者，一般首选左旋多巴治疗。服用左旋多巴后可以提高患者的生活质量，延长患者的寿命。但是，随着用药的时间延长，其疗效逐渐下降，多数患者 3~5 年后的疗效明显降低，并且会出现异动症及症状波动等严重的不良反应。此外，左旋多巴对于其他原因引起的帕金森综合征也有一定的疗效，但是，对于阻断多巴胺受体的抗精神病药物（如噻嗪类）引起的锥体外系反应无效。

2. 治疗肝昏迷　左旋多巴在脑内可转化为多巴胺和去甲肾上腺素，可以对抗因肝功能衰竭而产生并进入中枢的假性递质（苯乙胺、酪胺），缓解因假性递质引起中枢神经冲动传导障碍，恢复正常神经功能活动，使肝昏迷患者意识清醒。

【不良反应及注意事项】

1. 胃肠道和心血管反应　是由于左旋多巴在外周被脱羧酶转化为多巴胺所致。主要表现为：①胃肠道反应，约80%的患者在用药初期即可出现恶心、呕吐、食欲减退等，甚至引起消化道溃疡出血或穿孔，故消化性溃疡病人慎用；②心血管反应，约30%的患者在用药初期可出现轻度体位性低血压，原因不明；此外，因多巴胺可激动β受体，导致心动过速和心律失常。

2. 中枢神经系统反应　①异动症：长期用药所引起的不随意运动，多见于面部肌群，表现为张口、咬牙、伸舌、皱眉、头颈部扭动等，给药两年以后发生率达90%；②"开－关"现象：即病人突然出现多动不安（开），而后又出现全身性或肌肉强直性运动不能（关），此症状反复交替，严重妨碍病人正常活动，发病与疗程密切相关，疗程长发病率高；③精神障碍：常见失眠、焦虑、噩梦、躁狂、幻觉、妄想或抑郁等，一旦出现需减量或停药，发生原因是由于多巴胺作用于大脑边缘系统有关。

3. 其他　可诱发青光眼和痛风，也可出现味觉和嗅觉异常、唾液呈棕色等。

（二）左旋多巴降增效剂

卡比多巴、苄丝肼

卡比多巴（carbidopa）为α－甲基多巴肼的左旋体，有较强的外周脱羧酶抑制作用，由于其不能通过血脑屏障，对进入脑组织的左旋多巴无转化抑制作用，故与左旋多巴合用时可显著减少后者在外周脱羧，从而使进入脑组织的左旋多巴增多，既能提高左旋多巴的疗效，又能有效降低其外周不良反应的发生率。与左旋多巴组成的复方制剂是治疗震颤麻痹的首选药，单独应用基本无药理作用。苄丝肼（benserazide）作用机理与卡比多巴相同，与左旋多巴合用组成的复方制剂——美多巴，可用于治疗各种原因引起的帕金森病。这类药物在治疗剂量不良反应比较少，临床用药要注意剂量个体化。

司来吉兰

司来吉兰（selegiline）为选择性和不可逆性单胺氧化酶B抑制药，可降低脑内多巴胺的代谢，降低左旋多巴的用量，可增强和延长左旋多巴的疗效，延长多巴胺的有效时间，减少外周副作用，消除长期单用左旋多巴出现的"开－关"现象。一般作 PD 的辅助治疗药物。近年来发现其有神经保护作用，能延迟神经元的变性和 PD 的发展。

恩他卡朋

恩他卡朋（entakapone）是一种可逆的、特异性的外周 COMT 抑制剂，与左旋多巴制剂同时使用。增加左旋多巴的生物利用度，并增加了脑内可利用的左旋多巴总量。

托卡朋

托卡朋（tolcapone）能在中枢及外周发挥抑制 COMT 作用，以增加左旋多巴及 DA 利用度，达到治疗帕金森综合征的目的。托卡朋主要不良反应为肝损伤，仅用于其他抗 PD 无效的患者，且要严密监测肝功能。

（三）多巴胺受体激动药

溴隐亭

溴隐亭（bromocriptine）为麦角生物碱衍生物。可选择性激动中枢 DA_2 受体，对帕金森病和肝昏迷的疗效与左旋多巴近似，作用持久，不良反应少。尤其适用其他药物治疗效果减退的帕金森病患者。此外，尚有抑制催乳素释放的作用常用于退乳和治疗催乳素分泌过多症。不良反应与左旋多巴相似，易引起恶心、呕吐、直立性低血压、幻听、幻视和精神障碍等。

（四）其他

金刚烷胺

金刚烷胺（amantadine）最初为抗病毒药，后发现有抗帕金森病作用，疗效不及左旋多巴，与左旋多巴合用有协同作用。抗帕金森病的机制为可促使患者脑内黑质－纹状体中残存的 DA 能神经递质的释放、抑制 DA 的再摄取、直接激动 DA 受体，且有较弱的中枢抗胆碱作用。其特点为：①起效快，维持时间短，用药数天即可获最大疗效，但连用 6~8 周后疗效逐渐减弱；②缓解肌僵直、震颤和运动障碍作用强；③与左旋多巴合用可产生协同作用。

项目二　中枢抗胆碱药

本类药物可阻断中枢胆碱受体，拮抗纹状体内乙酰胆碱的作用，恢复胆碱能神经与多巴胺能神经的功能平衡，使帕金森病人的临床症状得以改善。

苯海索

苯海索（benzhexol，安坦）为人工合成的胆碱受体阻断药。

【药理作用】

1. 对中枢系统胆碱受体　对中枢的胆碱受体有选择性阻断作用，减弱纹状体中乙酰胆碱的作用，但疗效不如左旋多巴。

2. 对外周抗胆碱受体　对外周抗胆碱受体作用较弱，对脑炎和动脉硬化引起的流涎等帕金森病症状有效，减轻震颤明显。

3. 其他　与左旋多巴合用有协同作用，可使50%的患者症状得到进一步改善。老年患者因脑内乙酰胆碱减少，不宜使用本类药物。

【临床应用】

主要用于：①帕金森的轻症患者；②不能耐受左旋多巴或禁用左旋多巴者；③脑炎、脑动脉硬化引起的帕金森病；④抗精神病药（如氯丙嗪）引起的帕金森综合征。

【不良反应及注意事项】

不良反应有口干、便秘、尿潴留、瞳孔散大、视力模糊等阿托品样副作用。青光眼、前列腺肥大的患者禁用。

苯扎托品

苯扎托品（benzatropine）具有抗胆碱作用，亦有抗组胺和局部麻醉作用，对大脑皮层有抑制作用。用于治疗帕金森病以及药物引起的帕金森病症状，外周不良反应轻。

复习思考

一、选择题

1. 与左旋多巴组成的复方制剂是治疗帕金森病的首选药，单独应用基本无药理作用（　　）

　　A. 卡比多巴　　　B. 金刚烷胺　　　C. 溴隐亭　　　　D. 苯扎托品　　　E. 苯海索

2. 下列哪项不是左旋多巴的不良反应（　　）

　　A. 肝昏迷　　　　　　B. 胃肠道反应　　　　　　C. 心血管反应

　　D. "开－关"现象　　　E. 精神障碍

3. 具有抗病毒作用的抗帕金森病药是（　　）

　　A. 卡比多巴　　　B. 金刚烷胺　　　C. 溴隐亭　　　　D. 苯海索　　　　E. 左旋多巴

二、思考题

1. 长期服用左旋多巴的不良反应有哪些？如何进行合理用药指导？

2. 左旋多巴与卡比多巴联合用药的药理学基础？

扫一扫，知答案

模块十五

镇痛药

扫一扫，看课件

【学习目标】

1. 掌握吗啡、哌替啶的药理作用、临床应用及不良反应。

2. 熟悉镇痛药的分类，滥用镇痛药的危害性。

3. 了解其他镇痛药及阿片受体拮抗药的作用特点。

镇痛药是作用于中枢神经系统，在不影响意识和其他感觉情况下，选择性消除或缓解疼痛的一类药物。镇痛的同时，有镇静作用（消除疼痛所致的恐惧、紧张等情绪反应）、欣快、呼吸抑制等中枢作用；反复应用易致成瘾性，又称成瘾性镇痛药或麻醉性镇痛药；临床应用受到限制，一般仅限于急性剧烈疼痛时的短期应用。

疼痛是某些疾病的一种症状，可作为疾病诊断依据，在诊断未明确之前要慎用镇痛药。但对于有些剧痛，它不仅给患者带来精神上痛苦，而且还可能引起患者生理功能的紊乱，甚至引起休克。因此，一定要合理地应用镇痛药。

案例导入

王某，男，55岁。因车祸导致骨折，入院治疗，给予肌肉注射吗啡20mg止痛。1小时后患者出现昏迷，呼吸频率6~8次/分，两侧瞳孔针尖大小，诊断为"急性吗啡中毒"。

请思考：

1. 吗啡中毒应选用哪些药物进行治疗？

2. 吗啡用药过程中应注意的事项？

项目一　阿片生物碱类镇痛药

吗　啡

阿片（opium）为希腊文"浆汁"的意思，来源于罂粟科植物罂粟未成熟蒴果浆汁的干燥物，含有 20 多种生物碱。其中吗啡、可待因、罂粟碱具有临床药用价值，吗啡（morphine）是其最重要的菲类生物碱。

吗啡口服易吸收，但首关消除强，生物利用度低。常注射给药（皮下、肌注），15 ~ 30 分钟起效，药效可维持 4 ~ 5 小时。可分布于全身各组织器官，脂溶性低，仅少量通过血脑屏障，足以发挥中枢性镇痛作用，大部分在肝代谢，少量经乳汁、胎盘排泄。

【药理作用】

1. 中枢神经系统

（1）镇痛镇静作用　吗啡镇痛作用强而持久，范围广，选择性高，对各种疼痛均有效，对慢性持续性钝痛的效力强于间断性锐痛。吗啡有明显的镇静作用，能消除疼痛引起的恐惧、焦虑、紧张等不良情绪反应，环境安静可诱导入睡。部分患者可产生欣快感，这也是患者渴求用药的重要因素。

吗啡是通过激动脑内阿片受体，激活了脑内抗痛系统，阻断痛觉冲动的传导，发挥镇痛作用。目前认为，内源性阿片肽、脑啡肽神经元和阿片受体共同组成内源性抗痛系统。生理状态下，脑啡肽神经元释放脑啡肽激动相应的阿片受体，调控痛觉，维持正常痛阈，发挥生理性抗痛作用。吗啡等外源性阿片受体激动剂，模拟内源性脑啡肽对痛觉的调控作用，产生中枢性镇痛作用，见图 15 - 1。

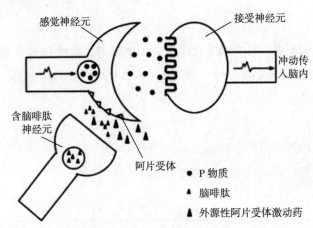

图 15 - 1　镇痛药的作用机制

当有疼痛刺激时感觉神经末梢兴奋并释放兴奋性递质（P 物质），该递质与接受神经元上的受体结合，将痛觉冲动传入脑内。感觉神经末梢上存在阿片受体，含脑啡肽的神经元释放脑啡肽，与阿片受体结合，减少感觉神经末梢释放 P 物质，从而阻止痛觉冲动传入脑内，发挥抗痛作用。

（2）抑制呼吸作用　治疗量吗啡能抑制呼吸中枢，并降低呼吸中枢对 CO_2 的敏感性，使呼吸频率减慢、潮气量减少。剂量增加，抑制作用增强。中毒剂量可使呼吸频率减慢至 3 ~ 4 次/分，呼吸抑制是吗啡急性中毒致死的主要原因。

（3）镇咳作用　直接抑制咳嗽中枢，产生镇咳作用。因其成瘾性而不用于镇咳治疗。

（4）其他　吗啡可引起瞳孔缩小，缩瞳无治疗意义，但有诊断价值，针尖样瞳孔是其中毒特征。作用于延髓催吐化学感受器引起恶心、呕吐。

2. 平滑肌

（1）胃肠道　吗啡可兴奋胃肠道平滑肌和括约肌，使其张力增加，致使胃排空延迟，肠道蠕动减慢；抑制消化液的分泌，使食物消化减慢；对中枢抑制作用，使便意迟钝，从而导致便秘。

（2）胆道　吗啡可使胆道平滑肌和括约肌收缩，胆汁排空受阻，胆囊内压增加，使上腹部不适甚至胆绞痛，阿托品可部分缓解。

（3）其他　吗啡可使输尿管平滑肌和膀胱括约肌的张力增高，导致排尿困难和尿潴留；可降低妊娠末期子宫平滑肌张力，并对抗缩宫素对子宫平滑肌的兴奋作用，产妇应用会使产程延长而影响分娩；大剂量使支气管平滑肌收缩、痉挛，诱发和加重哮喘。

3. 心血管系统　吗啡可使中枢交感张力降低，并促进组胺释放，扩张外周血管，降低外周阻力，可引起直立性低血压。吗啡抑制呼吸，使体内 CO_2 蓄积，使脑血管扩张，颅内压升高。

【临床应用】

1. 镇痛　吗啡对各种疼痛均有效，因其成瘾性，除癌症剧痛可长期应用外，一般短期应用于其他镇痛药无效时的急性锐痛，如严重创伤、烧伤、手术等引起的剧痛；对于肾绞痛、胆绞痛，应与解痉药阿托品等合用；对于心肌梗死引起的剧痛，若血压正常，可用吗啡止痛。同时，吗啡的扩张血管和镇静作用，可缓解患者焦虑情绪和心脏负担，利于治疗。

2. 心源性哮喘　对于急性左心衰竭突发急性肺水肿所致心源性哮喘，除应用强心苷、氨茶碱和吸氧外，静脉注射吗啡可迅速缓解患者气促和窒息感，缓解肺水肿症状。其机制是吗啡扩张外周血管，降低外周阻力，减轻心脏负荷，利于肺水肿消除；吗啡可降低呼吸中枢对 CO_2 的敏感性，减弱了过度的反射性呼吸兴奋，使急促浅表的呼吸得以缓解，有利于心源性哮喘的治疗；吗啡的镇静可消除患者的焦虑和紧张的不良情绪反应。对同时伴有休克、昏迷、严重肺部疾病及痰多者禁用。

3. 止泻 用于急、慢性消耗性腹泻。常用阿片酊或复方樟脑酊，对伴有细菌感染，应同时合用抗生素。中毒性腹泻禁用。

【不良反应及注意事项】

1. 副作用 治疗量的吗啡可引起眩晕、嗜睡、恶心、呕吐、便秘、尿少、排尿困难、胆囊内压增高甚至胆绞痛、直立性低血压、呼吸抑制等。小儿、年老患者易引起呼吸抑制，应低于常用量，慎用或禁用。心律失常、心动过缓、惊厥者慎用。

2. 耐受性及成瘾性 连续多次用药2~3周，即可产生耐受性、成瘾性。成瘾后一旦停药则可出现戒断症状，主要表现为兴奋、烦躁不安、打哈欠、流涕、精神萎靡、失眠、出汗、呕吐、腹痛、腹泻，甚至虚脱、幻觉、意识丧失。成瘾者为避免停药出现戒断症状和追求用药带来的欣快感，常不择手段获取药物，给家庭、社会带来极大危害。必须按《麻醉药品管理办法》严格控制和管理使用吗啡。

3. 急性中毒 吗啡过量引起急性中毒，主要表现为昏迷、深度呼吸抑制、瞳孔呈针尖样，伴有严重缺氧、血压下降甚至休克，呼吸麻痹是致死的主要原因。抢救措施为人工呼吸、适量吸氧。呼吸抑制用尼克刹米。

【禁忌证】

1. 因吗啡可通过胎盘屏障进入胎儿体内，胎儿呼吸将受到抑制，禁用于产妇分娩止痛；吗啡可通过乳汁进入乳儿体内，禁用于哺乳期止痛。

2. 因抑制呼吸和咳嗽反射，可致支气管痉挛，禁用于支气管哮喘、肺心病患者。

3. 严重肝功能减退者、新生儿、颅内压增高者禁用。

可待因

可待因（codeine）又称甲基吗啡，口服易吸收，生物利用度约为60%，半衰期为3~4小时，大部分在肝代谢，经肾排泄。

镇痛作用为吗啡的1/12~1/10，镇咳作用为吗啡的1/4，对呼吸中枢抑制较轻，无明显的镇静作用。临床主要用于中等程度疼痛和剧烈干咳，尤适用于胸膜炎剧烈干咳伴胸痛者。欣快感、成瘾性也较吗啡轻，但仍具有成瘾性，应限制使用。

知 识 链 接

癌症患者三级止痛阶梯治疗

一、对轻度疼痛患者，一般可以忍受，能正常生活、睡眠基本不受干扰。选用解热镇痛抗炎药，如阿司匹林、布洛芬、吲哚美辛等。

二、对中度疼痛患者，常为持续性疼痛，睡眠已受到干扰，食欲有所减退。选用弱效麻醉性镇痛药，如可待因、强痛定、曲马多等。

三、对重度疼痛患者，剧烈疼痛，睡眠和饮食受到严重干扰，晚间入睡困难、疼痛加剧。应选用强效麻醉性镇痛药，如吗啡、哌替啶等。

项目二 人工合成镇痛药

哌替啶

哌替啶（pethidine）又名杜冷丁（dolantin），为人工合成的阿片受体激动药。

口服易吸收，生物利用度为40%～60%，1～2小时血中浓度达高峰。皮下或肌肉注射可迅速吸收，约10分钟左右显效，作用持续2～4小时，临床常采用注射给药。在肝代谢，经肾排泄。哌替啶能通过胎盘屏障进入胎儿体内，血浆半衰期为3小时。其代谢物去甲哌替啶具有中枢兴奋作用，产生幻觉和惊厥，癌症患者长期用药不宜作为首选。

【药理作用】

1. 镇痛镇静作用 镇痛强度相当于吗啡的1/7～1/10，有明显的镇静作用，易入睡，但睡眠浅而易醒。可消除或改善疼痛引起的不良情绪，有欣快感和成瘾性，但发生慢、程度轻、戒断症状持续时间短。

2. 抑制呼吸作用 与吗啡在等效镇痛剂量时，对呼吸抑制的程度相等，但持续时间短。

3. 对平滑肌作用 可提高平滑肌和括约肌的张力，但因作用时间短，故较少引起便秘和尿潴留。可使胆道括约肌痉挛，胆囊内压升高，但比吗啡弱。大剂量哌替啶可使支气管平滑肌收缩。对妊娠末期子宫平滑肌张力无影响，也不对抗缩宫素的作用，故不延缓产程。

4. 其他 可兴奋延髓催吐化学感受器，增强前庭器官的敏感性，用药后易出现眩晕、恶心、呕吐。

【临床应用】

1. 镇痛 镇痛作用较吗啡弱，但成瘾性比吗啡轻，出现也慢，常取代吗啡在临床上应用。用于创伤、手术后、晚期癌症等各种疼痛；用于肾绞痛、胆绞痛需合用阿托品；用于分娩止痛，临产前2～4小时不宜使用，以免抑制新生儿呼吸。

2. 麻醉前给药 哌替啶的镇静作用，使患者安静，消除术前恐惧和紧张情绪，减少麻醉药用量，并缩短诱导期。

3. 用于人工冬眠 哌替啶、氯丙嗪、异丙嗪组成冬眠合剂，用于人工冬眠疗法。

4. 心源性哮喘　替代吗啡治疗心源性哮喘，与吗啡作用机制相同。

【不良反应及注意事项】

1. 副作用　与吗啡相似，主要表现为眩晕、恶心、呕吐、心悸、出汗、直立性低血压等。

2. 耐受性、成瘾性　久用可产生耐受性、成瘾性，需严格限制使用。

3. 急性中毒　剂量过大明显抑制呼吸。偶致肌肉痉挛、震颤、反射亢进甚至惊厥等中枢兴奋症状。解救时用纳洛酮及抗惊厥药。

二氢埃托啡

二氢埃托啡（dihydroetorphine）是我国研制的强效镇痛药。

口服首关消除明显，故采用舌下含服或肌肉注射，药效维持约 2～4 小时。镇痛强度是吗啡的 500～1000 倍，是临床应用中镇痛效应最强的药物。临床主要用于哌替啶、吗啡等无效的各种剧痛、晚期癌症疼痛及慢性顽固性疼痛。过量中毒表现为瞳孔缩小、呼吸抑制、昏迷，解救用纳洛酮。因依赖性强，临床已基本不用。

芬太尼

芬太尼（fentanyl）作用与吗啡相似，镇痛效力较吗啡强 100 倍。起效快，静脉注射 1 分钟起效，5 分钟达高峰，维持 10 分钟，属于短效镇痛药。芬太尼自控镇痛贴片已在国外上市。

用于各种锐痛，也可通过硬膜外或蛛网膜下腔给药治疗急性术后痛和慢性痛；可用于麻醉辅助用药，静脉复合麻醉；与氟哌利多配合使用，发挥神经安定镇痛术作用。

不良反应有恶心、呕吐、皮肤瘙痒等，大剂量应用产生明显肌肉僵直。静注过速可致呼吸抑制，反复用药产生成瘾性。禁用于 2 岁以下小儿、支气管哮喘、重症肌无力、脑肿瘤或颅脑外伤昏迷的患者。

美沙酮

美沙酮（methadone）口服吸收好，生物利用度高。镇痛强度与吗啡相当，但持续时间稍长。镇静、抑制呼吸、缩瞳、升高胆内压、便秘等作用较吗啡弱。用于创伤、手术、晚期癌症所致的剧痛。广泛用于吗啡、海洛因成瘾者的脱毒治疗。

不良反应有恶心、呕吐、头晕、便秘等，耐受性和成瘾性发生慢，戒断症状较轻。皮下注射有局部刺激性，可致疼痛和硬结，或采用肌注。禁用分娩止痛。

喷他佐辛

喷他佐辛（pentazocine，镇痛新）口服、皮下、肌肉注射均易吸收，口服首关消除明显，口服后 1～3 小时、肌注后 15 分钟～1 小时镇痛作用明显，可通过胎盘屏障。主要经肝代谢，肾排泄。有明显的个体差异。

【药理作用】

镇痛效力为吗啡的 1/3。呼吸抑制作用为吗啡的 1/2，但超过剂量 30mg 时，呼吸抑制程度不随剂量的增加而加强。也有胃肠道平滑肌兴奋作用，但比吗啡弱。对心血管系统的作用与吗啡不同，大剂量引起血压升高、加快心率。

【临床应用】

喷他佐辛用药相对较安全，成瘾性又小，在药政管理上已列为非麻醉药品。适用于各种慢性疼痛，对剧痛效果不如吗啡。

【不良反应与注意事项】

不良反应有眩晕、镇静、嗜睡，剂量增大能引起烦躁不安、幻觉、血压升高、心率加快等，可用纳洛酮对抗。反复应用可有成瘾性，戒断症状比吗啡轻。因可增加心脏负担，故不适用于心肌梗死的疼痛治疗。

项目三　其他镇痛药

曲马多

曲马多（tramadol）口服吸收良好，1 小时起效，2～3 小时出现最大镇痛效应。镇痛效力与喷他佐辛相当，镇咳效力为可待因的 1/2。呼吸抑制作用弱，无明显的心血管作用，对胃肠道无影响。用于中度以上的急、慢性疼痛，如创伤、手术、癌晚期疼痛等。

不良反应和其他镇痛药相似，偶见恶心、呕吐、眩晕、疲劳等。长期应用可成瘾，戒断症状强烈，被列为二类精神药品管理。卡马西平可减弱曲马朵镇痛作用，地西泮可增强镇痛作用，如必须合用时注意调整剂量。

布桂嗪

布桂嗪（bucinnazine，强痛定）镇痛效力为吗啡的 1/3。口服 10～30 分钟，皮下注射 10 分钟后起效。作用持续 3～6 小时。镇咳、呼吸抑制和胃肠道作用轻。临床用于偏头痛、三叉神经痛、炎性疼痛、外伤性疼痛和晚期癌痛。少数患者可出现恶心、头痛、困倦等神经系统症状，也有成瘾性。

延胡索乙素与罗通定

延胡索乙素（tetrahydropalmatine）是我国学者从中药延胡中提取的生物碱，即消旋四氢巴马汀，其有效成分为左旋体，即罗通定（rotundine）。口服吸收好，10～30 分钟起效，作用持续 2 ~ 5 小时。具有镇痛、镇静、安定及中枢性肌肉松弛作用。镇痛作用与阿片受体无关，无明显的成瘾性。镇痛作用较哌替啶弱，较解热镇痛药强。对慢性持续性钝痛效果好，对创伤、手术后及晚期癌痛效果较差。可用于治疗胃肠及肝胆系统疾病等引起的钝痛、一般性头痛及脑震荡后头痛等，也用于分娩止痛及痛经。对胎儿及产程无不良影响。

项目四　阿片受体阻断药

纳洛酮

纳洛酮（naloxone）口服易吸收，但首关消除明显，故常静脉给药，静注 2 分钟起效，维持 30 ~ 60 分钟。半衰期为 40 ~ 55 分钟。可拮抗各型阿片受体，无内在活性。临床主要用于治疗阿片类药物急性中毒，对阿片类药物的其他效应都能对抗。该药能诱发阿片类依赖者的戒断症状，用于阿片类药物成瘾者的鉴别诊断；对急性酒精中毒、休克、脑卒中等有一定疗效。

复习思考

一、选择题

1. 被列为非麻醉药品管理范围的镇痛药是（　　）

　　A. 可待因　　　B. 曲马多　　　C. 喷他佐辛　　　D. 哌替啶　　　E. 美沙酮

2. 吗啡、海洛因成瘾者的脱毒治疗选用（　　）

　　A. 哌替啶　　　B. 美沙酮　　　C. 纳洛酮　　　D. 曲马多　　　E. 喷他佐辛

3. 下列属于阿片受体阻断药的是（　　）

　　A. 纳洛酮　　　B. 哌替啶　　　C. 美沙酮　　　D. 曲马多　　　E. 芬太尼

4. 吗啡急性中毒致死的主要原因是（　　）

　　A. 排尿困难　　　B. 瞳孔缩小　　　C. 呼吸麻痹　　　D. 血压降低　　　E. 眩晕

5. 下列镇痛作用最强的药物是（　　）

　　A. 芬太尼　　　B. 曲马多　　　C. 美沙酮　　　D. 哌替啶　　　E. 吗啡

二、思考题

1. 镇痛药用于胆绞痛、肾绞痛时为何与解痉药合用？

2. 吗啡为什么能用于心源性哮喘？

扫一扫，知答案

模块十六

解热镇痛抗炎药与抗痛风药

扫一扫，看课件

【学习目标】

1. 掌握解热镇痛抗炎药的共同作用特点；阿司匹林的药理作用、临床应用及不良反应。

2. 熟悉解热镇痛抗炎药的药物分类；各类常用药物的作用特点和不良反应。

3. 了解抗痛风药的分类及作用特点。

项目一　解热镇痛抗炎药的基本药理作用

解热镇痛抗炎药是一类具有解热、镇痛，绝大部分还同时具有抗炎、抗风湿作用的药物。这类药物的抗炎结构和抗炎作用与甾体抗炎药物肾上腺皮质激素不同，因此又称为非甾体抗炎药。此类药物结构虽然各不相同，但却有共同作用机制，即在体内抑制环加氧酶（简称环氧酶）使前列腺素（PG）的合成减少，而产生一系列相似的药理作用和不良反应。

一、解热作用

人体的体温是靠下丘脑体温调节中枢调控，通过对产热和散热过程的调节使体温维持在正常水平。机体发热是因病原体、毒素、抗原抗体复合物等进入机体，刺激中性粒细胞，释放一种致热物质内热原。内热原进入中枢后，刺激下丘脑使之合成和释放前列腺素（prostaglandin，PG），尤其是前列腺素 E_2（PGE_2）作用于体温调节中枢使体温调定点上调，产热增加，散热减少，使机体发热。解热镇痛抗炎药通过抑制 PG 合成酶（环加氧酶），减少 PGE_2 的合成，使体温调定点下移，通过增加散热过程使发热的体温降至正常。降温特点是

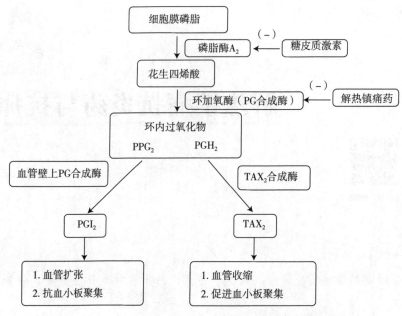

图 16-1　前列腺素的合成过程及抗炎药物的作用部位

不随环境温度变化，使发热者体温降至正常，对体温正常者无影响，见图 16-1。

二、镇痛作用

对炎症和组织损伤引起的疼痛效果显著。对临床常见的慢性钝痛如头痛、牙痛、月经痛、神经痛、肌肉痛等镇痛效果好，对各种剧痛及内脏绞痛无效。解热镇痛抗炎药镇痛作用部位主要在外周神经系统。当组织损伤或有炎症时，局部产生或释放缓激肽、PGE、组胺等致痛物质。其中 PGE 能使痛觉感受器对缓激肽等致痛物质的敏感性增高，又使疼痛放大。解热镇痛抗炎药是通过抑制 PG 合成酶，使 PG 合成减少，而缓解疼痛。具有中等程度镇痛作用，无欣快感和成瘾性，也不抑制呼吸，故临床应用广泛。

三、抗炎抗风湿作用

解热镇痛抗炎药除对乙酰氨基酚外大多数都有抗炎作用。在炎症反应过程中，PG 可致血管扩张和组织水肿，并与缓激肽有协同致炎作用。解热镇痛抗炎药是通过抑制 PG 合成酶，使炎症反应时 PG 合成减少，从而缓解炎症。对风湿和类风湿性关节炎的症状控制有确切疗效，但只是对症治疗，对疾病的发展及合并症的发生无法控制。

案例导入

刘某，女，60岁，患有冠心病，需服用氨氯地平、阿司匹林、辛伐他汀、硝酸甘油、普萘洛尔等。

请思考：

1. 阿司匹林在治疗方案中所发挥的作用和作用机制是什么？

2. 如何指导患者正确使用阿司匹林？

项目二 常用解热镇痛抗炎药

一、水杨酸类

阿司匹林

阿司匹林（aspirin，acetylsalicylic acid，乙酰水杨酸）口服易从胃和小肠上部吸收，在吸收过程中和吸收后，迅速被胃黏膜、血浆、红细胞及肝中的酯酶水解为水杨酸。因此阿司匹林血药浓度低，血浆半衰期为15分钟。水解后以水杨酸盐的形式分布到全身组织如关节腔、胎盘和脑脊液。在肝代谢，经肾排泄。尿液 pH 的变化影响水杨酸盐的排泄。尿液呈碱性时，药物解离型多，再吸收减少，排泄增加。

【药理作用】

阿司匹林为 COX 不可逆抑制剂，通过共价修饰作用使 COX－1 分子中的第530 位丝氨酸或 COX－2 分子中的第516 位丝氨酸乙酰化，导致 COX 的构象变化，生物学活性丧失；其他的非甾体抗炎药均为 COX 的可逆性、竞争性抑制剂。较低剂量的阿司匹林选择性抑制 COX－1。

【临床应用】

1. 解热镇痛及抗炎抗风湿 具有较强的解热、镇痛作用，常制成复方制剂。用于感冒发热及头痛、牙痛、肌肉痛、关节痛和月经痛等慢性钝痛。

大剂量有明显的抗炎、抗风湿作用，用于治疗急性风湿热和类风湿性关节炎。急性风湿热患者用药后24～48 小时内退热，症状明显好转。抗风湿剂量最后用至最大耐受量，成人每日 3～5g，分4 次饭后服。因控制急性风湿热的时间和疗效确切，故可作为鉴别诊断依据。

2. 抑制血小板聚集 血栓素 A_2（TXA_2）是诱发血小板聚集和血栓形成的重要内源性物质。小剂量阿司匹林即可抑制血小板环加氧酶，使血小板中血栓素 A_2 生成减少，而抑制血小板聚集，达到抗血栓形成。高浓度阿司匹林可抑制血管壁内 PG 合成酶，减少前列环素（PGI_2）的合成。PGI_2 是 TXA_2 生理对抗剂，PGI_2 的合成减少，即可促进血栓形成。血小板中 PG 合成酶对阿司匹林的敏感性远高于血管壁中 PG 合成酶对阿司匹林敏感性。

所以临床用小剂量阿司匹林（每日口服 50～100mg）防止血栓形成，用于防治缺血性心脏病、有脑血栓倾向的一过性脑缺血、心房颤动、人工心脏瓣膜、动静脉瘘或其他手术后的血栓形成。

3. 皮肤黏膜淋巴结综合征（川崎病）的治疗　口服阿司匹林肠溶片治疗小儿皮肤黏膜淋巴结综合征。

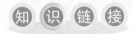

百年老药新用途

阿司匹林诞生一百多年来，最先用于解热镇痛，随后科学家对其研究发现越来越多的用途，小到解热镇痛，大到预防肿瘤。有人称它为江湖"神药"。目前临床主要用于抗血小板聚集，其次是解热、镇痛，还用于川崎病。处于研制阶段的还有：用于糖尿病、阿尔茨海默病、降低胃肠道恶性肿瘤发病率及死亡率、男性避孕、降低耳毒性抗生素对听力损害、治疗胆道蛔虫、先兆子痫、女性不孕和习惯性流产、老年性白内障、预防前列腺增生等。这些新用途还没有大范围用于临床。

【不良反应及注意事项】

阿司匹林短期服用解热镇痛剂量时，不良反应轻，长期服用抗风湿剂量时，不良反应多而且较重。

1. 胃肠道反应　最常见，可致上腹部不适、恶心、呕吐。较大剂量刺激延髓催吐化学感受器引起恶心、呕吐。长期服用诱发、加重胃溃疡及胃出血。其原因为：①乙酰水杨酸是一酸性较强的有机酸，可直接刺激胃黏膜；②PGE 可使胃酸分泌减少，并对胃黏膜有保护作用，而本药使 PGE 合成减少，使胃酸分泌增加，对胃黏膜保护屏障作用减弱；③抑制血小板聚集；④抑制 PG 的合成，PG 的前体物花生四烯酸堆积，刺激胃黏膜。同服抗酸药及肠溶片可减轻。胃溃疡患者禁用。

2. 凝血障碍　小剂量即能抑制血小板聚集，使出血时间延长。大剂量或长期服用，可抑制凝血酶原的形成，引起凝血障碍，可用维生素 K 防治。维生素 K 缺乏、严重肝病、低凝血酶原血症、有出血倾向的疾病如血友病、孕妇、产妇禁用。需手术患者，术前一周要停用。

3. 过敏反应　少数病人出现荨麻疹、血管神经性水肿和过敏性休克。某些哮喘患者服用阿司匹林或其他解热镇痛药后可诱发哮喘，称为"阿司匹林哮喘"。它不是以抗原 - 抗体反应为基础的过敏反应，而是由于本药抑制环加氧酶，使 PG 合成受阻，它的前体物花生四烯酸代谢生成的白三烯以及其他脂氧酶代谢产物增多，内源性支气管收缩物质占优势，导致支气管痉挛，诱发哮喘。肾上腺素治疗无效。可联合应用抗组胺药以及糖皮质激素治疗。哮喘、鼻息肉、慢性荨麻疹病人以及过敏者禁用。

4. 水杨酸反应　应用大剂量阿司匹林时（5g/d）可出现恶心、呕吐、头痛、眩晕、耳鸣、听视力减退，总称为水杨酸样反应，是水杨酸类中毒表现，严重者又可出现过度呼吸、脱水、高热、酸碱平衡失调，甚至精神错乱。如出现此现象应立即停药，并静脉滴注碳酸氢钠溶液以碱化尿液，加速水杨酸盐自尿排泄。

5. 瑞夷综合征（Reye's syndrome）　儿童感染病毒性疾病伴发热时应用阿司匹林，有发生瑞夷综合征的危险，主要以急性肝衰竭合并脑病为突出表现，虽少见，但可致死。儿童病毒感染宜慎用。

【药物相互作用】

本类药物与双香豆素、甲苯磺丁脲、肾上腺皮质激素合用，竞争血浆蛋白，而使这些药物游离血药浓度增高，作用增强，不良反应也增强，应避免合用，如需合用注意调整剂量；当与丙戊酸、青霉素、呋塞米、甲氨喋呤等药物合用时，竞争肾小管分泌，各药物游离血药浓度增加，避免合用，如需合用注意调整剂量。

二、苯胺类

对乙酰氨基酚

对乙酰氨基酚（acetaminophen，扑热息痛）口服易吸收，0.5～1 小时血药浓度达高峰。95% 在肝脏与葡萄醛酸或硫酸结合而失活，5% 羟化为对肝脏有毒的物质。经肾排泄，血浆半衰期为 2～3 小时。

对乙酰氨基酚镇痛作用较弱，解热作用与阿司匹林相似，几乎无抗炎抗风湿作用。主要用于发热，关节痛、头痛、牙痛、神经痛等慢性钝痛。因胃肠道反应轻，对不宜使用阿司匹林的头痛发热患者适用；儿童因病毒性感染引起的发热、头痛适用。

治疗量不良反应少，少见恶心、呕吐，偶见皮疹、药热和黏膜损害等过敏反应。过量中毒（10～15g）可致严重肝损害。

三、吲哚类

吲哚美辛

吲哚美辛（indomethacin，消炎痛）是最强的 PG 合成酶抑制药之一，其抗炎强度是阿司匹林的 10～40 倍，有明显的镇痛作用。不良反应多而重，不用于解热镇痛。主要用于急性风湿性及类风湿性关节炎，也可用于关节强直性脊椎炎、骨关节炎。对肿瘤发热及其他难以控制的发热也能奏效。

不良反应多而重，大多数反应与剂量过大相关。在治疗量时，就有30%~50%的患者发生不良反应，约20%患者不能耐受，必须停药。胃肠道反应有食欲减退、恶心、呕吐、腹痛、腹泻、上消化道溃疡，偶致穿孔、出血，也可引起急性胰腺炎；中枢神经系统有头痛、眩晕，偶有精神失常；造血系统可引起血小板减少、粒细胞减少、再生障碍性贫血；过敏反应有皮疹，严重时诱发哮喘。"阿司匹林哮喘"者禁用本药。

四、芳香丙酸类

布洛芬

布洛芬（ibuprofen）口服易吸收，1~2小时血药浓度达峰值，血浆蛋白结合率99%。肝代谢，肾排泄。血浆半衰期为2小时。该药解热、镇痛和抗炎抗风湿作用强。临床主要用于不能耐受阿司匹林的风湿和类风湿性关节炎、骨关节炎、强直性关节炎、急性肌腱炎等。用于一般性解热、镇痛。胃肠道不良反应轻，但长期应用仍可出现胃溃疡、胃出血。偶有头痛、视力模糊的发生。

同类药物还有酮洛芬、氟比洛芬、萘普生等。

五、其他类

吡罗昔康

吡罗昔康（Piroxicam）口服吸收完全，血浆蛋白结合率高，有肝肠循环。主要用于风湿性、类风湿性关节炎，用于腰肌劳损、肩周炎。其疗效与阿司匹林、吲哚美辛相同。本药还可抑制软骨中的黏多糖和胶原酶活性，减轻炎症反应及对软骨的破坏。只能缓解疼痛和炎症，不能改变关节炎的进展，因此必要时联用糖皮质激素进行治疗。不良反应少，患者易于耐受。剂量过大（或长期服用）可引起消化道溃疡、出血。长期服药应注意血象和肝肾功能，不宜长期服用。

同类药物还有美洛昔康。

塞来昔布

塞来昔布（celecoxib）口服易吸收，3小时血药浓度达峰值。半衰期为11小时，肝代谢，随尿、粪排泄。用于风湿性关节炎、类风湿性关节炎、骨关节炎、术后疼痛、牙痛、月经痛等治疗。胃肠道不良反应非常低，对有血栓形成的患者慎用（因抑制 PGI_2 合成）。

磺胺药过敏者禁用。

尼美舒利

尼美舒利（nimesulide）是一种新型非甾体抗炎药，口服易吸收，蛋白结合率99%，生物利用度高。半衰期为2～3小时。因其抗炎作用强，不良反应少而轻微。临床常用于风湿性关节炎、类风湿性关节炎、骨关节炎、腰腿痛、牙痛、痛经的治疗。

项目三 抗痛风药

痛风是机体嘌呤代谢紊乱而导致的疾病，表现为高尿酸血症。尿酸盐在关节、肾、结缔组织中析出导致炎症反应。急性痛风的治疗，在于迅速缓解急性关节炎，纠正尿酸血症等，可用秋水仙碱；慢性痛风的治疗，在于降低血中尿酸浓度，可用别嘌醇和丙磺舒。

一、抑制痛风炎症药

秋水仙碱

秋水仙碱（colchicine）是抑制痛风急性发作时的粒细胞浸润。口服迅速从胃肠道吸收，用药后可在12小时内缓解关节红、肿、热、痛。对一般性疼痛及其他类型关节炎无效。不影响血中尿酸浓度和尿酸排泄。不良反应多见，有胃肠道反应如恶心、呕吐、腹痛等。中毒时，出现水样腹泻及血便、脱水、休克；对骨髓、肾有损害。慢性痛风禁用。

二、抑制尿酸生成药

别嘌醇

别嘌醇（allopurinol）与黄嘌呤竞争性抑制黄嘌呤氧化酶，拮抗黄嘌呤和次黄嘌呤经黄嘌呤氧化酶催化生成尿酸。故别嘌醇可使尿酸生成减少，使血浆中尿酸浓度降低，减少肾排泄，并能使痛风患者组织内的尿酸结晶重新溶解，从而缓解痛风症状。用于慢性痛风治疗。

三、促进尿酸排泄药

丙磺舒

丙磺舒（probenecid）竞争性抑制肾小管对有机酸的转运和对尿酸的再吸收，使尿酸排泄增加，血中尿酸浓度降低，减少关节损伤。主要用于慢性痛风治疗。患者对别嘌醇禁忌或不能耐受时，可作为促尿酸排泄的一线药物。因丙磺舒无镇痛和抗炎作用，治疗初期由于尿酸盐自关节部位转移入血，可使痛风症状暂时加重。可增加饮水量并碱化尿液促进尿酸排泄，防止尿中结石形成。

复习思考

一、选择题

1. 具有解热镇痛无抗炎抗风湿作用的药物是（　　）

   A. 阿司匹林　　　　　　　B. 对乙酰氨基酚　　　　　C. 布洛芬

   D. 吲哚美辛　　　　　　　E. 吡罗昔康

2. 最强的 PG 合成酶抑制药是（　　）

   A. 布洛芬　　　　　　　　B. 吡罗昔康　　　　　　　C. 吲哚美辛

   D. 对乙酰氨基酚　　　　　E. 阿司匹林

3. 小剂量的阿司匹林用于（　　）

   A. 发热　　　　　　　　　B. 风湿性关节炎　　　　　C. 慢性钝痛

   D. 预防血栓　　　　　　　E. 剧痛

4. 易产生胃肠道反应的药物是（　　）

   A. 吡罗昔康　　　　　　　B. 吲哚美辛　　　　　　　C. 布洛芬

   D. 对乙酰氨基酚　　　　　E. 阿司匹林

5. 急性痛风的治疗可选用（　　）

   A. 阿司匹林　　B. 秋水仙碱　　C. 丙磺舒　　　D. 别嘌醇　　　E. 碳酸氢钠

6. 儿童病毒性感染伴发热不宜选用的药物是（　　）

   A. 布洛芬　　　　　　　　B. 阿司匹林　　　　　　　C. 吡罗昔康

   D. 对乙酰氨基酚　　　　　E. 吲哚美辛

二、思考题

1. 阿司匹林防治血栓栓塞性疾病，为什么采用小剂量？

2. 解热镇痛药的降温作用与氯丙嗪降温作用有什么不同？

扫一扫，知答案

模块十七

中枢兴奋药和促大脑功能恢复药

扫一扫，看课件

【学习目标】

1. 掌握咖啡因、尼可刹米的作用特点、临床应用和不良反应。

2. 熟悉各类中枢兴奋药的作用特点、临床应用。

3. 了解促大脑功能恢复药的作用特点。

中枢兴奋药是一类能提高中枢神经系统功能活动的药物。该类药物在治疗剂量时主要兴奋呼吸中枢，并能提供其功能活动。主要用于疾病或药物中毒所致的中枢性呼吸抑制或呼吸衰竭的抢救，还可用于多种急慢性脑功能障碍。中枢兴奋药随剂量的增加，对中枢的兴奋范围也相应扩大。剂量过大均可引起脊髓兴奋而致惊厥，故应严格控制剂量和给药间隔。根据药物作用部位不同，可分为：①主要兴奋大脑皮质的药物；②主要兴奋延脑呼吸中枢的药物；③促大脑功能恢复药。

📖 **案例导入**

王某，男，5 岁，几天前发热、头痛、呕吐、嗜睡等症状，经检查诊断为流行性乙型脑炎，入院治疗期间，突然出现高热、反复抽搐、昏迷、呼吸衰竭。

请思考：

1. 患者的呼吸衰竭宜选用什么药物治疗？为什么？

2. 中枢兴奋药用药中要注意哪些问题？

项目一　中枢兴奋药

一、主要兴奋大脑皮质的药物

咖啡因

咖啡因（caffeine）是从茶叶或咖啡豆中提取的生物碱，现已人工合成。因其难溶于水，常与苯甲酸钠形成可溶性复盐，又称为苯甲酸钠咖啡因，简称安钠咖（CNB）。

【药理作用】

咖啡因是竞争性腺苷受体拮抗药，通过拮抗抑制性神经递质腺苷的作用，而发挥中枢兴奋作用。

1. 兴奋中枢神经系统　小剂量（50～200mg）即可兴奋大脑皮层，改善思维，振奋精神，减轻疲劳，提高工作效率。大剂量（0.3～0.5g）直接兴奋延脑呼吸中枢和血管运动中枢，使呼吸中枢对 CO_2 的敏感性更为敏感，呼吸加深加快，血管收缩，血压升高，这种作用在呼吸中枢受抑制时更为明显。中毒剂量（＞800mg）则可引起中枢神经系统广泛兴奋，甚至导致惊厥。

2. 心血管系统　当心血管功能降低时，咖啡因则表现为强心、升压、改善微循环的作用。咖啡因可使脑血管收缩，降低其波动幅度。

3. 其他　松弛胃肠道、胆道、支气管平滑肌；提高肾小球滤过率，抑制肾小管对钠离子的重吸收，而产生利尿作用。可使胃酸分泌增多。

【临床应用】

主要用于严重传染病、酒精中毒、中枢抑制药或抗组胺药过量所致的呼吸抑制。可与解热镇痛药配伍应用制成复方制剂，治疗一般性头痛；与麦角胺配伍应用制成复方制剂，治疗偏头痛。

【不良反应与注意事项】

安全范围大、不良反应少。剂量过大时可引起兴奋、躁动、失眠、心悸甚至惊厥。婴幼儿在高热时用药易发生惊厥，故给婴幼儿选退热药时，不要选择含咖啡因的复方制剂。

哌甲酯

哌甲酯（methylphenidate，利他林）小剂量时通过颈动脉体化学感受器反射性兴奋呼吸中枢，大量时直接兴奋延髓呼吸中枢。作用较温和，用于注意缺陷多动障碍（儿童多动综合征，轻度脑功能失调）、发作性睡病，以及巴比妥类、水合氯醛等中枢抑制药过量引起的昏迷。久用可产生耐受性，并可抑制儿童生长发育。长期应用可产生食欲减退、失眠，偶见腹痛、心动过速和过敏。癫痫、高血压患者禁用。

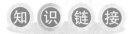

儿童多动症

儿童多动综合征（hyperkinetic syndrome of childhood）简称多动症。特发于儿童学前时期，活动量多是明显症状。注意缺陷障碍是多动、注意力不集中、参与事件能力差，伴认知障碍和学习困难，智力基本正常等表现的一组综合征。部分患儿不能完成正规学校教育，到青少年期常有反社会意识。近年来儿童多动症发病率呈逐年升高趋势，本症的病因尚不十分明确，目前认为是多种因素相互作用所致。治疗上可采取认知行为治疗、精神治疗及饮食调理等的基础上辅以哌甲酯等中枢兴奋药物，或丙咪嗪等三环抗抑郁药予以治疗。

二、主要兴奋呼吸中枢的药物

尼可刹米

尼可刹米（nikethamide，可拉明）口服或注射均易吸收。作用时间短暂，1 次静脉注射仅维持 5~10 分钟。

【药理作用】

尼可刹米可直接兴奋延脑呼吸中枢，提高呼吸中枢 CO_2 的敏感性。也可通过刺激颈动脉体和主动脉体化学感受器，反射性地兴奋呼吸中枢。当呼吸中枢受抑制时，兴奋作用更为显著，并使呼吸中枢对 CO_2 的敏感性增高，使呼吸加深加快。由于静脉注射作用持续时间短（5~10 分钟），故采用静脉间歇给药。

【临床应用】

广泛用于各种原因引起的中枢性呼吸抑制。对肺心病引起的呼吸衰竭及吗啡中毒所致呼吸抑制效果较好；对吸入麻醉药中毒效果次之；对巴比妥类中毒效果较差。

【不良反应与注意事项】

不良反应有恶心、呕吐、烦躁不安等。大剂量应用时可致心悸、出汗、肌强直、震颤、高热、血压升高等，严重时可致惊厥。用药期间要密切观察病人的情况，及时调整剂量和速度。忌与碱性药物配伍，否则会发生沉淀。

多沙普仑

多沙普仑（doxapram）可通过颈动脉化学感受器直接兴奋延髓呼吸中枢与血管运动中

枢，其特点是作用快、维持时间短。临床用于麻醉药、中枢抑制药引起的中枢抑制。不良反应少见，但可引起头痛、无力、恶心、呕吐、呼吸困难、腹泻及尿潴留等；高血压、冠心病、脑水肿、甲亢、嗜铬细胞瘤及癫痫病人禁用；孕妇及 12 岁以下儿童慎用。

二甲弗林

二甲弗林（dimefline）对呼吸中枢有直接兴奋作用，比尼可刹米、洛贝林强。用于麻醉药、催眠药过量引起的中枢性呼吸抑制。本药安全范围小，可引起恶心、呕吐，过量致抽搐和惊厥。孕妇、哺乳期妇女禁用。

洛贝林

洛贝林（lobeline，山梗菜碱）是从桔梗科植物山梗菜中提取的一种生物碱。

【药理作用】

对呼吸中枢无直接兴奋作用，但可通过刺激颈动脉体和主动脉体化学感受器，反射性兴奋呼吸中枢，致使呼吸加深加快。因本药安全范围大，对大脑皮层和脊髓影响都很小，不易发生惊厥。

【临床应用】

临床常用于新生儿窒息及小儿感染性疾病所致的呼吸衰竭。也常用于 CO 中毒、中枢抑制药及某些传染病（肺炎）等引起的中枢性呼吸抑制。

【不良反应与注意事项】

剂量较大时，可兴奋迷走神经中枢，出现心动过缓、房室传导阻滞等。

项目二　促大脑功能恢复药

吡拉西坦

吡拉西坦（piracetam）是 GABA 衍生物，具有激活、保护和修复脑细胞的作用。口服易吸收，易通过血脑屏障。临床广泛用于阿尔茨海默病、脑动脉硬化症、脑血管意外、脑外伤等引起的思维和记忆功能减退及轻、中度的脑功能障碍；用于儿童智能发育迟缓；对于巴比妥、一氧化碳、氰化物及酒精中毒引起的意识恢复有一定的疗效。不良反应常见口干、食欲不振、失眠、呕吐等，偶见轻度肝损伤。

甲氯芬酯

甲氯芬酯（meclofenoxate）主要兴奋大脑皮层，在缺氧的情况下，能增加神经细胞对糖的利用，促进脑细胞的氧化还原过程，改善能量代谢，改善脑缺氧状况。可增加脑组织内乙酰胆碱的含量，提高大脑的学习和记忆能力。消除自由基，激活脑干上行激活系统功能，促进脑苏醒。用于外伤性昏迷、颅脑损伤、脑动脉硬化、药物中毒等引起的意识障碍、酒精中毒、小儿遗尿症等。本药作用出现缓慢，需反复用药，避免失眠，应上午用药。

胞磷胆碱

胞磷胆碱（citicoline）为核苷衍生物，能够促进脑细胞呼吸，改善脑功能，增强上行网状结构激活系统的功能，促进苏醒，降低脑血管阻力。主要用于治疗颅脑损伤和脑血管意外所导致的神经系统的后遗症。

复习思考

一、选择题

1. 新生儿窒息选用下列何药疗效好（　　）

    A. 可拉明　　　　B. 山梗菜碱　　　C. 回苏林　　　　D. 甲氯芬酯　　　E. 咖啡因

2. 吗啡中毒引起的呼吸衰竭首选（　　）

    A. 尼可刹米　　　B. 山梗菜碱　　　C. 咖啡因　　　　D. 甲氯芬酯　　　E. 吡拉西坦

3. 咖啡因常与下列何药配伍治疗偏头痛（　　）

    A. 麦角胺　　　　　　　　B. 麦角新碱　　　　　　　C. 回苏林

    D. 对乙酰氨基酚　　　　　E. 阿司匹林

二、思考题

小儿感染性疾病引起的呼吸衰竭为什么选用山梗菜碱？

扫一扫，知答案

模块十八

利尿药和脱水药

扫一扫，看课件

【学习目标】

1. 掌握各类利尿药及脱水药的药理作用、临床应用及不良反应。

2. 熟悉利尿药的分类及各类利尿药的作用机制。

3. 了解利尿药作用的生理学基础。

项目一 利尿药

利尿药是直接作用于肾脏，增加电解质及水的排泄，使尿量增多的药物。临床应用很广，可治疗各种原因引起的水肿，也可用于治疗其他非水肿性疾病，如高血压、尿崩症、高钙血症、肾结石等。

案例导入

患者，男，45 岁。因"劳累性心慌伴双下肢水肿 5 年，加重 5 天"来诊，以"风湿性心脏病，心功能不全Ⅱ度"收住院。根据目前患者病情，进行强心利尿治疗，医生给予氢氯噻嗪 25mg，3 次/天，10% 氯化钾 10mL，3 次/天。

请思考：

1. 为什么同时口服氯化钾？若将氢氯噻嗪换用螺内酯是否可以？

2. 是否可选择甘露醇利尿？为什么？

一、利尿药的分类

常用的利尿药按它们的作用强弱及作用部位分为以下三类：

1. **高效能利尿药** 主要作用于髓袢升支粗段皮质和髓质部，又称为髓袢利尿药，如呋塞米、依他尼酸、布美他尼等。

2. **中效能利尿药** 主要作用于远曲小管近端，如噻嗪类、氯酞酮等。

3. **低效能利尿药** 主要作用于远曲小管远端及集合管，如螺内酯、氨苯蝶啶、阿米洛利等。

二、利尿药作用的生理学基础

尿液的生成过程包括肾小球滤过、肾小管和集合管重吸收及分泌。利尿药通过作用于肾单位的不同部位而产生利尿作用。

（一）肾小球的滤过

血液流经肾小球，除蛋白质和血细胞外，其他成分均可经肾小球滤过而形成原尿。正常人每日生成的原尿可达180L，但99%的原尿被重吸收。影响原尿量的主要因素是肾血流量和有效滤过压。有些药物（如强心苷、氨茶碱）能通过增加肾血流量和肾小球滤过率，使原尿量增多，但因存在球－管平衡的调节机制，终尿量增加并不多，只能产生较弱的利尿作用。

（二）肾小管和集合管的重吸收和分泌

1. **近曲小管** 原尿中60%～65%的Na^+在此段被重吸收。该段Na^+主要通过钠泵和H^+-Na^+交换的方式被重吸收。近曲小管上皮细胞内的H^+来自H_2CO_3，而H_2CO_3由碳酸酐酶催化CO_2和H_2O生成。低效利尿药乙酰唑胺可通过抑制碳酸酐酶，减少H^+的生成，抑制H^+-Na^+交换，促进Na^+排出产生利尿作用。但由于受近曲小管以下各段肾小管代偿性重吸收增加的影响，乙酰唑胺的利尿作用较弱，现已少作利尿药使用。

2. **髓袢升支粗段髓质和皮质部** 此段重吸收原尿中30%～35%的Na^+。在该段管腔膜上存在着$Na^+-K^+-2Cl^-$共同转运体，将Na^+、K^+、Cl^-重吸收进入细胞内。重吸收进入细胞内的Na^+可通过基侧膜的Na^+-K^+-ATP酶主动转运至组织间液，细胞内的Cl^-可通过基侧膜的氯通道进入组织间液。细胞内的K^+经管腔膜上的钾通道再循环返回管腔。由于K^+返流至管腔，造成管腔内正电位上升，进而驱动Mg^{2+}和Ca^{2+}的重吸收。

高效利尿药能选择性抑制$Na^+-K^+-2Cl^-$共同转运体，减少髓袢升支粗段对NaCl的重吸收。由于此段Na^+重吸收的同时几乎不伴有水的重吸收，管腔内的原尿则随着Na^+、Cl^-的重吸收而被逐渐稀释，这就是尿液的稀释功能。同时，被转运到髓质间液的Na^+、Cl^-与尿素一起，形成此段髓质间液的高渗区。当低渗尿流经处于髓质高渗区的集合管时，在抗利尿激素的影响下，大量水被重吸收，形成高渗尿，这就是尿液的浓缩功能。高效利尿药通过抑制$Na^+-K^+-2Cl^-$共同转运体，不但降低了尿液的稀释功能，也降低了尿液的浓缩功能，故利尿作用强大。

3. 远曲小管和集合管　此段重吸收原尿中约 10% 的 Na^+。

（1）远曲小管近端　此段对 Na^+ 重吸收的方式主要依赖于 $Na^+ - Cl^-$ 共同转运体，与升支粗段一样，远曲小管对水的通透性较差，Na^+、Cl^- 的重吸收进一步稀释了小管液。中效利尿药选择性抑制 $Na^+ - Cl^-$ 共同转运体，影响尿液的稀释功能，产生中等强度的利尿作用。

（2）远曲小管远端和集合管　此段 Na^+ 重吸收的方式为 $K^+ - Na^+$ 交换、$H^+ - Na^+$ 交换。$K^+ - Na^+$ 交换主要受醛固酮的调节，$H^+ - Na^+$ 交换主要受碳酸酐酶活性的影响。低效利尿药通过拮抗醛固酮或阻滞 Na^+ 通道，产生保钾排钠的利尿作用。

三、常用利尿药

（一）高效能利尿药

呋塞米

呋塞米（furosemide，速尿）口服吸收迅速，30 分钟起效，静脉注射 5 分钟显效。主要以原形经肾小球滤过从尿中排出，还有约 1/3 经胆汁排出。因排泄较快，反复给药不易在体内蓄积。

【药理作用】

1. 利尿作用　利尿作用迅速、强大、短暂。正常状态下，持续给予大剂量呋塞米可使成人 24 小时内排尿达 50～60L。呋塞米作用于肾小管髓袢升支粗段髓质部和皮质部，抑制 $Na^+ - K^+ - 2Cl^-$ 共同转运系统，抑制 NaCl 的重吸收，降低肾脏的稀释功能和浓缩功能，排出大量接近于等渗的尿液。由于 Na^+ 排出较多，促进 $K^+ - Na^+$ 交换，故尿中 K^+ 排出增多，同时也增加 Mg^{2+}、Ca^{2+} 的排泄。Cl^- 的排出量往往超过 Na^+，故可出现低氯碱血症。

2. 扩张血管　呋塞米可迅速增加静脉血容量，使回心血量减少，降低左室充盈压，减轻肺淤血；还能扩张肾动脉，降低肾血管阻力，增加肾血流量，此作用可能与该药促进肾脏前列腺素合成有关。

【临床应用】

1. 严重水肿　对心、肝、肾水肿治疗均有效。主要用于其他利尿药无效的严重水肿。

2. 急性肺水肿和脑水肿　呋塞米静脉注射可作为急性肺水肿的首选药，由于利尿和扩血管作用，降低血容量和外周阻力，减少回心血量，减轻左心负荷，迅速缓解肺水肿。因利尿作用强大，使血液浓缩，血浆渗透压升高，有助于消除脑水肿，降低颅内压，常与脱水药合用以提高疗效。

3. 防治急、慢性肾衰竭　急性肾衰竭早期，静脉注射呋塞米有较好的防治作用，因为强大的利尿作用可使阻塞的肾小管得到冲洗，防止肾小管萎缩、坏死；同时，通过扩张肾血管，降低肾血管阻力，增加肾血流量，改善急性肾衰竭的少尿和肾缺血症状。大剂量呋塞米也用于治疗其他药物无效的慢性肾衰竭，使尿量增加，水肿减轻。

4. 加速毒物排泄　对急性药物中毒患者，呋塞米配合静脉输液，可加速药物随尿排出。

5. 其他　高钙血症，高血压危象的辅助治疗。

【不良反应与注意事项】

1. 水与电解质紊乱　为最常见的不良反应。常因过度利尿所引起，表现为低血容量、低血钾、低血钠、低氯碱血症等。其中低血钾最常见，临床表现为恶心、呕吐、腹胀、肌无力及心律失常等，严重时可引起心肌、骨骼肌及肾小管的器质性损害及肝昏迷，故应注意及时补充钾盐，加服留钾利尿药可避免或减少低血钾的发生。

2. 高尿酸血症　主要由利尿后血容量降低、胞外液浓缩，使尿酸经近曲小管的再吸收增加所致。另外，呋塞米还可竞争性抑制尿酸经有机酸分泌途径排出时相互竞争，长期用药时多数患者可出现高尿酸血症，但临床痛风的发生率较低。

3. 胃肠道反应　表现为恶心、呕吐、上腹部不适，大剂量时尚可出现胃肠出血。

4. 耳毒性　呈剂量依赖性，表现为眩晕、耳鸣、听力减退或暂时性耳聋。肾功能不全者或与其他耳毒性药物如氨基糖苷类抗生素等合用尤易发生。

5. 其他　少数患者可引起粒细胞减少、血小板减少，也可发生过敏反应，表现为皮疹、嗜酸性粒细胞增多、间质性肾炎等。

布美他尼

布美他尼（bumetanide，丁胺速尿）和呋塞米均为磺胺类利尿药。布美他尼属强效、速效利尿药，利尿强度为呋塞米的 40～60 倍。布美他尼的利尿作用机制与抑制 $Na^+ - K^+ - ATP$ 酶的活性有关，主要是通过抑制髓袢升支粗段对 Na^+、Cl^- 的重吸收而影响尿的浓缩和稀释过程起到利尿作用，还具有一定的肾血管扩张作用。临床用于各种顽固性水肿及急性肺水肿的治疗，对急慢性肾功能衰竭病人尤为适宜，对呋塞米无效的病例仍有效。本药不良反应与呋塞米相似，但其毒性较低，不良反应较少。对磺胺类过敏者、肝性脑病、低血容量及尿道阻塞者禁用，孕妇禁用。

依他尼酸

依他尼酸（ethacrynic acid）的利尿作用、临床应用与呋塞米相似。由于水、电解质代谢代谢紊乱及耳、肾毒性等不良反应较重，现在临床少用。但对磺胺类利尿药过敏者，可选本药。

（二）中效能利尿药

中效利尿药包括噻嗪类和类噻嗪类药物。噻嗪类是临床上广泛使用的一类口服利尿药。噻嗪类药物有氢氯噻嗪（hydrochlorothiazide）、氢氟噻嗪（hydroflumethiazido）、环戊噻嗪（cyclopenthiazide）等，其药理作用相似，利尿效能基本相同，其中以氢氯噻嗪最常用。类噻嗪类药物有氯噻酮（chlorthalidone）、吲达帕胺（indapamide）等。氯噻酮的作用及机制、利尿效能等与噻嗪类相似。

噻嗪类

噻嗪类是临床常用的一类口服利尿药，作用温和而持久，以氢氯噻嗪最常用。

【药理作用】

1. 利尿作用　噻嗪类药物抑制远曲小管近端 $Na^+ - Cl^-$ 共同转运体，抑制 NaCl 重吸收，降低肾的稀释功能，对浓缩功能无影响，终尿排出的 Na^+、K^+、Cl^- 增多。作用于甲状旁腺受体，促进 Ca^{2+} 重吸收。

2. 抗利尿作用　能明显减少尿崩症患者的尿量和烦渴，可能是因增加了 NaCl 的排出，使血浆渗透压降低，减轻口渴感而少饮水，导致排尿减少。

3. 降压作用　噻嗪类利尿药降压作用温和持久，是常用的抗高血压药。

【临床应用】

1. 水肿　可用于各种原因引起的水肿。对轻、中度心源性水肿，肾功能损害性水肿疗效较好；对肝性水肿与螺内酯合用疗效较好，但易致血氨升高。

2. 高血压病　为常用的基础降压药。

3. 尿崩症　主要用于肾性尿崩症及加压素无效的垂体性尿崩症。

4. 其他　可用于高尿钙症伴肾结石者。

【不良反应与注意事项】

1. 电解质紊乱　如低血钾、低血镁、低氯碱血症等，尤以低血钾为常见，应注意补钾或与留钾利尿药合用。

2. 代谢异常　大剂量长期应用可引起高尿酸血症、高血糖、高脂血症、高钙血症。糖尿病和痛风者慎用。

3. 过敏反应　如发热、皮疹，偶见粒细胞及血小板减少。

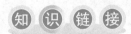

尿崩症

尿崩症是由于下丘脑－神经垂体病变引起抗利尿激素（ADH）不同程度的缺

乏，或由于多种病变引起肾脏对抗利尿激素敏感性缺陷，导致肾小管重吸收水的功能障碍的一组临床综合征。前者为中枢性尿崩症，后者为肾性尿崩症，其临床特点为多尿、烦渴、低比重尿或低渗尿。尿崩症常见于青壮年，男女之比为2：1。对尿崩症的治疗应查找病因，进行针对性病因治疗。

（三）低效能利尿药

螺内酯

螺内酯（spironolactone）的利尿作用较弱，起效慢而持久，其利尿作用与体内醛固酮的浓度有关。螺内酯可与醛固酮竞争醛固酮受体，仅当体内有醛固酮存在时，它才发挥作用。对切除肾上腺的动物则无利尿作用。由于其利尿作用较弱，抑制 Na^+ 再吸收量还不到3%，因此较少单用。临床上常用于治疗与醛固酮升高有关的顽固性水肿，肝硬化和肾病综合征水肿；与噻嗪类利尿药或高效利尿药合用以增强利尿效果并减少 K^+ 的丢失。

螺内酯久用可引起高血钾，尤当肾功能不良时，故肾功能不良者禁用。还有性激素样副作用，可引起男子乳房女性化和性功能障碍，致妇女多毛症等。

氨苯蝶啶、阿米洛利

氨苯蝶啶（triamterene）、阿米洛利（amiloride）的药理作用相同。两药均作用于远曲小管远端和集合管，阻滞钠通道而减少对 Na^+ 的再吸收，又因 Na^+ 的减少使管腔的负电位降低，使 K^+ 分泌的驱动力减弱，产生了排钠保钾作用。通常与排钾利尿药合用治疗顽固性水肿。长期服用可致高钾血症，肾功能不全、糖尿病及老人较易发生，高钾血症者禁用。

项目二　脱水药

脱水药又称渗透性利尿药，是指能使组织脱水的药物，常用药物有甘露醇、山梨醇、高渗葡萄糖等。它们的药理作用完全决定于溶液中药物分子本身所发挥的渗透压作用。它们具备以下特点：①易经肾小球滤过；②不易被肾小管再吸收；③在体内不被代谢；④不易从血管透入组织液中。根据上述特性，这类药物在大量静脉给药时，可提高血浆渗透压及肾小管腔液的渗透压而产生脱水作用。

甘露醇

甘露醇（mannitol）为多醇糖，口服后在肠道吸收很少，静脉注射主要分布在细胞外液。

【药理作用】

1. 脱水作用　甘露醇口服不吸收，临床用其 20% 的高渗溶液。静脉注射后，该药不易从毛细血管渗入组织，因此能迅速提高血浆渗透压，使组织间液水分向血浆转移而产生组织脱水作用。

2. 利尿作用　静注高渗甘露醇后，一般在 10 分钟左右起效，能迅速增加尿量，经 2~3 小时利尿作用达高峰。甘露醇产生排钠利尿作用的原因是通过稀释血液而增加循环血容量及肾小球滤过率，并间接抑制 $Na^+ - K^+ - 2Cl^-$ 共同转运系统，减少髓袢升支粗段对 NaCl 的再吸收，降低髓质高渗区的渗透压，使集合管中水的再吸收减少。甘露醇还能扩张肾血管、增加肾髓质血流量，使髓质间液 Na^+ 和尿素易随血流移走，这也有助于降低髓质高渗区的渗透压而利尿。

【临床应用】

1. 脑水肿及青光眼　该药不易进入脑组织或眼前房等有屏障的特殊组织，静脉滴入甘露醇的高渗溶液使这些组织特别容易脱水，对多种原因引起的脑水肿（如脑瘤、颅脑外伤外缺氧等情况时）是首选药。甘露醇也降低青光眼患者的房水量及眼内压，短期用于急性青光眼，或术前使用以降低眼内压。

2. 预防急性肾功能衰竭　肾功能衰竭时应用甘露醇，脱水可减轻肾间质水肿；阻滞水分在肾小管的再吸收，维持足够的尿量，稀释有害物质，保护肾小管免于坏死；还能改善急性肾衰早期的血流动力学变化，对肾功能衰竭伴有低血压者，该药维持肾小球滤过率的效果也远比盐水为佳。

3. 其他　用于大面积烧伤引起的水肿及促进体内毒物的排出等。

【不良反应与注意事项】

注射过快时可引起一过性头痛、眩晕和视力模糊。禁用于慢性心功能不全者，因可增加循环血量而增加心脏负荷。

山梨醇

山梨醇（sorbitol）是甘露醇的同分异构体，作用与临床应用同甘露醇，但其水溶性较高，一般可制成 25% 的高渗液使用，进入体内后可在肝内部分转化为果糖，故作用较弱。因其溶解度较大，价格便宜，不良反应较轻，临床常作为甘露醇的代用品。

葡萄糖

50% 的高渗葡萄糖（glucose）也有脱水及渗透性利尿作用，用于治疗脑水肿和急性肺水肿。葡萄糖的高渗作用维持不久，因其易被代谢，并能部分地从血管弥散到组织中。单独用于脑水肿治疗时，由于葡萄糖可进入脑组织内，同时带入水分而使颅内压回升，甚至超过用药前水平，故一般常与甘露醇合用，以巩固疗效。

复习思考

一、选择题

1. 下列药物利尿作用最强的是（　）

　　A. 呋塞米　　　B. 氨苯蝶啶　　　C. 布美他尼　　　D. 氢氯噻嗪　　　E. 乙酰唑胺

2. 下列作用于远曲小管近端，抑制 Na^+、Cl^- 重吸收的药物是（　）

　　A. 呋塞米　　　B. 螺内酯　　　C. 氢氯噻嗪　　　D. 乙酰唑胺　　　E. 氨苯蝶啶

3. 与呋塞米合用易增强耳毒性的抗生素类是（　）

　　A. 林可霉素类　　　　　B. β–内酰胺类　　　　　C. 四环素类

　　D. 大环内酯类　　　　　E. 氨基糖苷类

4. 能与醛固醇竞争拮抗的利尿药是（　）

　　A. 乙酰唑胺　　　B. 螺内酯　　　C. 氢氯噻嗪　　　D. 氨苯蝶啶　　　E. 依他尼酸

5. 可引起血钾升高的利尿药是（　）

　　A. 氢氯噻嗪　　　B. 氨苯蝶啶　　　C. 乙酰唑胺　　　D. 呋塞米　　　E. 依他尼酸

6. 下列最易引起水电解质紊乱的药物是（　）

　　A. 氢氯噻嗪　　　B. 呋塞米　　　C. 螺内酯　　　D. 氨苯蝶啶　　　E. 乙酰唑胺

二、思考题

1. 简述呋塞米的利尿作用特点及其临床应用。

2. 简述氢氯噻嗪的利尿作用特点及其临床应用。

3. 高效、中效、低效能利尿药对电解质代谢的影响有何不同？

扫一扫，知答案

扫一扫，看课件

模块十九

抗高血压药

【学习目标】

1. 掌握常用抗高血压药的分类、代表药物及其药理作用、临床应用和不良反应。

2. 熟悉 α_1 受体阻断药、可乐定等抗高血压药的降压作用特点和临床应用。

3. 了解其他抗高血压药的分类、代表药物、降压作用特点及抗高血压药的临床治疗原则。

高血压是以体循环动脉血压增高为主要表现的一种常见的临床综合征，可引起严重的心、脑、肾并发症，是心脑血管病最主要的危险因素。世界卫生组织（WHO）建议：成人在安静情况下未服抗高血压药时，收缩压 ≥140mmHg（18.7kPa）或舒张压 ≥90mmHg（12.0kPa），即可诊断为高血压。根据血压升高水平，临床上将高血压分为 1 级（轻度）、2 级（中度）和 3 级（重度）。根据病因可分为原发性高血压和继发性高血压。高血压中除少数（约占 10%）为继发性外，绝大部分（约占 90%）为原发性高血压。对于原发性高血压，其发病原因及机制还未完全阐明，目前尚无针对病因的根治方法，但其药物治疗在近几十年中有显著进展。合理应用抗高血压药，能有效控制血压并减少或防止心、脑、肾等重要靶器官的并发症，从而提高患者的生存质量，降低发病率及死亡率，延长寿命。

项目一　抗高血压药物的分类

抗高血压药（antihypertensive drugs）是一类能降低外周血管阻力，使动脉血压下降，减轻靶器官损伤的药物。由于血压的生理调节极为复杂，因此，抗高血压药种类繁多。根据其作用机制和作用部位，将抗高血压药分为以下几类：

1. 利尿药 如氢氯噻嗪等。

2. 钙通道阻滞药 如硝苯地平、尼群地平等。

3. β受体阻断药 如普萘洛尔、美托洛尔等。

4. 肾素–血管紧张素–醛固酮系统抑制药

（1）血管紧张素转化酶抑制药（ACEI） 如卡托普利、依那普利等。

（2）血管紧张素Ⅱ受体阻断药 如氯沙坦等。

5. 交感神经抑制药

（1）中枢性降压药 如可乐定、甲基多巴等。

（2）神经节阻滞药 如樟磺咪芬、美加明等。

（3）去甲肾上腺素能神经末梢阻滞药 如利血平、胍乙啶等。

（4）肾上腺素受体阻断药

1）α受体阻断药：如哌唑嗪、特拉唑嗪等。

2）α、β受体阻断药：如拉贝洛尔等。

3）β受体阻断药：如普萘洛尔、美托洛尔、阿替洛尔等。

6. 血管扩张药

（1）直接扩张血管药 如肼屈嗪、硝普钠等。

（2）钾通道开放药 如吡那地尔、米诺地尔等。

目前，因利尿药、钙通道阻滞药、血管紧张素转化酶抑制药、血管紧张素Ⅱ受体阻断药、β受体阻断药疗效确切，安全有效，临床最为常用，是国际公认的一线抗高血压药。

项目二 常用抗高血压药

一、利尿药

利尿药是世界卫生组织（WHO）推荐的一线降压药，各类利尿药单用即有降压作用。高效利尿药作用强大，但易引起严重的电解质和代谢紊乱，仅用于高血压危象及伴有慢性肾功能不全的高血压患者；低效利尿药单用易引起高血钾，一般宜与排钾利尿药合用，以纠正低钾并减少后者的用量。噻嗪类利尿药作用温和，是治疗高血压最常用的药物。许多降压药在长期使用过程中，可引起不同程度的水钠潴留，影响降压效果，合用利尿药能消除水钠潴留，使降压作用增强。

氢氯噻嗪

氢氯噻嗪（hydrochlorothiazide）是最常用的基础降压药。

【药理作用】

氢氯噻嗪降压作用确切、温和、持久，降压过程平稳，长期应用不易发生耐受性。降压机制为：用药初期因排钠利尿，使细胞外液及血容量减少而降低血压；长期应用使小动脉细胞内低钠，$Na^+ - Ca^{2+}$ 交换减少，使细胞内 Ca^{2+} 量减少，导致血管平滑肌舒张而降压。

【临床应用】

可单用于轻度高血压或与其他降压药合用治疗各类高血压，联合用药可增强降压作用，并防止其他药物引起水钠潴留。对老年收缩期高血压、合并心功能不全及肥胖者降压效果较好。

【不良反应与注意事项】

该药长期大剂量使用可致低血钾，引起血脂、血糖及尿酸升高，还能增高血浆肾素活性。使用低剂量的氢氯噻嗪（12.5～25mg/d），联合留钾利尿药或 ACEI 可避免代谢方面的某些不良反应。

吲达帕胺

吲达帕胺（indapamide）具有钙拮抗和利尿的双重作用，利尿作用较氢氯噻嗪强。阻滞血管平滑肌细胞膜上的钙通道，降低细胞内 Ca^{2+} 的浓度，扩张血管，降低血压。作用强而持久，每日仅用药一次。单独用于轻、中度高血压疗效显著，也可与其他降压药合用以增强疗效。长期用药仅有轻度的血钾降低和尿酸增高，对血糖、血脂代谢无明显影响。

二、钙通道阻滞药

钙通道阻滞药（calcium channel blockers）又称钙拮抗药（calcium antagonists），主要通过阻断心肌和血管平滑肌细胞膜上的钙离子通道，抑制细胞外 Ca^{2+} 的内流，使细胞内 Ca^{2+} 降低，具有扩张血管和负性肌力作用。钙通道阻滞药品种繁多，临床常用的选择性钙通道阻滞药从化学结构上可将其分为二氢吡啶类（如硝苯地平）、苯烷胺类（如维拉帕米）、苯并噻氮䓬类（如地尔硫䓬）。各类钙通道阻滞药均能有效降低血压，还可逆转高血压所致的左心室肥厚，对脂质、糖、尿酸及电解质代谢无明显影响。其中二氢吡啶类对血管平滑肌具有选择性，扩血管作用较强，最为常用。

硝苯地平

硝苯地平（nifedipine，心痛定）为第一代二氢吡啶类钙通道阻滞药。

【药理作用】

硝苯地平抑制细胞外 Ca^{2+} 的内流，选择性松弛血管平滑肌，导致小动脉扩张，外周阻力下降而降低血压。降压作用快而强，降压时伴有反射性心率加快、心排出量增加、血浆肾素活性增高，合用 β 受体阻断药可避免这些作用，并能增强降压效应。短效制剂口服后30 分钟起效，作用持续 4 ~ 6 小时，长期应用不良反应增多。现主张使用硝苯地平缓释制剂，既可以减轻因迅速降压造成的反射性交感神经张力增加，又可通过缓慢释放药物，减少血压波动。

【临床应用】

各型高血压，可单用或与利尿药、β 受体阻断药、血管紧张素转化酶抑制药（ACEI）合用，以增强疗效，减少不良反应。若使用该药的控释剂或缓释剂，可减少血药浓度波动，能降低不良反应的发生率，延长作用时间，减少用药次数。

【不良反应与注意事项】

不良反应一般较轻，常见面部潮红、头痛、眩晕、心悸、踝部水肿。踝部水肿是由毛细血管前血管扩张所致，非水钠潴留。该药的短效制剂有可能加重心肌缺血，伴有心肌缺血的高血压患者慎用。

尼群地平

尼群地平（nitrendipine）为第二代钙通道阻滞药，作用、用途与硝苯地平相似，对血管平滑肌松弛作用较硝苯地平强，降压作用温和持久，适用于各型高血压。对冠状动脉有较强的作用，并降低心肌耗氧量，对缺血性心肌细胞具有保护作用，尤其适用于高血压并发冠心病患者。不良反应与硝苯地平相似，肝功能不良者慎用或减量。

氨氯地平

氨氯地平（amlodipine）为第三代钙通道阻滞药，具有高度的血管选择性，作用平稳而持久。该药起效缓和，渐进降压，由血管扩张引起的头痛、面红、心率加快等症状不明显。口服吸收好，生物利用度高，半衰期为 40 ~ 50 小时，每日只需服药一次，降压作用可维持 24 小时，血药浓度较稳定，可减少血压波动造成的器官损伤，适用于治疗各型高血压。不良反应与硝苯地平相似，但发生率低，价格较贵。

三、肾素－血管紧张素－醛固酮系统抑制药

肾素－血管紧张素－醛固酮系统（renin－angiotensin－aldosteronesystem，RAAS）是人体内重要的体液调节系统。RAAS 既存在于循环系统中，也存在于血管壁、心脏、中枢、肾脏和肾上腺等组织中，共同参与对靶器官的调节。在血浆和组织中血管紧张素转化酶（ACE）的作用下，血管紧张素 I（Ang I）转变为血管紧张素 II（Ang II）。血液循环中的 Ang II 可激动循环系统的血管紧张素 II 受体，通过收缩外周血管、促进醛固酮分泌，使

血压升高。组织中的 Ang Ⅱ 可激动局部组织的血管紧张素Ⅱ受体，更直接地参与升高血压的调节。组织中的 Ang Ⅱ 与血液循环中的 Ang Ⅱ 不同，前者还可作为一种细胞生成因子，引起心室重构和血管重构，参与高血压、慢性心功能不全、缺血性心脏病等心血管疾病的病理生理过程，加重病情发展，见图 19－1。

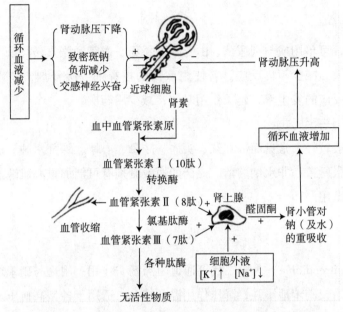

图 19－1　肾素－血管紧张素－醛固酮系统的作用

作用于该系统的药物主要为血管紧张素转化酶抑制药（ACEI）和血管紧张素Ⅱ受体阻断药。

（一）血管紧张素转化酶抑制药（ACEI）

ACEI 的应用，是抗高血压药物治疗学上的一大进步。ACEI 能直接抑制 ACE 的活性，使 Ang Ⅱ 的生成减少以及缓激肽的降解减少，扩张血管，降低血压。ACEI 与其他抗高血压药物相比，具有以下特点：①降压时不伴有反射性心率加快，对心排出量没有明显影响；②可防止或逆转高血压患者的血管壁增厚、心肌重构；③能增加肾血流量，保护肾脏；④能改善胰岛素抵抗，不引起电解质紊乱和脂质代谢改变；⑤久用不易产生耐受性。

卡托普利是第一个口服有效的 ACEI。近年来又合成了一系列高效、长效且不良反应较少的 ACEI。

卡托普利

卡托普利（captopril，巯甲丙脯酸）口服吸收快，生物利用度约为 70%，胃肠道食物可减少其吸收，宜在饭前 1 小时空腹服用。口服后 15～30 分钟起效，1～1.5 小时达降压高峰。部分在肝脏代谢，主要从尿排出，约 40% ~ 50% 为原形药物。肾功能不全者药物有蓄积。

【药理作用】

卡托普利具有中等强度的降压作用，可降低外周阻力，不伴有反射性心率加快，同时可以增加肾血流量。降压机制主要涉及：①抑制血管紧张素 I 转化酶（ACE），减少 Ang II 形成，从而取消 Ang II 收缩血管、促进儿茶酚胺释放的作用；②ACE 又称激肽酶，能降解缓激肽，使之失活；抑制 ACE，可减少缓激肽降解，提高缓激肽在血中的含量，进而促进一氧化氮（NO）及前列环素（PGI₂）的生成，增强扩张血管效应；③抑制 Ang II 生成的同时，可减少醛固酮分泌，有利于水、钠排出；④缓解或逆转心血管重构。Ang II 能通过 Ang II 受体促进心肌肥厚和血管增生，加快高血压的发生发展；卡托普利与组织中的 ACE 结合较持久，抑制作用较强，因此能预防和逆转 Ang II 引起的心室与血管重构。

【临床应用】

用于各型高血压。约 2/3 的患者单用本药就能有效控制血压。对血浆肾素活性高者疗效较好，尤其适用于合并有糖尿病及胰岛素抵抗、左心室肥厚、心力衰竭、心肌梗死的高血压患者。重度及顽固性高血压宜与利尿药及 β 受体阻断药合用。

【不良反应与注意事项】

本药耐受性良好，但应从小剂量开始使用。主要不良反应有：①无痰干咳，较常见，与缓激肽及前列腺素等在肺部积聚刺激呼吸道黏膜有关，往往是患者被迫停药的主要原因；②首剂低血压，多见于开始剂量过大，应从小剂量开始；③血管神经性水肿，是本类药少见而严重的不良反应，发生机制与缓激肽或其代谢产物有关；④高血钾，因醛固酮分泌减少所致；⑤皮疹、味觉及嗅觉改变等；久用可发生中性粒细胞减少，应定期检查血象。卡托普利禁用于伴有双侧肾动脉狭窄、高血钾及妊娠初期的患者。

依那普利

依那普利（enalapril）降压作用机制与卡托普利相似，但抑制 ACE 的作用较卡托普利强 10 倍，降压作用强而持久。临床主要用于各级原发性高血压、肾性高血压及各级心力衰竭的治疗，对心功能的有益影响优于卡托普利，不良反应与卡托普利相似。

其他 ACE 抑制药还有赖诺普利（lisinopril）、喹那普利（quinapril）、培哚普利（perindopril）、雷米普利（ramipril）、福辛普利（fosinopril）等。这些药物的共同特点是长效，每日只需服用一次。作用及临床应用与依那普利相似。

（二）血管紧张素 II 受体阻断药

目前发现血管紧张素 II 受体（AT）主要有 AT₁、AT₂、AT₃、AT₄ 四种亚型。AT₁ 主要分布在心血管、肾、肺及神经。激动 AT₁ 受体可引起血管收缩、细胞增殖、心肌纤维化、醛固酮分泌增加、交感神经兴奋等效应。Ang Ⅱ 的心血管作用主要由 AT_1 受体介导，故阻断 AT_1 受体可产生扩张血管、逆转心血管重构、减少醛固酮分泌等作用。目前发现的血管紧张素 Ⅱ 受体阻断药主要为 AT_1 受体阻断药，可阻断 Ang Ⅱ 已知的所有作用。与 ACEI 相比，选择性更强，不影响缓激肽的降解，对 Ang Ⅱ 的拮抗作用更完全，不良反应较 ACEI 少，是继 ACEI 后的新一代肾素 – 血管紧张素 – 醛固酮系统抑制药。该类常用药物有氯沙坦（losartan）、缬沙坦（valsartan）、依贝沙坦（irbesertan）等，可用于各型高血压，尤其是用于不能耐受 ACEI 的患者。

氯沙坦

氯沙坦（losartan）口服易吸收，首过效应明显，生物利用度约为 33%，达峰时间约为 1 小时，半衰期为 2 小时。部分在肝脏内代谢为作用更强、半衰期更长的活性代谢产物。每日服药一次，作用可维持 24 小时。

【药理作用】

可选择性地与 AT_1 受体结合，阻断 Ang Ⅱ 引起的血管收缩，从而降低血压，减轻心脏负荷，并可阻止或逆转心血管重构作用，改善心功能。还可增加肾血流量和肾小球滤过率，具有肾保护作用。

【临床应用】

用于各型高血压。对多数患者每日服一次，每次 50mg，即可有效控制血压，用药 3 ~ 6 日可达最大降压效果。该药长期应用还有促进尿酸排泄作用。

【不良反应】

本药不良反应较 ACEI 少，主要有头痛、头晕、高血钾、剂量过大可致低血压。由于本药不影响缓激肽降解，不易引起咳嗽和血管神经性水肿。孕妇及哺乳期妇女禁用。

四、β 受体阻断药

普萘洛尔

普萘洛尔（propranolo，心得安）口服首关效应明显，生物利用度为 25%，个体差异大，半衰期约为 4 小时。起效慢，连用 2 周以上才产生降压作用，收缩压、舒张压均降低。

【药理作用】

该药为非选择性 β 受体阻断药，对 $β_1$、$β_2$ 受体都有作用。降压机制尚未完全阐明，目前认为与下列作用有关：①阻断心肌 $β_1$ 受体，使心肌收缩力减弱，心率减慢，心排出量减少而发挥作用；②阻断肾小球旁器部位的 $β_1$ 受体，减少肾素分泌，从而抑制肾素血管紧张素系统；③阻断去甲肾上腺素能神经突触前膜 β_2 受体，消除正反馈作用，减少 NA 的释放；④抑制外周交感神经张力而降压。

【临床应用】

适用于轻、中度高血压，对伴有心排出量偏高或血浆肾素活性增高者以及伴有冠心病、脑血管病变者更适宜。

【不良反应及注意事项】

1. 一般不良反应　有恶心、呕吐、轻度腹泻等消化道症状及眩晕或头昏等神经系统症状，偶见过敏性皮疹和血小板减少。

2. 心血管系统反应　可引起窦性心动过缓、房室传导阻滞及心肌收缩力减弱，禁用于严重心动过缓、重度或急性心力衰竭。

3. 诱发或加重支气管哮喘　故支气管哮喘患者禁用。

4. 用药个体化　普萘洛尔个体差异较大，一般宜从小量开始，一次 10mg，一日 3 次，每隔数日增加 10 ~ 20mg，用量可达一日 100 ~ 200mg。

5. 不宜用于糖尿病患者　普萘洛尔可掩盖患者低血糖时交感神经兴奋的症状，使低血糖症状不易察觉。

6. 反跳现象　长期用药者突然停药，可产生反跳现象，使原发病症加剧，应逐渐减小剂量至停药。

7. 禁忌证　左室心功能不全、窦性心动过缓、重度房室传导阻滞、支气管哮喘、心肌梗死、肝功能不良者慎用。

美托洛尔、阿替洛尔

美托洛尔（metoprolol）和阿替洛尔（atenolol）的降压机制与普萘洛尔相同，但对心脏 β_1 受体有较大选择性，对支气管的 β_2 受体影响较小。口服用于各种程度的高血压，降压作用持续时间较长，每日服用 1 ~ 2 次，作用优于普萘洛尔。

项目三　其他抗高血压药

一、中枢性降压药

该类药物包括可乐定、甲基多巴和莫索尼定。

可乐定

可乐定（clonidine）口服吸收良好，生物利用度约为 75%，口服半小时后起效，2 ~ 4

小时作用达高峰，持续 6 ~ 8 小时。易透过血脑屏障，血浆蛋白结合率为 20%，约 50% 在肝脏代谢，其余以原形经肾脏排出。

【药理作用】

降压作用中等偏强，静脉注射给药可引起血压短暂升高（通过激动外周 α_1 受体产生的），随后血压持续下降。口服仅出现降压效应而无升压过程。

降压作用机制较复杂，目前认为主要是激动血管运动中枢延髓嘴端腹外侧区的咪唑啉受体，使外周交感张力降低，从而产生降压作用。该药的降压机制还涉及激动脑内阿片受体，促进内源性阿片肽的释放；激动外周交感神经突触前膜 α_2 受体，通过负反馈抑制去甲肾上腺素的释放。此外，该药还可产生镇静作用及一定的镇痛作用，能抑制胃肠道分泌和运动。

【临床应用】

本药较少单独使用，与利尿剂合用有协同作用。常用于其他降压药无效的中、重度高血压，对兼有溃疡病的高血压及肾性高血压较为适宜。

【不良反应】

不良反应有口干、嗜睡和便秘，其他有头痛、眩晕、腮腺肿痛、鼻黏膜干燥、阳痿、抑郁、浮肿、体重增加和心动过缓等。合用利尿药可减少水肿等水钠潴留现象。突然停药可引起交感神经亢进的停药综合征，表现为血压骤升、心悸、兴奋、震颤、腹痛、出汗等，再用可乐定或用酚妥拉明可取消上述反应，因此需要逐渐减量后再停药。

二、神经节阻断药

神经节阻断药通过阻断交感神经节而降血压，作用快而强。但因副交感神经节同时被阻断，所以不良反应多而严重，且易发生体位性低血压和耐受性，目前已基本不用，仅偶尔用于高血压危象、高血压脑病等危急情况以及外科手术中的控制性降压，以减少手术中出血。代表药物有樟磺咪芬（timethaphan，阿方那特）及美卡拉明（mecamyhamine，美加明）。

三、去甲肾上腺素能神经末梢阻滞药

该类药物主要通过抑制交感神经末梢摄取去甲肾上腺素和多巴胺，耗竭递质而产生降压作用，如利血平及胍乙啶。这类药物不良反应多，目前已不单独使用，仅作为一些传统的抗高血压药复方制剂的成分之一。此外，该类药物还是研究交感神经活动的重要工具药。

四、α₁ 受体阻断药

哌唑嗪

哌唑嗪（prazosin）口服易吸收，首过效应较强，生物利用度为 60%。口服后 2 小时达血药峰值，半衰期约为 2.5~4 小时，药物大部分在肝脏代谢，降压作用可持续 1 小时。

【药理作用】

本药选择性阻断突触后膜 α₁ 受体，对具有负反馈作用的突触前膜 α₂ 受体无影响。舒张小动脉和小静脉血管平滑肌，扩张血管，降低外周阻力而降压，降压作用中等偏强。降压时不引起反射性心率加快，不影响肾血流量，对心肌收缩力无明显影响。对前列腺肥大患者，能改善排尿困难症状。

【临床应用】

用于治疗轻、中度高血压及伴有肾功能障碍者，重度高血压需合用利尿药或 β 受体阻滞药，也用于嗜铬细胞瘤的治疗。

【不良反应及注意事项】

不良反应有首剂现象（部分患者首次用药 1 小时内出现体位性低血压、心悸、晕厥、意识消失），用药数次后这种现象可消失。若首次剂量减为 0.5mg，并于临睡前服用可避免其发生。其他不良反应有眩晕、疲乏、鼻塞、口干、尿频、头痛、嗜睡及胃肠道反应等，一般不须停药。

同类药物还有特拉唑嗪（terazosin）、乌拉地尔（urapidil）等。特拉唑嗪还可以降低前列腺及膀胱出口平滑肌的紧张度，可用于良性前列腺肥大。

五、血管扩张药

（一）直接舒张血管药

肼屈嗪

肼屈嗪（hydralazine）口服吸收良好，口服后 20~30 分钟显效。一次给药维持 12 小时。

【药理作用】

降压作用快而强，通过松弛小动脉平滑肌，降低外周阻力而降压。降压的同时伴有反射性交感神经兴奋，使心率加快，心排出量增加，从而减弱其降压作用。降压时还伴有血浆肾素活性增高及水钠潴留。与 β 受体阻滞药、利尿药合用可增强疗效，相互纠正不良反应。

【临床应用】

本药可治疗中、重度高血压。较少单独使用，仅在常用药无效时加用。

【不良反应】

不良反应多由血管扩张及其反射性反应产生，如头痛、面红、黏膜充血、心动过速，并可诱发心绞痛和心力衰竭，大剂量长期应用产生红斑狼疮样综合征，每日用量在 200mg 以下则很少发生。一旦发生，应停药并用皮质激素治疗。其他不良反应还有胃肠道反应、感觉异常、麻木，偶见药热、荨麻疹等过敏反应。冠心病、心绞痛、心动过速者禁用。

硝普钠

硝普钠（sodium nitroprusside）为快速、强效、短效的血管扩张药，在血管内通过释放 NO 而产生强大的舒张血管作用，导致小动脉和小静脉血管平滑肌松弛，降低心脏前、后负荷，迅速降低血压。该药口服不吸收，静脉滴注后 1~2 分钟起效。主要用于高血压危象、难治性心衰及手术的控制性降压。静脉滴注可见恶心、呕吐、出汗、头痛、发热、不安、肌肉痉挛等。硝普钠遇光易被破坏，静脉滴注时应避光，溶液应新鲜配制。

（二）钾通道开放药

钾通道开放药又称钾通道激活药，是一类新型的血管扩张药，主要有米诺地尔（minox–idil）、吡那地尔（pinacidil）、尼可地尔（nicorandil）等。该类药物通过激活血管平滑肌细胞膜钾通道开放，增加 K^+ 外流，导致细胞膜超极化，使细胞膜电压依赖性钙通道激活，钙离子内流减少，从而降低细胞内钙而产生平滑肌舒张作用。降压时常伴有反射性心动过速和心输出量增加。与利尿药和 β 受体阻断药合用可提高疗效，并可纠正其水钠潴留、反射性心动过速等副作用。

项目四　抗高血压药物的应用原则

高血压药物治疗的最终目标不仅仅是单纯地降低血压，还须最大限度地减轻或逆转患者的靶器官损伤，避免严重并发症的出现，从而提高生活质量，延长寿命。为达到这一目标，应用抗高血压药物时应遵循以下原则：

1. 药物治疗与非药物治疗相结合　非药物治疗措施包括限制钠盐的摄入，合理膳食，适当运动，控制体重，戒烟戒酒等，非药物治疗应作为药物治疗必须的辅助手段。

2. 根据高血压程度及并发症选用药物　对于轻度高血压患者，首选单药治疗。对中、重度高血压则主张联合用药，以增强疗效及减少不良反应的发生。高血压出现并发症或伴有其他疾病时应慎重选药，以下原则可供参考：

（1）高血压合并心功能不全者，宜用利尿药、卡托普利、哌唑嗪等。

（2）高血压合并肾功能不良者，宜用卡托普利、硝苯地平、甲基多巴。

（3）高血压合并窦性心动过速，年龄在 50 岁以下者，宜用 β 受体阻断药。

（4）高血压合并消化性溃疡者，宜用可乐定，不用利血平。

（5）高血压合并支气管哮喘、慢性阻塞性肺部疾患者，不用 β 受体阻断药。

（6）高血压伴有潜在性糖尿病或痛风者，不宜用噻嗪类利尿药。

（7）高血压伴有精神抑郁者，不宜用利血平或甲基多巴。

3. 保护靶器官　高血压的靶器官损伤包括心肌肥厚、肾小管硬化、小动脉重构等。在抗高血压治疗的过程避免对靶器官造成进一步损害，尽可能选用能阻止或逆转靶器官损伤的药物。根据几十年抗高血压治疗的经验，认为对靶器官的保护作用较好的药物有 ACEI 和长效钙通道阻滞药。

4. 坚持长期用药，平稳持续降压　高血压病一旦确诊，就应积极治疗，力求将血压控制在目标血压以下。药物宜从小剂量开始，逐步增加，达到效果后改用维持量，应避免降压过快、过剧。血压波动过大可增加靶器官的损害，更换药物应逐步替代。高血压病的治疗需要长期系统用药甚至终生用药，应提高患者对长期治疗重要性的认识，坚持按医嘱用药，即使血压趋向正常也不能随便停药。

5. 联合用药　联合用药可从不同环节发挥协同降压作用，又能相互减轻各自的不良反应，各药用量也可相应减少。但联合用药时要注意各药的作用特点，同类药物、具有相似不良反应的药物不宜合用。

6. 剂量个体化　由于药物种类繁多、特点各异，患者病情的轻重、是否有并发症、是否耐受及个体差异性等问题，应坚持"最好疗效，最小不良反应"的原则，综合患者的病情和药物特点，根据具体情况选用合适的治疗药物和剂量，采用个体化治疗方案。

复习思考

一、选择题

1. 卡托普利是（　　）

　　A. 利尿药　　　　　　　　　B. β 受体阻断药　　　　　　C. 钙拮抗药

　　D. ACE 抑制药　　　　　　　E. 直接扩张血管平滑肌药

2. 通过直接阻断 α_1 受体而降压的药物是（　　）

　　A. 利血平　　　B. 甲基多巴　　　C. 哌唑嗪　　　　D. 硝苯地平　　　E. 氢氯噻嗪

3. 下列哪种降压药易引起"首剂现象"（　　）

　　A. 氢氯噻嗪　　B. 卡托普利　　　C. 哌唑嗪　　　　D. 普萘洛尔　　　E. 硝普钠

4. 有关硝普钠的描述，哪一点是错误的 （　　）

    A. 口服静脉注射均可　　　　B. 作用持续时间短暂　　　　C. 起效快

    D. 可治疗高血压危象　　　　E. 松弛小动脉和小静脉

5. 兼患消化性溃疡的高血压者，宜选用的降压药是 （　　）

    A. 哌唑嗪　　　　B. 甲基多巴　　　　C. 硝苯地平　　　　D. 可乐定　　　　E. 肼苯哒嗪

6. 伴支气管哮喘的高血压患者，应禁用 （　　）

    A. 可乐定　　　　B. 普萘洛尔　　　　C. 卡托普利　　　　D. 硝苯地平　　　　E. 氢氯噻嗪

7. 伴糖尿病的高血压患者不宜用 （　　）

    A. 硝苯地平　　　　B. 卡托普利　　　　C. 氢氯噻嗪　　　　D. 肼屈嗪　　　　E. 可乐定

二、思考题

1. 简述常用抗高血压药的分类、代表药。

2. 分别简述硝苯地平、普萘洛尔和卡托普利的降压特点及不良反应。

扫一扫，知答案

模块二十

抗心绞痛药

扫一扫，看课件

【学习目标】

1. 掌握硝酸甘油、普萘洛尔、硝苯地平抗心绞痛的作用特点、临床应用和不良反应。

2. 熟悉硝酸酯类与 β 受体阻断药联合用药的目的。

3. 了解心绞痛的分型和病理生理基础。

心绞痛是冠状动脉粥样硬化性心脏病（冠心病）的常见症状，是由于冠状动脉供血不足引起的心肌急剧、暂时的缺血缺氧的临床综合征。心绞痛持续发作得不到及时缓解，则可能发展为急性心肌梗死。

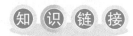

心绞痛分型

根据世界卫生组织缺血性心脏病的命名及诊断标准，将心绞痛分为以下 3 种类型：①劳累性心绞痛：因劳累、情绪激动等因素诱发，经休息或含服硝酸甘油可缓解。根据病情分为初发型、稳定型和恶化型心绞痛。②自发性心绞痛：常在安静状态或睡眠休息时发生，由于冠脉痉挛使心肌供氧明显减少所致，发作时疼痛持续时间较长、程度较重。包括卧位型心绞痛、变异性心绞痛、中间综合征和梗死后心绞痛。③混合性心绞痛：既可在心肌耗氧量增加时发生，也可在心肌耗氧量无明显增加时发生。

目前临床上根据心绞痛的发作特点及机制，通常又将有明显诱因如劳累、运动等引发的心绞痛称为稳定型心绞痛，将初发型、恶化型、自发性心绞痛称为不稳定型心绞痛。

心绞痛的主要病理生理基础是心肌供氧与耗氧失衡所致失衡。心肌供氧主要与动、静脉的氧分压差和冠状动脉的血流量有关。心肌耗氧量由心率、心肌收缩力、心室壁张力决定，其中心室壁张力与心室内压力和心室容积成正比，与心室壁厚度成反比。通过降低心肌耗氧量及增加心肌供氧量，恢复心肌氧供需平衡是药物治疗心绞痛的主要对策。常用药物有硝酸酯类、β受体阻断药和钙通道阻滞药。此外，抗血小板药、抗血栓药、调血脂药等也是防治心绞痛的常用药物。

案例导入

患者，男，52岁。一周前，患者劳累后出现胸前区疼痛，休息后可缓解。今日疼痛加剧，遂入院就诊。既往有高血压病史6年。医生诊断为：高血压、稳定型心绞痛。

请思考：

1. 该患者应选择哪些药物进行治疗？

2. 应如何指导患者用药？

项目一　硝酸酯类药

常用的本类药物有硝酸甘油、硝酸异山梨酯、单硝酸异山梨酯等，其中硝酸甘油起效快，疗效确切，使用方便，目前仍是抗心绞痛最常用的药物。

硝酸甘油

硝酸甘油（nitroglycerin）口服首关消除明显，生物利用度仅为8%，故不宜口服给药。舌下含服经口腔黏膜吸收迅速完全，可避开首关消除，1~2分钟起效，3~10分钟作用达高峰，作用持续10~30分钟。硝酸甘油也可经皮吸收给药或静脉滴注。主要经肝脏代谢，经肾排出。

【药理作用】

硝酸甘油的基本作用是松弛平滑肌，对血管平滑肌的松弛作用最明显。

1. 扩张血管，降低心肌耗氧量　小剂量硝酸甘油即可扩张静脉血管，减少回心血量，减轻心脏前负荷，使心室容积缩小，心室壁张力下降，从而降低心肌耗氧量；较大剂量硝酸甘油可扩张外周动脉血管，减轻心脏后负荷，左室内压和心室壁张力下降，从而降低心肌耗氧量。

2. 扩张冠脉，增加缺血区血流量　硝酸甘油能明显舒张较大的心外膜血管及狭窄的冠状血管以及侧枝血管，此作用在冠状动脉痉挛时更为明显。当冠状动脉因粥样硬化或痉挛而发生狭窄时，缺血区的阻力血管已因缺氧而处于舒张状态。此时，非缺血区阻力比缺血区大，用药后将迫使血液从输送血管经侧支血管流向缺血区，而改善缺血区的血流供应，见图 20-1。

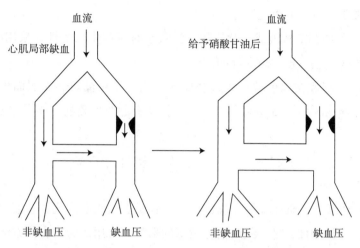

图 20-1 硝酸甘油对冠脉的作用示意图

3. 增加心内膜供血 心内膜下血管是由心外膜血管垂直穿过心肌延伸而来的，因此心内膜下血流易受心室壁肌张力及室内压的影响，张力与压力增高时，内膜层血流量就减少。在心绞痛急性发作时，左心室舒张末期压力增高，心内膜下区域缺血最为严重。硝酸甘油舒张静脉血管，减少回心血量，降低左心室舒张末压；舒张心外膜血管及侧支血管，使血液易从心外膜区域向心内膜下缺血区流动，从而增加缺血区的血流量，增加心内膜下区的血液灌流量。

4. 保护缺血的心肌细胞 硝酸甘油释放的一氧化氮（NO）能促进内源性 PGI_2、降钙素基因相关肽等物质的生成与释放，这些物质对缺血心肌有直接保护作用，减轻缺血损伤。

【临床应用】

1. 心绞痛 舌下含服硝酸甘油可迅速缓解各型心绞痛发作，常作为各型急性心绞痛患者的必备药和首选药。透皮贴膜可用于预防心绞痛发生。

2. 急性心肌梗死 常采用静脉滴注给药，用于心肌梗死的早期治疗。

3. 心力衰竭 硝酸甘油扩张血管，减轻心脏负荷，可辅助治疗急、慢性心功能不全。

【不良反应及注意事项】

1. 一般不良反应与扩张血管作用有关，如皮肤潮红，搏动性头痛，眼内压升高等，故活动性颅内出血、颅脑外伤、青光眼患者禁用。严重者出现体位性低血压或晕厥，嘱患者取坐位或半卧位含服，不宜站立服药。

2. 剂量过大时，使血压过度下降，反射性兴奋交感神经，导致心肌耗氧量增加，加重心绞痛，合用 β 受体阻断药可纠正。

3. 长期大剂量使用可引起高铁血红蛋白血症，表现为呕吐，口唇和指甲发绀，呼吸困难，意识丧失等，可用亚甲蓝治疗。

4. 连续服用长期制剂数天或连续静脉滴注数小时可产生耐受性，采用减少用药次数、小剂量及间歇给药方法可预防耐受性的产生。

5. 硝酸甘油应存放在棕色玻璃瓶或金属容器内，避免潮热、光照而失效。药物应随身携带，若连续使用 3 次，15 分钟仍不缓解，提示有心肌梗死的可能，应及时就医。

项目二　β受体阻断药

β 受体阻断药降低心肌耗氧量、改善缺血区心肌供血和心肌代谢，使患者心绞痛发作次数减少，运动耐量增加，是一线防治心绞痛的药物。常用的药物有普萘洛尔（propranolol）、美托洛尔（metoprolol）、阿替洛尔（atenolol）等。

普萘洛尔

普萘洛尔的体内过程详见模块十九项目二。

【药理作用】

1. 降低心肌耗氧量　通过阻断心脏 $β_1$ 受体，使心率减慢，心肌收缩力减弱，心肌耗氧量减少。但因抑制心肌收缩力可使心室容积扩大，室壁张力增加，心脏射血时间延长，导致心肌耗氧增加，但总效应仍是心肌耗氧量降低。

2. 改善缺血区心肌供血　阻断冠状动脉 $β_2$ 受体，使非缺血区冠脉阻力增高，促使血液流向血管已代偿性扩张的缺血区。其次，心率减慢，心室舒张期相对延长，冠脉灌注时间延长，有利于血液从心外膜流向缺血的心内膜。

3. 改善心肌代谢　阻断 β 受体可减少缺血区心肌对葡萄糖的摄取和利用，改善糖代谢；还可抑制脂肪分解酶活性，降低脂肪酸氧化代谢的耗氧量；还能促进氧合血红蛋白的解离，增加包括心肌在内的全身组织的供氧。

【临床应用】

适用于稳定型和不稳定型心绞痛的治疗，对伴有高血压及窦性心动过速患者尤为适宜。由于本药有收缩冠状动脉的作用，故不适用于变异型心绞痛。

β 受体阻断药与硝酸酯类合用治疗心绞痛可产生协同作用。两类药均可降低心肌耗氧量，增加缺血区供血，合用后还可减少不良反应。β 受体阻断药能对抗硝酸酯类所引起的反射性心率加快；硝酸酯类可纠正 β 受体阻断药所致的心室容积扩大和冠脉血管收缩。合用时应从小剂量开始逐渐增加剂量，以防血压过低导致冠脉血管灌注压降低，不利于缓解心绞痛。

【不良反应及注意事项】

普萘洛尔的不良反应及注意事项详见模块十九项目二。

项目三　钙通道阻滞药

临床上用于抗心绞痛的钙通道阻滞药有二氢吡啶类的硝苯地平、非洛地平、尼卡地平、氨氯地平和非二氢吡啶类的维拉帕米、地尔硫䓬等。

【药理作用】

钙通道阻滞药通过阻断心肌和血管平滑肌细胞膜上的钙通道，抑制 Ca^{2+} 内流，降低细胞内游离 Ca^{2+} 浓度，而产生抗心绞痛作用。

1. 降低心肌耗氧量　钙通道阻滞药抑制心肌收缩力，减慢心率；扩张外周血管，降低外周阻力，减轻心脏负荷，从而降低心肌耗氧量。

2. 增加缺血区血流量　扩张冠脉血管，对处于痉挛状态的血管有明显解痉作用，增加冠脉和侧支循环血流量，增加缺血区心肌的血流量。

3. 保护缺血心肌细胞　钙通道阻滞药抑制细胞外 Ca^{2+} 内流，减轻心肌缺血时由于 Ca^{2+} 超负荷导致的细胞损伤，保护缺血的心肌细胞。

4. 抑制血小板聚集　钙通道阻滞药降低血小板内 Ca^{2+} 浓度，可抑制血小板黏附和聚集。

【临床应用】

钙通道阻滞药是治疗心绞痛的常用药物，对各型心绞痛均有效，对伴有支气管哮喘及外周血管痉挛性疾病患者效果好，变异型心绞痛是其最佳适应证。

【不良反应及注意事项】

钙通道阻滞药不良反应较轻，常见有颜面潮红、头痛、眩晕、恶心、便秘、外周水肿等，但无需停药。严重者可致心脏抑制，导致心脏停博、心动过缓、房室传导阻滞或充血性心力衰竭。注意在起始用药时和长期应用过程中，应监测血压，特别是在已经使用降压药物治疗的患者。

复习思考

一、选择题

1. 硝酸酯类、β受体阻断药和钙通道阻滞药治疗心绞痛共同的药理作用为（　　）

　　A. 减慢心率　　　　　　　　B. 扩张冠状动脉　　　　　　C. 缩小心室容积

　　D. 降低心肌耗氧量　　　　　E. 抑制心肌收缩力

2. 下列哪项不属于硝酸甘油的不良反应（　　）

　　A. 心率加快　　　　　　　　B. 搏动性头痛　　　　　　　C. 直立性低血压

　　D. 升高眼压　　　　　　　　E. 支气管哮喘

3. 硝酸甘油治疗心绞痛发作，其最常用的给药方法是（　　）

　　A. 静注　　　　　B. 静滴　　　　　C. 肌注　　　　　D. 口服　　　　　E. 舌下含服

4. 伴有哮喘的心绞痛患者禁用的药物是（　　）

　　A. 硝酸甘油　　　　　　　　B. 硝苯地平　　　　　　　　C. 普萘洛尔

　　D. 维拉帕米　　　　　　　　E. 硝酸异山梨酯

二、思考题

1. 常用的抗心绞痛药物有哪几类？各举一例说明。

2. 为什么β受体阻断药禁用于变异型心绞痛？而钙通道阻滞药适用于变异型心绞痛？

扫一扫，知答案

模块二十一

抗充血性心力衰竭药

扫一扫，看课件

【学习目标】

1. 掌握血管紧张素转化酶抑制药、利尿药、β受体阻断药、强心苷类药的药理作用、临床应用及不良反应。

2. 熟悉抗充血性心力衰竭药的分类；血管紧张素转化酶抑制药、利尿药、β受体阻断药、强心苷类抗心力衰竭的作用机制。

3. 了解其他抗充血性心力衰竭药的作用特点及临床应用。

项目一 概 述

充血性心力衰竭（congestive heart failure，CHF）是心脏疾病的严重和终末阶段，由各种病因引起的心肌收缩无力，心肌不能泵出足够的血液以适应机体的需要，出现以组织灌流不足、肺循环和（或）体循环淤血为主要特征的一组综合征。主要表现为呼吸困难、体力活动受限和体液潴留。引起 CHF 的病因有多种，冠心病、高血压是最主要的原因，其次还有风湿性心瓣膜病、肺源性心脏病、高原性心脏病、先天性心脏病、特发性扩张性心肌病等。

发生 CHF 时，心肌的结构与功能均发生变化，出现心血管重构，心率、心脏前后负荷及耗氧量增加。同时，神经内分泌的变化还表现在交感神经及肾素 - 血管紧张素 - 醛固酮系统（RAAS）的激活，导致 Ang Ⅱ 增加，造成心肌重构，进一步加剧心脏功能障碍。此外，发生 CHF 时，患者心肌细胞的 β 受体密度下降，这是因为长期与高浓度去甲肾上腺素接触而使受体向下调节所致，也是使心肌细胞免受进一步损害的一种保护性机制。

目前治疗 CHF 的药物是一类能增强心肌收缩力或减轻心脏前、后负荷，使心排出量增加的药物。根据药物的作用及作用机制，治疗 CHF 的药物主要分为以下几类：

1. 肾素－血管紧张素－醛固酮系统（RAAS）抑制药

（1）血管紧张素转化酶抑制药　卡托普利等。

（2）Ang Ⅱ 受体阻断药　氯沙坦等。

（3）醛固酮受体拮抗药　螺内酯等。

2. 利尿药　呋塞米、氢氯噻嗪等。

3. β 受体阻断药　美托洛尔、卡维地洛等。

4. 强心苷类　地高辛等。

5. 血管扩张药　硝普钠、硝酸异山梨酯、哌唑嗪等。

6. 其他

（1）非苷性正性肌力药　多巴酚丁胺、米力农、钙增敏剂等。

（2）钙通道阻滞药　氨氯地平等。

项目二　常用抗充血性心力衰竭的药物

一、肾素－血管紧张素－醛固酮系统抑制药

肾素－血管紧张素－醛固酮系统抑制药包括血管紧张素转化酶抑制药（ACEI）、血管紧张素受体阻断药（ARB）及醛固酮受体拮抗药，是治疗 CHF 最重要的药物之一。ACEI 能防止和逆转心室重构，提高心脏及血管的顺应性，不仅能缓解心力衰竭的症状，提高患者生活质量，还能降低患者的死亡率。因此，这类药物作为治疗心力衰竭的一线药物，在临床中应用广泛。

（一）血管紧张素转化酶抑制药

ACEI 是被证实能降低心衰患者病死率的第一类药物，也是循证医学证据积累最多的药物，是公认的治疗心衰的首选药物。临床常用于治疗 CHF 的 ACEI 有卡托普利（captopril）、依那普利（enalapril）、西拉普利（cilazapril）、贝那普利（benazapril）、培哚普利（perindopril）、雷米普利（ramipril）及福辛普利（fosinopril）等，它们的作用基本相似。

【药理作用】

1. 减轻心脏负荷　本类药抑制血管紧张素转化酶的活性，减少 Ang Ⅱ 的生成，使血液及组织中的 Ang Ⅱ 和醛固酮水平降低，从而减弱 Ang Ⅱ 收缩血管及促进心肌细胞增生的作用，减轻醛固酮引起的水钠潴留。同时还抑制缓激肽的降解，使血中缓激肽含量增加，扩张血管、减轻心脏负荷。

2. 抑制心肌及血管重构　Ang Ⅱ 及醛固酮是促进心肌肥大、心肌及血管胶原含量增

多、心肌间质成纤维细胞和血管壁细胞增生，导致心肌及血管重构的主要因素。用小量 ACEI 即可减少 Ang Ⅱ 及醛固酮的形成，能防止和逆转心肌与血管重构，改善心功能，降低 CHF 的病死率。

3. 改善血流动力学　通过减少血液及组织中的 Ang Ⅱ，使全身阻力血管和容量血管扩张，降低心脏前后负荷，增加心排出量，缓解 CHF 的症状。还可增加肾血流量，改善肾功能。

4. 抑制交感神经活性　ACEI 能恢复下调的 β 受体的数量，并增加 G_s（刺激型 C_1 蛋白）蛋白量而增强腺苷酸环化酶活性，直接或间接降低血中儿茶酚胺和精氨酸加压素的含量，提高副交感神经张力，从而拮抗交感神经的作用，进一步改善心功能。

【临床应用】

ACEI 对各阶段心力衰竭患者都有作用。轻者可单独使用，中、重度患者可与利尿药、β 受体阻断药、地高辛合用，作为治疗 CHF 的基础药物。

【不良反应及注意事项】

不良反应较轻，主要有两类，一是与抑制 Ang Ⅱ 有关的，如低血压、高血钾等；二是与缓激肽增多有关，如咳嗽、血管神经性水肿等。

(二) 血管紧张素Ⅱ受体阻断药

常用药物有氯沙坦（losartan）、缬沙坦（valsartan）及厄贝沙坦（irbesartan）等。本类药物通过阻断 AT_1 受体抑制 Ang Ⅱ 的作用，对非 ACE 系统产生的 Ang Ⅱ 也有作用，能减弱 Ang Ⅱ 对心血管系统的生物学作用，逆转心肌肥厚、左室重构和心肌纤维化。治疗 CHF 疗效与 ACEI 相似，可改善心功能，降低 CHF 患者的病死率。另外，由于其对缓激肽途径无影响，故使用后不易引起咳嗽、血管神经性水肿等不良反应，常作为 ACEI 不耐受的替代品。

(三) 醛固酮受体拮抗药

常用药物有螺内酯（spironolactone）和依普利酮（eplerenone）。CHF 时血中醛固酮浓度可明显升高，大量的醛固酮除了保钠排钾外，有明显的促生长作用，引起心房、心室、大血管重构，加速心衰恶化。醛固酮还可阻止心肌摄取去甲肾上腺素，使其浓度增高，引发冠状动脉痉挛和心律失常，增加心衰时室性心律失常和猝死的可能。另外，长期应用 ACEI 和 ARB 治疗 CHF 时，患者常出现醛固酮"逃逸"现象（醛固酮水平反而升高），引起心衰加重。醛固酮受体拮抗药可拮抗醛固酮引起的多种生物学效应，减轻逃逸现象。CHF 时单用螺内酯仅发挥较弱作用。临床研究证明，在常规治疗的基础上，加用醛固酮受体拮抗药可以防止左室肥厚心肌间质纤维化，改善血流动力学和临床症状，明显降低 CHF 的病死率。

螺内酯长期使用可导致高血钾和肾功能异常，另外有性激素样作用，引起可逆性男性乳房增生，有高血钾和肾功能异常者禁用。依普利酮为选择性醛固酮受体拮抗药，避免了性激素样副作用，不良反应较少。

二、利尿药

目前利尿药是唯一能充分控制和有效消除心衰患者水钠潴留的药物，是治疗心力衰竭的一线药物。发生 CHF 时，体内水钠潴留，心脏前负荷加重，是加重心功能不全的重要因素。利尿药通过促进水钠排泄，减少血容量和回心血量，减轻心脏前负荷，消除或缓解静脉淤血及其所引发的肺水肿和外周水肿。利尿药的排钠作用，可减少血管内钙离子含量，使血管壁张力下降，外周阻力降低，所以可以降低心脏的后负荷，改善心功能，缓解心功能不全的症状。

心衰患者有水钠潴留症状时都应给予利尿剂。轻度 CHF 可口服噻嗪类利尿药；中度、重度 CHF 或单用噻嗪类疗效不佳的，可用高效利尿药或噻嗪类与留钾利尿药合用；对严重 CHF、CHF 急性发作、急性肺水肿或全身浮肿者，可选用强效利尿药呋塞米静脉注射。严重 CHF 患者常须同时应用保钾利尿药，能有效拮抗 RAAS 激活所致的醛固酮水平的升高，又能防止失钾，还可抑制胶原增生和防止纤维化。

三、β 受体阻断药

β 受体阻断药是一种很强的负性肌力药，以前禁用于心衰。自 20 世纪 70 年代中期用于治疗 CHF 后，大量的研究表明，长期使用 β 受体阻断药能改善临床症状，提高射血分数，改善患者的生活质量，降低死亡率。常用药物有卡维地洛（carvedilol）、美托洛尔（metoprolol）及比索洛尔（bisoprolol）等，以卡维地洛治疗效果较为显著。

【药理作用】

β 受体阻断药可拮抗过高的交感神经活性，并影响 CHF 病理生理过程的多个环节而发挥治疗作用。

1. 通过阻断 β 受体，减慢心率，降低心肌氧耗，延长心脏舒张期冠脉灌注时间，有利于心肌有效血流量增加，从而改善心脏舒缩功能。

2. 抑制 RAAS 系统，降低体内肾素、血管紧张素水平，减少醛固酮分泌，进而逆转心室重构，降低衰竭心脏的前负荷和后负荷，改善心功能。

3. 长期应用 β 受体阻断药，可保护心肌 β 受体免受儿茶酚胺的持续兴奋，有利于心肌 β 受体数目"上调"，进而恢复心脏对神经系统调节的正常反应功能。

4. 阻断 β 受体，抑制心肌异位节律，延缓心内传导，可防止 CHF 时并发的室性和室上性心律失常，从而减少 CHF 时心脏猝死的发生。

【临床应用】

对扩张型心肌病及缺血性 CHF，长期应用可阻止临床症状恶化、改善心功能、降低猝死及心律失常的发生率。

【不良反应及注意事项】

1. 掌握适应证，以扩张型心肌病 CHF 疗效最佳。

2. 初期应用 β 受体阻断药可使血压下降、心率减慢、充盈压上升、心排出量下降、心功能恶化，故应注意适应证的范围。应用时宜从小剂量开始，并与强心苷合并应用，以消除其负性肌力作用。

3. 使用 β 受体阻断药时有可能出现低血压反应，应适时减量。

4. 心功能改善的情况与治疗时间正相关，平均奏效时间为 2～3 个月，故需长时间用药。

5. 严重 CHF 患者、严重窦性心动过缓者、伴有病窦综合征者、二度以上房室传导阻滞者、伴有支气管哮喘者禁用。

四、强心苷类

强心苷是从洋地黄类植物中提取的具有强心作用的苷类化合物，又称为洋地黄类药物，用于治疗心衰已有 200 余年。常用药物有洋地黄毒苷（digitoxin）、地高辛（digoxin）、去乙酰毛花苷（deslanoside，西地兰 D）、毒毛花苷 K（strophantin K）。

强心苷类的体内过程主要与其脂溶性有关，见表 21－1。脂溶性高的药物如洋地黄毒苷，其口服吸收率高，与血浆蛋白结合率也高，消除较慢，半衰期最长；反之脂溶性低的药物，如毒毛花苷 K，口服吸收率低，与血浆蛋白结合率低，消除较快，半衰期最短；而地高辛则介于二者之间。由于地高辛口服吸收有较大的个体差异，故生物利用度是有区别的。地高辛主要从肾排泄，故肾功能不全者应用时应注意减量，以免发生蓄积中毒。

表 21－1　常用强心苷的分类及药动学特点

分类	药物	吸收率（％）	血浆蛋白结合率（％）	肠肝循环（％）	生物转化（％）	肾排泄（％）	半衰期（小时）
长效	洋地黄毒苷	90～100	97	27	30～70	10	120～168
中效	地高辛	60～85	＜30	6.8	5～10	60～90	33～36
短效	去乙酰毛花苷丙	不良	5	少	极少	90～100	23
	毒毛花苷 K	良	5	少	0	90～100	12～19

【药理作用】

1. 对心脏的作用

（1）正性肌力作用　强心苷对心脏具有高度的选择性，能显著加强衰竭心脏的收缩力，增加心排出量，从而解除心力衰竭的症状。强心苷的正性肌力作用有以下特点：

1）使心肌收缩敏捷而有力，相对延长舒张期：有利于衰竭心肌充分休息和冠状动脉灌流增加，使心排出量增加。

2）增加衰竭心脏的输出量：强心苷的正性肌力作用，使心脏的泵血功能得到改善，消除了心衰时反射性交感神经兴奋所引起的血管收缩，使血管扩张，外周阻力降低，有利于增加心输出量。

3）降低衰竭心脏耗氧量：由于强心苷增加心排血量使心室腔内残存的血量减少，心室容积缩小，心室壁张力下降，以及减慢心率的作用，使心肌耗氧量明显降低，这也是强心苷的强心作用区别于儿茶酚胺等药物的显著特点。

正性肌力作用的机制：强心苷加强心肌收缩力是通过增加心肌细胞内 Ca^{2+} 浓度而实现的。治疗量的强心苷能与心肌细胞膜上的强心苷受体 $Na^+ - K^+ - ATP$ 酶结合，适度地抑制该酶的活性（活性降低 20～40%）使 $Na^+ - K^+$ 交换受阻，细胞内的 Na^+ 浓度升高，促进了 $Na^+ - Ca^{2+}$ 交换，使 Ca^{2+} 内流增加，储 Ca^{2+} 和释放 Ca^{2+} 增加，故心肌细胞内 Ca^{2+} 浓度升高，通过兴奋－收缩偶联作用使心肌收缩力增强。而中毒量的强心苷，过度地抑制 $Na^+ - K^+ - ATP$ 酶的活性（活性降低 60～80%），使细胞内的 Na^+ 和 Ca^{2+} 大量增加，导致胞内 Ca^{2+} 后除极触发活动，同时 K^+ 量明显减少，使细胞内缺 K^+，导致心肌细胞自律性增高，传导减慢，易致心律失常。

（2）减慢窦性心率作用（负性频率作用） CHF 患者因心输出量减少，反射性增强交感神经活性而使心率加快。应用强心苷后心输出量增加，反射性兴奋迷走神经，使窦房结抑制引起心率减慢。心率减慢可使心脏既得到充分的休息，又利于冠状动脉得到更多的血液供应，还能使静脉回流增加来缓解 CHF 的症状。

（3）对传导的影响 治疗量的强心苷通过提高迷走神经的活性而减慢房室传导。促 K^+ 外流使心房的 ERP 缩短。中毒时可造成不同程度的房室传导阻滞。

（4）对心电图的影响 治疗量时，最早可见 T 波低平，甚至倒置，S－T 段下移形成鱼钩状；P－R 间隔延长，反应房室传导减慢；P－P 间期延长，提示窦性频率减慢；也可见 Q－T 间隔缩短，提示浦氏纤维 ERP 及 ADP 缩短。中毒量强心苷可引起各种心律失常，心电图会有相应的表现。

2. 其他 强心苷通过正性肌力作用使肾血流量增加，也可直接抑制肾小管 $Na^+ - K^+ - ATP$ 酶，使 Na^+ 重吸收减少，产生利尿作用，同时也能增加迷走神经张力，抑制交感神经及肾素－血管紧张素系统，减少肾素和醛固酮分泌，对心脏具有保护作用。

【临床应用】

1. 充血性心力衰竭 强心苷对 CHF 的疗效因病因和程度的不同有明显差异，对伴有心房纤颤或心室率快的 CHF 疗效最佳；对瓣膜病、高血压、先天性心脏病所引起的低排出量 CHF 疗效较好；对甲亢、贫血、脚气病等因能量产生障碍所致高排出量的 CHF 应加上病因性治疗；对肺心病所致心衰，疗效较差；对机械阻塞性心衰如缩窄性心包炎、重度二尖瓣狭窄几乎无效。

2. 治疗某些心律失常

（1）心房纤颤　心房纤颤的主要危害在于心房过多的冲动传至心室，引起心室率过快，导致严重循环障碍。强心苷主要是通过减慢房室传导、减慢心室率、增加心排血量，从而改善循环障碍，消除心房纤颤的主要危害，但对多数患者并不能终止心房颤动。

（2）心房扑动　心房扑动的冲动较强而规则，更易传至心室，所以心室率快而难于控制。强心苷是治疗心房扑动最常用的药物，其可缩短心房的有效不应期，使心房扑动变为心房颤动，而后者可被强心苷抑制房室传导作用所阻滞而减慢心室率。

（3）阵发性室上性心动过速　强心苷可通过增强迷走神经活性，降低心房的兴奋性而终止阵发性室上性心动过速的发作。

【不良反应及注意事项】

强心苷治疗安全范围小，一般治疗量已接近中毒剂量的60%，而且个体差异较大，故易发生毒性反应。

1. 心脏毒性反应
是最严重的中毒反应，临床上遇到的各种心律失常都可能发生。主要与细胞内缺 K^+ 有关，以室性早搏和房室传导阻滞最为常见，而室性心动过速最为严重，一旦发生应立即抢救，否则可发展为心室纤颤。

2. 神经系统反应
主要有头痛，头晕、乏力、失眠、谵妄、视觉障碍，如黄视、绿视、视物模糊等，色视是强心苷中毒的先兆症状。

3. 消化系统反应
较为常见，表现为厌食，恶心、呕吐、腹泻等。但应与强心苷用量不足心衰未被控制所引起的胃肠道静脉淤血症状相区别。

4. 强心苷中毒的防治

（1）预防　①避免中毒的诱因，如高血钙，低血钾、低血镁及缺氧；②警惕中毒的先兆症状，如厌食、色视、早搏及窦缓（低于60次/分）等，一旦出现，应及时减量和停药。心电图及强心苷血药浓度的监测有更重要的诊断意义。

（2）治疗　①快速型心律失常：利多卡因对心室颤动更好，对严重中毒者可使用地高辛抗体 Fab 片段，可把强心苷从 Na^+-K^+-ATP 酶的结合中心解离出来，疗效迅速可靠；②心动过缓、传导阻滞，可用阿托品解救。

【给药方法】

1. 负荷量加维持量疗法
此给药方法是先短期内给予足量已达到全效量，即"洋地黄化"，然后逐日给予维持量。该方法起效快，但易致强心苷中毒，现临床已少用。

2. 每日维持量疗法
对轻、中度患者，目前多采用小剂量维持疗法，即每日给维持量，经过 4~5 个半衰期，使药物达到稳态血药浓度而发挥治疗作用。该方法即可有效治疗又可减少强心苷中毒的发生。如每日给予地高辛 0.125~0.25mg，经 6~7 天即可达稳定而有效的治疗血药浓度。

五、血管扩张药

血管扩张药通过扩张外周血管，使静脉回心血量减少，降低心脏的前负荷；通过扩张小动脉，降低外周阻力，减轻心脏后负荷，进而消除 CHF 的临床症状，改善患者生活质量，但多数药物不能降低病死率。

硝酸酯类

硝酸甘油（nitroglycerin）和硝酸异山梨酯（isosorbide dinitrate）主要扩张静脉，降低前负荷，明显减轻肺淤血及呼吸困难等症状，还选择性扩张心外膜下的冠状血管，增加冠脉流量，提高心室收缩及舒张功能。尤其适用于冠心病、肺楔压增高的 CHF 患者。易产生耐受性。

肼屈嗪

肼屈嗪（hydralazine）扩张小动脉，降低后负荷，增加心排出量，也较明显增加肾血流量。因能反射性激活交感神经及 RAAS，故长期单独应用难以维持疗效。主要用于肾功能不全或对 ACEI 不能耐受的 CHF 患者。

硝普钠

硝普钠（sodium nitroprusside）能扩张小静脉、小动脉，降低心脏前负荷、后负荷。作用快，静脉给药后 2~5 分钟起效，故可快速控制危急的 CHF。适用于需迅速降低血压和肺楔压的急性肺水肿、高血压危象等危急病例。

复习思考

一、选择题

1. 强心苷治疗心力衰竭的最基本作用是（　　）
    A. 使已扩大的心室容积缩小　　　　B. 增加心肌收缩力
    C. 降低心率　　　　　　　　　　　D. 降低心肌耗氧量
    E. 负性频率作用

2. 治疗强心苷中毒所引起的窦性心动过缓和轻度房室传导阻滞应选用（　　）

A. 阿托品   B. 异丙肾上腺素   C. 维拉帕米

D. 麻黄碱   E. 肾上腺素

3. 强心苷对心肌正性肌力作用的机制是（ ）

A. 增加膜 $Na^+ - K^+ - ATP$ 酶活性   B. 减慢房室传导

C. 缩小心室容积   D. 促进儿茶酚胺释放

E. 抑制膜 $Na^+ - K^+ - ATP$ 酶活性

4. 血管扩张药改善心衰的泵血功能是通过（ ）

A. 减少心肌耗氧量   B. 改善冠脉血流   C. 降低血压

D. 减轻心脏的前、后负荷   E. 降低心输出量

二、思考题

1. 目前临床常用的抗充血性心力衰竭的药物有哪些？

2. 强心苷类药物的不良反应有哪些？其中毒的防治措施有哪些？

扫一扫，知答案

模块二十二

抗心律失常药

扫一扫，看课件

【学习目标】

1. 掌握抗心律失常药的分类及主要代表药。

2. 熟悉常用抗心律失常药的药理作用、临床应用和不良反应。

3. 了解正常心肌电生理和心律失常的病理机制。

心律失常（arrhythmia）是由于窦房结发出冲动异常或发生异位冲动，冲动的传导速度和传导顺序异常等心脏活动的起源或传导障碍导致心脏搏动的频率或节律异常。心率过快、过慢或心动节律不同步均会引起心脏各部分的舒缩活动不协调，从而导致心脏泵血障碍。严重的心律失常可引起胸闷、心悸、出汗、低血压、晕厥，甚至猝死。

心律失常分为缓慢型和快速型两种类型：前者包括窦性心动过缓、房室传导阻滞等，可用阿托品、异丙肾上腺素等药物治疗；后者包括窦性心动过速、房性或室性期前收缩、房性或室性心动过速、心房或心室扑动、心房或心室颤动、阵发性室上性心动过速等，发病机制复杂。本模块主要讨论治疗快速型心律失常的药物。

📚 案例导入

患者，女性，60 岁。有高血压病史 12 年，伴有变异型心绞痛，最近频繁发生阵发性室上性心动过速。

请思考：

1. 该患者应选择哪些药物进行治疗？

2. 应如何指导患者正确用药？

项目一　抗心律失常药的基本作用及分类

一、心律失常的电生理学基础

（一）心肌细胞正常电生理

心室肌细胞在静息时处于极化状态，膜电位约为 -90mV，称为静息电位。当心肌细胞受到刺激而兴奋时，细胞膜的离子通透性改变，膜电位发生变化，形成动作电位。心肌细胞动作电位分为 5 个时相，见图 22 -1。0 相为除极期，为大量 Na^+ 迅速内流所致；1 相为快速复极初期，由 K^+ 短暂外流所致；2 相为缓慢复极期（平台期），由 Ca^{2+} 和少量 Na^+ 缓慢内流及 K^+ 外流互相平衡而形成；3 相为快速复极末期，K^+ 快速外流，膜电位迅速下降至静息电位水平；4 相为静息期，通过钠钾泵（$Na^+ - K^+ - ATP$ 酶）主动转运，使细胞内外的离子浓度恢复到除极前水平。0 ~ 3 相的时程合称为动作电位时程（action potential duration，APD）。

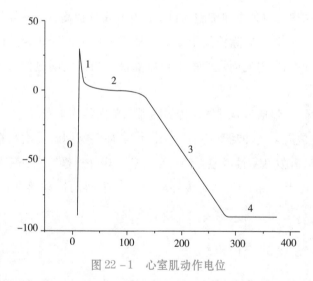

图 22 -1　心室肌动作电位

快反应自律细胞的动作电位的 0 ~ 3 相过程同上，4 相则在 K^+ 外流逐渐减弱和 Na^+ 内流逐渐增强的相互作用下发生自动除极化。当自动除极化达阈电位时，又激发新的动作电位。

慢反应自律细胞的动作电位分为 3 个时相。0 相除极化为 Ca^{2+}（而非 Na^+）内流所致；3 相复极化为 K^+ 外流所引起；4 相自动除极化为 K^+ 外流逐渐减弱和 Ca^{2+} 内流逐渐增强的相互作用下形成的。窦房结 P 细胞的动作电位无明显 1 相和 2 相且 4 相自动除极化速度快，其自律性远高于浦肯野细胞，心脏节律由窦房结控制。

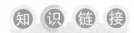
知 识 链 接

心肌细胞组成和兴奋传导过程

心脏主要由心肌细胞组成，心肌细胞分为工作细胞和自律细胞。前者包括心房肌细胞和心室肌细胞，均为快反应细胞；后者包括窦房结 P 细胞和浦肯野细胞，其中，窦房结 P 细胞为慢反应自律细胞，浦肯野细胞为快反应自律细胞。

一般认为，心脏的兴奋冲动传导顺序为：窦房结→心房肌→房室结→房室束（His 束）→末梢浦肯野纤维网→心室肌。其中，窦房结 P 细胞具有自律性，是心脏的正常起搏点；房室束和末梢浦肯野纤维网主要为浦肯野细胞，也具有自律性，为潜在起搏点。

（二）心律失常的电生理学机制

心律失常发生的基础是心肌细胞的异常电生理活动。

1. 自律性异常　正常情况下，心脏节律由窦房结控制。病理情况下，如低血钾、心肌缺血、缺氧可使窦房结以外自律细胞的自律性和兴奋性提高，形成异位起搏点。

2. 后除极和触发活动　后除极是指在一个动作电位中，继 0 相除极后因一些病理原因引发一过性 Na^+ 或 Ca^{2+} 内流而发生的低幅度除极，当达到阈电位时，引起异常冲动发放，即为触发活动。

3. 单向传导障碍　包括传导减慢、传导阻滞和单向传导阻滞。

4. 折返激动　是指一次冲动下传后，又沿另一环路折回，再次兴奋原已兴奋过的心肌。连续折返可引起阵发性室性或室上性心动过速、房扑房颤、室扑室颤等。产生折返的条件包括：①存在环形通路；②单向传导阻滞；③折回的冲动落在已兴奋细胞不应期之外。

二、抗心律失常药的作用机制

1. 降低自律性　抗心律失常药可抑制自律细胞 4 相 Na^+ 或 Ca^{2+} 内流、促进 K^+ 外流而降低 4 相自动除极速度、增大最大舒张电位、延长 APD，从而降低异位起搏点的自律性。

2. 抑制后除极和触发活动　后除极和触发活动的发生与 Na^+、Ca^{2+} 内流有关，抗心律失常药中的钙通道阻滞药和钠通道阻滞药可有效抑制后除极和触发活动。

3. 消除折返　消除折返有多种机制，如利多卡因和苯妥英钠等可促进 K^+ 外流加快传导而消除单向传导阻滞；钙通道阻滞药和 β 受体阻断药则减慢传导，变单向传导阻滞为双向传导阻滞，终止折返；此外，钠通道阻滞药、钙通道阻滞药和延长动作电位时程药均可延长心肌细胞的有效不应期（ERP），使折返冲动落于已兴奋细胞不应期内而消除折返。

三、抗心律失常药的分类

根据药物作用的电生理特点，可将抗心律失常药归纳为四大类，见表22 – 1。

表22 – 1　抗心律失常药的分类

分类	代表药物
Ⅰ类：钠通道阻滞药	
Ⅰa类：适度阻滞钠通道	奎尼丁、普鲁卡因胺
Ⅰb类：轻度阻滞钠通道	利多卡因、苯妥英钠
Ⅰc类：重度阻滞钠通道	普罗帕酮
Ⅱ类：β受体阻断药	普萘洛尔
Ⅲ类：延长动作电位时程药	胺碘酮
Ⅳ类：钙通道阻滞药	维拉帕米

项目二　常用抗心律失常药

一、Ⅰ类药——钠通道阻滞药

奎尼丁

奎尼丁（quinidine）属Ⅰa类抗心律失常药，是从金鸡纳树皮中分离得到的一种生物碱。该药口服吸收迅速，生物利用度可达75%，服药后1~2小时血药浓度达峰值，组织中药物浓度比血药浓度高10~20倍。本药大部分经肝代谢，但也有约20%原型药经肾直接排泄，酸化尿液可促进排泄。

【药理作用】

奎尼丁能适度阻滞开放状态Na^+通道，阻断Na^+内流，也能影响膜对K^+和Ca^{2+}的通透性。在较低浓度（<1μmol/L）时即可阻滞Na^+通道和K^+通道，较高浓度时还可阻滞Ca^{2+}通道，对心肌电生理产生一系列影响。

1. 降低自律性　治疗量的奎尼丁可阻滞Na^+通道而提高心肌阈电位，使浦肯野细胞4相自动除极化时间延长，自律性降低，尤其是处于过度兴奋的异位节律。治疗量的奎尼丁对正常的窦性节律无明显影响。

2. 减慢传导　阻滞Na^+通道，降低心房肌、心室肌和浦肯野纤维网的0相除极速率，减慢传导速度。

3. 延长不应期　阻滞K^+通道，抑制K^+外流，延长心房肌、心室肌和浦肯野纤维网

163

的 APD 和 ERP。延长 ERP 有利于消除折返冲动引发的心律失常。

4. 其他 奎尼丁可阻断外周血管 α 受体,静脉注射时会引起血管扩张、血压下降和反射性窦性心动过速。此外,本药还具有一定的抗胆碱作用,治疗房扑或房颤时,可加快房室传导,宜先用强心苷类药物减慢房室传导防止心室率加快。

【临床应用】

奎尼丁为广谱抗心律失常药,适用于各种快速型心律失常,包括心房纤颤、心房扑动、频发室上性和室性期前收缩等,也可用于室上性和室性心动过速的复律和预防。

【不良反应及注意事项】

本药安全范围小。

1. 金鸡纳反应 表现为恶心、呕吐、腹痛、腹泻等胃肠道反应及头痛、眩晕、耳鸣、听力减退和视觉障碍等症状。

2. 心脏毒性 为奎尼丁的严重不良反应。中毒量奎尼丁可致窦房传导阻滞和房室传导阻滞,严重时可致"奎尼丁晕厥"。奎尼丁中毒的药物抢救可使用异丙肾上腺素,同时静脉滴注碳酸氢钠或乳酸钠。本药心脏毒性多发生于用药初期,可加强初期的心电图监测以预防。

3. 过敏反应 偶致皮疹、血管神经性水肿和血小板减少。

4. 药物相互作用 肝药酶诱导剂(如苯巴比妥、苯妥英钠、利福平等)加速其代谢,降低其血药浓度;与肝药酶抑制剂(如普萘洛尔、维拉帕米、西咪替丁等)合用则应减少用量;能降低地高辛肾清除率而提高其血药浓度,合用时应减少地高辛用量;与华法林竞争血浆蛋白,提高华法林游离药物浓度。

普鲁卡因胺

普鲁卡因胺(procainamide)亦属 Ia 类抗心律失常药。

【药理作用】

普鲁卡因胺与奎尼丁作用相似,降低浦肯野纤维网自律性,减慢传导,延长 APD 和 ERP。但抗胆碱作用较弱,亦无 α 受体阻断作用。

【临床应用】

为广谱抗心律失常药,主要用于室性心律失常。

【不良反应及注意事项】

1. 一般不良反应 如恶心、呕吐、食欲不振、腹泻等胃肠道反应。

2. 心血管系统不良反应 高浓度静脉注射时,可引起低血压、房室传导阻滞、室性心动过速、室颤、心力衰竭等严重不良反应。

3. 过敏反应 如荨麻疹、皮肤瘙痒等。

4. 其他　少数患者长期用药出现红斑狼疮。

房室传导阻滞、低血压、心衰及肝肾功能不全者慎用。

利多卡因

利多卡因（lidocaine）为Ⅰb类抗心律失常药，也是局部麻醉药，是目前室性心律失常治疗的首选药。该药口服首关消除明显，生物利用度低。静脉注射 1 分钟起效，5 分钟达高峰，作用持续 15~30 分钟；肌肉注射 5~15 分钟起效，作用持续 60~90 分钟。本药血浆蛋白结合率为 50%~80%，几乎全部经肝脏代谢。

【药理作用】

治疗量的利多卡因主要作用于浦肯野纤维网和心室肌，对窦房结和心房肌作用不明显。

1. 降低自律性　利多卡因抑制 Na^+ 内流而促进 K^+ 外流，使浦肯野纤维最大舒张电位增大，4 相自动除极化速率下降，降低自律性。

2. 改变传导速度　治疗量的利多卡因对心肌传导性的影响与病理情况有关：①在心肌缺血等情况下，细胞外 K^+ 浓度升高，主要抑制 Na^+ 内流而减慢传导，可使单向传导阻滞变为双向传导阻滞而消除折返，可用于治疗急性心肌梗死所致心室颤动；②当血液 K^+ 浓度降低时，可促进 K^+ 外流，膜电位增大，0 相除极速度加快、幅度增大，传导速度亦随之加快，消除单向传导阻滞而终止折返。

3. 相对延长 ERP　促进 K^+ 外流，同时缩短 APD 和 ERP，但 APD 缩短程度大于 ERP，而使 ERP/APD 增加，即 ERP 相对延长。如此有利于消除折返。

【临床应用】

利多卡因为临床治疗室性心律失常的首选药。适用于心肌梗死、强心苷中毒、心脏外科手术及锑剂中毒所引起的室性快速型心律失常的治疗。

【不良反应及注意事项】

1. 可见头晕、嗜睡、感觉异常、肌肉震颤、语言障碍、惊厥、昏迷及呼吸抑制等中枢神经系统症状。充血性心力衰竭、肝功能不全患者静脉注射过快时容易出现。

2. 剂量过大或静脉注射过快可引起心率减慢、房室传导阻滞和低血压等不良反应。

3. 二、三度房室传导阻滞患者禁用。

Ⅰb类抗心律失常药还有苯妥英钠（phenytoin sodium）、美西律（mexiletine）等，它们对心肌电生理的影响和临床应用均与利多卡因相似。其中，苯妥英钠可与强心苷竞争 Na^+-K^+-ATP 酶，是治疗强心苷中毒所致的室性心律失常的首选药。

普罗帕酮

普罗帕酮（propafenone）抑制 Na^+ 内流的作用强于Ⅰa类和Ⅰb类药，具有弱的 β 受

体阻断和 Ca^{2+} 通道阻滞作用。本药可降低窦房结、心房、心室、房室结及浦肯野纤维的传导速度和自律性，延长 ERP，为广谱抗心律失常药，可用于室上性和室性心律失常的治疗。氟卡尼（flecainide）、恩卡尼（encainide）等亦属此类药物，作用相似。

二、Ⅱ类药——β 受体阻断药

普萘洛尔

普萘洛尔（propranolol，心得安）为非选择性、无内在拟交感活性 β 受体阻断药。

【药理作用】

普萘洛尔主要阻断 β 受体，降低交感神经兴奋性，也能抑制 Na^+ 内流，具有膜稳定作用，降低窦房结、心房，浦肯野纤维的自律性和房室传导速度，延长 ERP。

【临床应用】

主要用于治疗室上性心律失常，尤其适用于交感神经兴奋性过高如甲状腺功能亢进、嗜铬细胞瘤等引起的窦性心动过速，为首选药物之一。

【不良反应及注意事项】

1. 一般不良反应　有恶心、呕吐、轻度腹泻等消化道症状及眩晕或头昏等神经系统症状，偶见过敏性皮疹和血小板减少。

2. 心血管系统反应　可引起窦性心动过缓、房室传导阻滞及心肌收缩力减弱，禁用于严重心动过缓、重度或急性心力衰竭。

3. 诱发或加重支气管哮喘　支气管哮喘患者禁用。

4. 不宜用于糖尿病患者　普萘洛尔可掩盖患者低血糖时交感神经兴奋的症状，使低血糖症状不易察觉，此外，长期应用普萘洛尔可影响机体糖和脂质代谢，增加糖尿病患者血糖。

5. 反跳现象　长期用药者突然停药，可产生反跳现象，使原发病症加剧，引起心绞痛的发作、心肌梗死或突然死亡，可用约 2 周时间逐渐减小剂量至停药。

常用于治疗心律失常的 β 受体阻断药还有美托洛尔（metoprolol），它是选择性 $β_1$ 受体阻断药，无内在拟交感活性和膜稳定作用，可降低窦房结和房室结的自律性，减慢房室传导。适用于交感神经兴奋性过高所引起的室性、室上性快速型心律失常，且不会加重支气管哮喘。

三、Ⅲ类药——延长动作电位时程药

胺碘酮

胺碘酮（amiodarone）又名安律酮。

【药理作用】

明显阻滞心肌 K^+ 通道，抑制 K^+ 外流，适度阻滞 Na^+ 通道和 Ca^{2+} 通道；对 α 和 β 肾上腺素受体也有一定的阻断作用，可扩张血管，尤其是冠状动脉。

1. 降低自律性　抑制 4 相自动除极 Na^+ 或 Ca^{2+} 内流，降低窦房结和浦肯野纤维自律性。

2. 减慢传导　抑制 0 相 Na^+ 或 Ca^{2+} 内流，减慢 0 相除极速率，减慢房室结和浦肯野纤维传导速度。

3. 延长 ADP 和 ERP　抑制 K^+ 外流，显著延长 ADP 和 ERP。

【临床应用】

本药为广谱抗心律失常药，适用于各种室上性和室性心律失常。能扩血管，可降低冠心病、高血压、心衰和急性心肌梗死合并心律失常患者的死亡率。

【不良反应及注意事项】

1. 胃肠道反应　食欲减退、恶心、呕吐，应饭后服药。

2. 心血管系统　窦性心动过缓、房室传导阻滞、Q－T 间期延长，偶见尖端扭转型心动过速。

3. 其他　长期用药可见角膜黄褐色颗粒沉着、甲状腺功能异常和肺间质纤维化，因此长期用药者应定期检查肺、肝和甲状腺功能。

四、IV类药——钙通道阻滞药

维拉帕米

维拉帕米（verapamil）又名异搏定。

【药理作用】

阻滞 L－型 Ca^{2+} 通道，抑制 Ca^{2+} 内流。主要影响慢反应细胞，如窦房结和房室结。降低其自律性，减慢传导速度，延长其 ERP。

【临床应用】

本药主要用于治疗阵发性室上性心动过速，可作为首选药，也可在心房颤动或心房扑动时用于控制心室率。

【不良反应及注意事项】

本药禁用于二、三度房室传导阻滞、心功能不全、心源性休克和低血压患者。

项目三 抗心律失常药的临床应用原则

大多数抗心律失常药的治疗安全范围比较窄，有较严重的不良反应，甚至致死。临床应用抗心律失常药时应针对原发病，去除诱因，斟酌利弊，选择合适的抗心律失常药予以治疗。

一、去除心律失常诱因

诱发心律失常的常见因素有缺氧、低血钾、心肌缺血等，某些药物也会诱发心律失常。例如，强心苷类中毒可致室性早搏、房性或室性心动过速和房室传导阻滞；茶碱类药是房性心动过速的常见诱因。去除诱发因素是最基本的抗心律失常治疗措施。

二、明确治疗目的，合理用药

当临床出现明显的心律失常症状时，应考虑应用抗心律失常药治疗。明确诊断后，应视实际情况不同，合理选择药物。窦性心动过速可选用 β 受体阻断药或维拉帕米；心房纤颤或扑动，转律用奎尼丁（宜先给强心苷），预防复发则加用或单用胺碘酮；控制心室率用强心苷或加用维拉帕米或普萘洛尔；房性早搏可选用普萘洛尔、维拉帕米、胺碘酮；阵发性室上性心动过速可选用维拉帕米、普萘洛尔、胺碘酮、奎尼丁；室性早搏首选普鲁卡因胺、美西律、妥卡尼、胺碘酮；急性心肌梗死用利多卡因；强心苷中毒则用苯妥英钠；阵发室性心动过速选用利多卡因、普鲁卡因胺、丙吡胺、美西律、妥卡尼等；心室纤颤选用利多卡因、普鲁卡因胺（可心腔内注射）。

三、注意检测，避免严重不良反应发生

临床应用抗心律失常药一定要掌握指征，注意个体差异，定期检查心电图，必要时应进行血药浓度监测，以避免严重不良反应发生。

复习思考

一、选择题

1. 以下属于奎尼丁不良反应的有（ ）

    A. 金鸡纳反应 　　　　B. 奎尼丁晕厥 　　　　C. 反跳现象

    D. 皮疹 　　　　　　　E. 血管神经性水肿

2. 急性心肌梗死诱发心律失常宜选用（ ）

  A. 普萘洛尔 B. 维拉帕米 C. 利多卡因 D. 苯妥英钠 E. 奎尼丁

  3. 患者，男性，35 岁。因过度劳累出现心慌气短，心电图显示阵发性室性心动过速，应选用（　　）

  A. 利多卡因 B. 维拉帕米 C. 普萘洛尔 D. 苯妥英钠 E. 胺碘酮

二、思考题

  1. 长期使用普萘洛尔的患者突然停药，可产生反跳现象，应如何避免？

  2. 奎尼丁中毒时应采取哪些措施抢救？

扫一扫，知答案

模块二十三

调血脂药和抗动脉粥样硬化药

扫一扫，看课件

【学习目标】

1. 掌握他汀类药物的药理作用、临床应用及不良反应。

2. 熟悉其他调血脂药的药理作用、临床应用及不良反应。

3. 了解血脂的组成，抗动脉粥样硬化药的类型及作用。

动脉粥样硬化（atherosclerosis，AS）是指病变动脉内膜下发生脂质和复合糖类积聚、纤维组织增生及钙质沉着而形成斑块，继而动脉中层逐渐蜕变和钙化，导致动脉壁增厚变硬、血管腔狭窄。因斑块内组织坏死后与脂质结合呈黄色粥样，故而得名。动脉粥样硬化会造成血管闭塞、破裂和出血，是引发冠心病和脑卒中等心脑血管疾病的主要原因。

关于动脉粥样硬化的发生机制，脂肪浸润学说和氧化学说认为血脂升高，脂质侵入血管内膜并发生氧化是 AS 病变主要原因，故而调血脂药和抗氧化剂可以治疗 AS；损伤反应学说则认为粥样斑块的形成与内膜损伤有关，可用血管内皮保护药治疗。目前，调血脂药仍是防治 AS 的最重要药物。

案例导入

患者，男性，55 岁。体型肥胖，近三个月反复出现心前区闷痛，每次持续数分钟不等，冠状动脉造影明确诊断为冠心病；血脂检查总胆固醇（TC）、低密度脂蛋白（LDL）显著高于正常范围，高密度脂蛋白（HDL）偏低，甘油三酯（TG）、极低密度脂蛋白（VLDL）偏高。

请思考：

1. 该患者除了需要防治冠心病外，该患者还应如何用药以降低血脂？

2. 医生应如何指导患者进行饮食控制？

项目一　调血脂药

血脂是指血浆中所含脂质，包括胆固醇、甘油三酯、磷脂和游离脂肪酸等。血脂与载脂蛋白结合成脂蛋白（LP）后溶于血浆，进行转运和代谢。机体内 LP 分为乳糜微粒（CM）、极低密度脂蛋白（VLDL）、低密度脂蛋白（LDL）和高密度脂蛋白（HDL）等。某些血脂，一般指总胆固醇（TC）、总甘油三酯（TG）或 VLDL、LDL，高于正常范围则称为高脂血症，高脂血症可促进 AS 的形成和发展。

世界卫生组织将高脂血症分型如下，见表 23 – 1。

表 23 – 1　高脂血症分型

分型	脂蛋白变化	血脂变化
I	CM↑	TG↑↑↑、TC↑
IIa	LDL↑	TG↑↑、TC↑↑
IIb	VLDL↑、LDL↑	TG↑↑、TC↑↑
III	LDL↑	TG↑↑、TC↑↑
IV	VLDL↑	TG↑↑、TC↑↑
V	CM↑、VLDL↑	TG↑↑↑、TC↑

一、降低 TC 和 LDL 的药物

（一）他汀类

洛伐他汀

洛伐他汀（lovastatin）含内酯环结构，为前药，在体内水解产生活性后发挥药效。

【药理作用】

他汀类药物均为羟甲基戊二酰辅酶 A（HMG – CoA）还原酶抑制剂，通过抑制 HMG – CoA 还原酶，减少或阻断内源性胆固醇的合成。

1. 调血脂作用　他汀类药物调血脂作用明显，治疗量降低血脂作用强度为：LDL > TC > TG，并能使 HDL 升高。

2. 非调血脂作用　他汀类药物还具有：①抗氧化作用；②改善血管内皮功能作用；③抗炎作用；④抑制血管平滑肌细胞增殖和迁移，促其凋亡，阻止 AS 斑块形成和增大；⑤抑制血小板聚集等。

3. 其他　研究表明，他汀类药物还具有肾保护作用，能降低骨质疏松患者骨折的风险，以及能延缓阿尔茨海默症的发展。

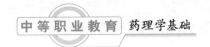

【临床应用】

他汀类药物为治疗高胆固醇血症的首选药，适用于Ⅱa、Ⅱb和Ⅲ型高脂血症的治疗。该类药物能使部分冠状动脉粥样硬化斑块进展减慢或回缩，因此也是防治冠心病的常用药物。

【不良反应及注意事项】

1. 一般不良反应　常见皮疹、头痛、恶心、腹痛、消化不良、便秘等，不影响治疗。

2. 肝脏毒性　少数患者用药后出现血清转氨酶升高，该反应与剂量无关，用药的前3个月应定期检查肝功能，转氨酶持续升高或超正常值3倍者应立即停药。

3. 肌病综合征　长期或高剂量用药可发生肌病综合征，严重者出现横纹肌溶解症。

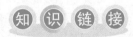

拜斯亭事件

拜斯亭的药品通用名为西立伐他汀，为德国拜耳公司于1997年推出的一种他汀类调血脂药。上市以来，全球有超600万患者使用过该药。2001年8月8日，拜耳公司宣布在全球范围内停止销售拜斯亭，并回收已售出药品。其原因是美国FDA公布31例因拜斯亭引起横纹肌溶解症导致患者死亡的报告，其中12例是联合使用了吉非贝齐。横纹肌溶解症是指横纹肌损伤坏死后，肌细胞成分（如酶类）释放进入血液，引起肾衰竭的一种疾病。

其他他汀类药物还有辛伐他汀（simvastatin）、普伐他汀（pravastatin）、氟伐他汀（fluvastatin）、阿伐他汀（atorvastatin）等。

（二）胆汁酸结合树脂

胆汁酸结合树脂又称胆汁酸螯合剂，主要为碱性阴离子树脂，能安全有效降低TC和LDL。常用药物有考来烯胺（colestyramine）、考来替泊（colestipol）、考来维仑（colesevel-am）等。

【药理作用】

本药在肠道中与胆汁酸不可逆性结合，阻碍肠道中胆汁酸的重吸收和利用，既减少外源性脂质的吸收，又促进肝内胆固醇转化为胆汁酸，降低肝内胆固醇含量，继而加速肝脏吸收和分解代谢血浆LDL，使血浆TC和LDL浓度降低。

【临床应用】

主要用于Ⅱa、Ⅱb型高脂血症，对单纯的高甘油三酯血症无效。因增强HMG－CoA还原酶的活性，一般宜与他汀类药物联合应用。

【不良反应及注意事项】

本药与他汀类、普萘洛尔、氯噻嗪、保泰松、苯巴比妥、洋地黄毒苷、口服抗凝药、脂溶性维生素、叶酸、铁剂等结合而降低其生物利用度，应避免同时服用。长期应用可致脂溶性维生素缺乏症。

（三）胆固醇吸收抑制剂

依折麦布

依折麦布（ezetimibe）又名依泽替米贝。

【药理作用】

依折麦布为一种新型胆固醇吸收抑制剂，与小肠黏膜刷状缘膜小囊泡上的膜蛋白有极高的亲和力，选择性地抑制肠道胆固醇（但不影响胆汁酸的吸收）的吸收，降低血浆胆固醇水平及肝脏胆固醇储量。

高胆固醇血症患者用依折麦布单药治疗后，低密度脂蛋白胆固醇（LDL－C）可中度降低（少于20%）。因依折麦布对内源性胆固醇无抑制作用，与他汀类合用有协同降低胆固醇的作用，在降低高胆固醇血症患者的 TC、LDL－C、载脂蛋白 B（apoB）和 TG 及提高高密度脂蛋白胆固醇（HDL－C）等方面，两药合用均优于单独应用。此外，依折麦布不增加胆汁分泌，对小肠吸收三酰甘油、脂肪酸、胆汁酸及脂溶性维生素均无显著影响。

【临床应用】

依折麦布作为饮食控制的辅助治疗，可单独用于对他汀类药物反应性下降及禁用他汀类药物的高胆固醇血症的患者，也可与他汀类联合应用于治疗原发性（杂合子家族性或非家族性）高胆固醇血症。联用时需密切监测谷氨酸转氨酶（ALT）变化，当 ALT 上升至正常上线 3 倍时要停用依折麦布。

【不良反应及注意事项】

依折麦布耐受性较好，但也有报道可引起呕吐、腹痛、腹泻、头痛、过敏反应（包括速发型过敏反应、血管神经性水肿、皮疹和荨麻疹）。横纹肌溶解症状则非常罕见。

二、降低 TG 和 VLDL 的药物

（一）贝特类

贝特类又称为苯氧芳酸类，最早开发的是氯贝丁酯，降脂作用明显，但不良反应较多。新研发的如吉非贝齐（gemfibrozil）、非诺贝特（fenofibrate）、苯扎贝特（bezafibrate）等，作用强、毒性低。

【药理作用】

贝特类可使 TG、VLDL 显著降低，TC、LDL 降低幅度较小，并有升高 HDL 作用。其

作用机制可能与激活过氧化物酶体增殖物激活受体 – α（PPAR – α）有关。

【临床应用】

本药主要用于原发性高甘油三酯血症，对Ⅲ型和Ⅴ型高脂血症也有效。

【不良反应及注意事项】

本药不良反应主要为胃肠道反应，如腹痛、腹泻、消化不良等。长期用药增加肝胆疾病发病率，应定期检查。与他汀类药物合用增加肌病发生率。

（二）烟酸类

烟酸（nicotinic acid）为 B 族维生素之一，能抑制脂肪酶，减少游离脂肪酸生成，降低 TC 和 TG。对多种类型的高脂血症均有一定疗效，对Ⅱb 和Ⅳ型疗效最好，可与他汀类或贝特类合用。不良反应较多，包括皮肤潮红及瘙痒、胃肠道反应、肝功能异常、尿酸增多、血糖升高等。

尼可莫尔（nicomol）为烟酸的前药，在体内水解释放出烟酸而发挥疗效。

阿昔莫司（acipimox）为烟酸衍生物，调血脂作用与烟酸类似。

项目二　抗动脉粥样硬化药

一、抗氧化剂

氧自由基（OFR）和氧化型 LDL（Ox – LDL）能从多个环节影响 AS 的发生和发展。利用抗氧剂，阻止氧自由基和 Ox – LDL 的生成，对阻止 AS 的发展具有重要意义。常用药物有普罗布考（probucol）、维生素 E、维生素 C、辅酶 Q_{10} 等。

普罗布考的脂溶性高，能与脂蛋白结合，阻断脂质过氧化过程，减少 Ox – LDL 的生成。它能延缓动脉粥样硬化斑块的形成，也能使已形成的斑块消退。

二、多烯脂肪酸类

多烯脂肪酸又称不饱和脂肪酸，主要有 ω – 3 型的二十碳五烯酸（EPA）、二十二碳六烯酸（DHA）、α – 亚麻酸（α – LNA）和 ω – 6 型的亚油酸（LA）、γ – 亚麻酸（γ – LNA）。

EPA 和 DHA 能显著降低 TG 和 VLDL，略升高 HDL，适用于高甘油三酯血症的治疗。

三、黏多糖和多糖类

肝素为黏多糖的代表药，具有调血脂、保护血管内皮、抗炎、抗血栓、抑制血管平滑肌增生和迁移等作用，能从多个环节抑制 AS 的发生和发展。因其抗凝作用过强，且口服无效，故不作防治 AS 的常用药。

低分子量肝素（LMWH）作用与肝素类似，且口服生物利用度高，抗凝作用弱，抗血栓作用强。临床用于缺血性心脑血管疾病的防治。

复习思考

一、选择题

1. 治疗高胆固醇血症首选（　　）

　　A. 洛伐他汀　　B. 考来烯胺　　C. 氯贝丁酯　　D. 烟酸　　E. 苯扎贝特

2. 下列属于前药的是（　　）

　　A. 吉非贝齐　　B. 尼可莫尔　　C. 肝素　　D. 普罗布考　　E. 阿昔莫司

3. 下列哪些药物不用吸收入体内即可发挥作用（　　）

　　A. 洛伐他汀　　B. 考来替泊　　C. 考来维仑　　D. 辛伐他汀　　E. 普伐他汀

4. 以下口服无效的是（　　）

　　A. 洛伐他汀　　　　　　B. 考来烯胺　　　　　　C. 烟酸

　　D. 低分子量肝素　　　　E. 肝素

5. 能明显降低血浆胆固醇的药物是（　　）

　　A. 烟酸　　　　　　　　B. 贝特类　　　　　　　C. 抗氧化剂

　　D. 多烯脂肪酸类　　　　E. 他汀类

二、思考题

1. 为高胆固醇血症患者调配他汀类药物时，医生应做哪些用药指导？

2. 他汀类是否可以与胆汁酸结合树脂合用，为什么？

扫一扫，知答案

模块二十四

作用于血液和造血系统的药物

扫一扫，看课件

【学习目标】

1. 掌握抗凝血药、纤维蛋白溶解药、抗贫血药的药理作用、临床应用及不良反应。

2. 熟悉促凝血药、抗血小板药、血容量扩充药的药理作用和临床应用。

3. 了解造血细胞生成因子的作用特点。

血液是由血浆和血细胞组成的液体组织，在心血管系统内循环流动，起着运输各类物质、维持内环境相对稳定和免疫防御等作用。当血液中的血细胞和血浆成分发生异常时，会引发各类血液系统疾病，如出血、休克、血栓和贫血等。

案例导入

新生儿患者，男，24 天，出生体重为 3.5kg。因反复呕吐抽搐 3 天而入院。

检查：体温 37.2℃，精神差，贫血貌，口腔黏膜有少许出血点，心、肺、腹无异常，头颅 CT 显示蛛网膜下腔出血。诊断为晚发性新生儿出血伴颅内出血。

请思考：

1. 应如何对该新生儿患者进行药物治疗？

2. 应如何预防晚发性新生儿出血的发生？

项目一　促凝血药

正常情况下，小血管破损引起的出血在机体生理性止血功能的作用下会于数分钟内自行停止。其中过程包括血管痉挛、形成血小板血栓和血液凝固。血液凝固是通过由大量凝血因子组成的凝血系统来完成的。

一、促进凝血因子生成药

维生素 K

维生素 K（vitamin K）包括天然的维生素 K_1、K_2 和人工合成的维生素 K_3、K_4。

【药理作用】

维生素 K 作为 γ-羧化酶的辅酶，参与合成凝血因子 II、VII、IX、X。维生素 K 长期缺乏会引起上述凝血因子合成不足，导致凝血障碍和出血不止。

【临床应用】

主要用于维生素 K 缺乏所致出血，如梗阻性黄疸、胆瘘、慢性腹泻和新生儿出血等患者，也用于长期使用广谱抗生素、香豆素类和水杨酸类药物所致出血。

【不良反应及注意事项】

1. 静脉注射可致面色潮红、呼吸困难，严重者休克。

2. 大剂量维生素 K_3 可致新生儿溶血性贫血和黄疸。

3. 维生素 K_1 可通过胎盘，故对临产孕妇应尽量避免使用。

4. 肝功能损伤的患者，增加维生素 K_1 的量加可加重肝损伤，严重肝脏疾患或肝功不良者禁用。

5. 维生素 K_1 应避免冻结，如有油滴析出或分层则不宜使用，但可在避光条件下加热至 $70 \sim 80℃$，振摇使其自然冷却，如澄明度正常则仍可继续使用。

二、抗纤维蛋白溶解药

抗纤维蛋白溶解药能竞争性抑制纤溶酶原激活因子，使纤溶酶原不能激活为纤溶酶，甚至直接抑制纤溶酶活性，使其不能溶解凝血过程产生的交联纤维蛋白，起到抑制纤溶亢进所致出血的作用。常用药物有氨甲苯酸（PAMBA）、氨甲环酸（AMCHA）等，适用于肺、脾、肝、前列腺、甲状腺、肾上腺等手术中止血。不良反应较少，用量过大可引起血栓，诱发心肌梗死。

三、促血小板生成药

酚磺乙胺

酚磺乙胺（etamsylate）又名止血敏。

【药理作用】

1. 促进血小板生成，增强血小板的黏附、聚集和释放。

2. 降低毛细血管通透性。

【临床应用】

用于防治各种手术前后的出血，也可用于血小板功能不良、血管脆性增加而引起的出血，亦可用于呕血、尿血等。

【不良反应及注意事项】

1. 本药毒性低，可有恶心、头痛、皮疹、暂时性低血压等，静脉注射可致过敏，严重者发生过敏性休克。

2. 本药注射剂不可与氨基己酸注射液混合使用。

四、作用于血管的促凝血药

垂体后叶素

垂体后叶素（pituitrin）是从动物腺垂体中提取的水溶性成分，主要含催产素（缩宫素）和加压素（抗利尿激素）。

【药理作用】

1. 催产素 大剂量引起子宫平滑肌强直收缩，压迫肌层内血管而止血。

2. 加压素 收缩小动脉和毛细血管，降低门静脉压和肺循环压力，有利于血管破损处形成血栓而止血。

【临床应用】

适用于产后出血、肺咯血及门静脉高压所致消化道出血。

【不良反应及注意事项】

本药注射过快可引起面色苍白、出汗、心悸、血压上升等，使用时应注意观察患者血压和心率变化；心功能不全、高血压和动脉粥样硬化患者禁用。

其他药物还有肾上腺素，可局部涂抹用于鼻黏膜、牙龈出血和伤口渗血。

项目二　抗凝血药

一、体内、体外抗凝血药

肝　素

肝素（heparin）为天然抗凝物质，主要从牛的肝、肺组织和猪的小肠黏膜中提取，呈强酸性，带负电荷。该药口服无效，需静脉给药，剂量用单位（U）。

【药理作用】

1. 抗凝作用　肝素在体内与抗凝血酶Ⅲ（AT Ⅲ）结合，改变其空间构象，大大增强其活性。与肝素结合的 AT Ⅲ能迅速与凝血因子Ⅱa（即凝血酶）、Ⅻa、Ⅺa、Ⅸa、Ⅹa 等结合并使之失活。AT Ⅲ与上述凝血因子结合后，肝素迅速脱落，继而又影响下一个 AT Ⅲ分子，由此产生放大作用和强大的抗凝血作用。

2. 其他　①调血脂作用：促进脂蛋白脂酶释放入血，水解 VLDL 和乳糜微粒（CM）；②抗炎作用：抑制炎症介质活性和炎症细胞活动；③抑制血管平滑肌增生。

【临床应用】

1. 防治血栓栓塞疾病　如深静脉血栓、肺栓塞、脑栓塞和急性心肌梗死，防止血栓形成和扩大。

2. 弥散性血管内凝血（DIC）　早期应用，防止纤维蛋白原和其他凝血因子耗竭而引发继发性出血。

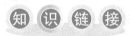

弥散性血管内凝血（DIC）

弥散性血管内凝血是一种高危综合征。在特定致病因素如感染、恶性肿瘤、羊水栓塞等的作用下，体内凝血系统被激活，在微循环内发生血小板聚集及纤维蛋白沉积，形成播散性微血栓，造成微循环障碍、红细胞机械性损伤及溶血；大量微血栓的形成既耗竭了纤维蛋白原和凝血因子又激活了体内纤溶系统，微血栓被溶解后造成大量出血。DIC 发病危急，患者最终死于大出血和器官衰竭。DIC 早期使用肝素能防止微血栓的大量形成，避免向晚期大出血发展，挽救患者生命。

3. 体外抗凝血　用于心血管手术、各种导管手术、体外循环、血液透析、输血等的抗凝血。

【不良反应及注意事项】

1. 自发性出血，为肝素过量所致，多为黏膜出血、关节积血和伤口出血等。使用时应密切关注患者情况，一旦发生自发性出血，立即停用肝素，并注射硫酸鱼精蛋白中和肝素。

2. 过敏反应，如皮疹、药热、哮喘、鼻炎、荨麻疹等。

3. 可引起早产及胎儿死亡，故孕妇禁用。

4. 长期用药（3~6 个月）可引起骨质疏松，引发自发性骨折。

其他可用于体内外抗凝血的药物还有低分子量肝素（LMWH）、水蛭素（hirudin）等。

低分子量肝素为肝素经解聚而得，抗凝血作用比肝素更弱，但具有较强的抗血小板和改善微循环作用，自发性出血发生率明显低于肝素。水蛭素是从水蛭唾液腺中分离纯化得到的抗凝物质，直接抑制凝血酶，具有强大而持久的抗血栓作用，现已发明基因重组水蛭素，药理作用与天然水蛭素相同。

二、体内抗凝血药

华法林

华法林（warfarin）为香豆素类口服抗凝血药。该药口服吸收快，其钠盐的生物利用度接近100%，在体内近99%与血浆蛋白结合。主要在肝代谢，作用可维持2~5天。

【药理作用】

本类药物结构与维生素 K 相似，为维生素 K 拮抗剂，抑制维生素 K 由环氧化型向氢醌型转化，从而阻止维生素 K 的反复利用。由于体内储备有一定量的维生素 K，故而该药起效较慢，口服后12~24小时出现作用，停药后作用持续数天。本类药物无体外抗凝活性。

【临床应用】

口服用于防治血栓栓塞性疾病。由于起效慢，一般采用先用肝素，再用本药维持治疗的序贯疗法。

【不良反应及注意事项】

1. 自发性出血，如口服过量易致常见皮肤黏膜、胃肠道、泌尿生殖道出血，严重者颅内出血，应严密监测。可用维生素 K 对抗，严重时输新鲜血浆或全血。

2. 因致畸性，早孕妇女禁用。

3. 水合氯醛、保泰松、甲苯磺丁脲、奎尼丁等可与本药竞争血浆蛋白，使本药游离浓度升高，抗凝作用增强。

4. 肝药酶诱导剂苯巴比妥、苯妥英钠、利福平等加速其肝代谢，降低其药效。

同类药物还有双香豆素（dicoumarol）、醋硝香豆素（acenocoumarol）、双香豆素乙酯（ethyl biscoumacetate）等。

三、体外抗凝血药

柠檬酸钠

柠檬酸钠（sodium citrate）又名枸橼酸钠。

【药理作用】

本药能与血液中 Ca^{2+} 螯合，生成难以解离的可溶性络合物，降低游离 Ca^{2+} 浓度，抑制凝血酶原转化为凝血酶，从而起到抗凝作用。本药无体内抗凝作用。

【临床应用】

用于体外抗凝血，适用于新鲜血液的抗凝和保存，还可用于连续肾脏替代疗法（CRRT）中体外抗凝血。

【不良反应及注意事项】

在正常输血速度下，本品不会出现不良反应，当输血速度太快或输血量太大（1000mL）以上时，因枸橼酸盐不能及时被氧化，可致低钙血症，引起手足抽搐和心功能不全，可用钙剂纠正；为预防枸橼酸盐中毒反应，大量输血时可静脉注射适量葡萄糖酸钙或氯化钙。一般每输注1000mL含枸橼酸钠血可静脉注射10%葡萄糖酸钙10mL或5%氯化钙10mL，以中和输入的大量枸橼酸钠，防止低钙血症发生。

项目三　纤维蛋白溶解药

纤维蛋白溶解药能够间接或者直接降解纤维蛋白和纤维蛋白原，限制血栓增大和溶解血栓，从而降低血栓栓塞性疾病发病率、致残率和死亡率。纤维蛋白溶解药目前已发展至第三代，第一代为链激酶和尿激酶，第二代为组织型纤溶酶原激活物（t-PA）及基因重组产物rt-PA和rscu-PA，第三代研制的有蛇毒溶栓药安克洛酶、吸血蝠纤溶酶原激活物（Bat-PA）。

链激酶

链激酶（streptokinase，SK）是从溶血性链球菌培养液中提取的一种蛋白质。

【药理作用】

链激酶能与纤溶酶原结合，继而激活纤溶酶原转化为纤溶酶，迅速水解血栓中纤维蛋白，溶解血栓。

【临床应用】

静脉注射SK治疗急性新鲜血栓和栓塞，血栓形成6小时内用药效果最好。

【不良反应及注意事项】

1. 过敏反应，如可见皮疹、药热等反应，用药前须做皮试。

2. 本药对病理性和生理性纤维蛋白均可溶解，过量使用可致出血，严重者可用氨甲苯酸对抗。

尿激酶

尿激酶（urokinase，UK）是由人肾细胞合成，从尿液中分离得到的一种糖蛋白。

【药理作用】

UK能直接激活纤溶酶原转化为纤溶酶，从而发挥溶栓作用。

【临床应用】

本药用途同SK，本药无抗原性，不引起过敏反应，适用于对SK过敏者。

【不良反应及注意事项】

最常见的不良反应是出血倾向。以注射或穿刺局部血肿最为常见，其次为组织内出血，多轻微，严重者可致脑出血；用于冠状动脉再通溶栓时，常伴随血管再通后出现房性或室性心律失常，需严密进行心电监护；本药抗原性小，体外和皮内注射均未检测到诱导抗体生成，故过敏反应发生率极低，如发现过敏症状如：皮肤、荨麻疹等应立即停用。但也有报告，曾用链激酶治疗的病人使用本品后少数人引发支气管痉挛、皮疹和发热。也可能会出现头痛、头重感，食欲不振、恶心、呕吐等胃肠症状。进行颅脑或脊髓内外科手术、颅脑出血的患者、血液凝固异常等禁用。

阿替普酶

阿替普酶（alteplase）又称重组人组织纤溶酶原激活物（rt－PA）。

【药理作用】

阿替普酶能选择性激活血栓处的纤溶酶原，使其转化为纤溶酶，从而发挥溶栓作用。对循环血液中纤溶酶原作用很弱，故而出血副作用较小。

【临床应用】

静脉滴注用于治疗肺栓塞、急性心肌梗死和急性缺血性脑卒中。

同类药物还有阿尼普酶（anistreplase）、瑞替普酶（reteplase）等。

【不良反应及注意事项】

1. 血液系统　出血最常见。

2. 中枢神经系统　可出现颅内出血、癫痫发作。

3. 泌尿生殖系统　有报道用药后立即出现肾血管肌脂瘤引起的腹膜后出血。

4. 骨骼/肌系统　可出现膝部出血性滑膜囊炎。

5. 注意事项　脑血管疾病者、严重肝功能障碍者、感染性血栓性静脉炎患者、高龄（年龄大于75岁）患者、正在口服抗凝药的患者、活动性经期出血者慎用。

项目四　抗血小板药

血小板具有黏附、聚集和释放（分泌）功能，激活的血小板参与生理性止血、血栓形成和动脉粥样硬化的形成等过程。抗血小板药又称血小板抑制药，其抗血小板机制复杂多样，主要有抑制血小板代谢、干预 ADP 对血小板的诱导作用、拮抗凝血酶和阻断 GP Ⅱ b/Ⅲa 受体等。

一、影响血小板代谢的药物

阿司匹林

阿司匹林（aspirin）又称乙酰水杨酸。

【药理作用】

阿司匹林为环氧化酶抑制药，与血小板环氧化酶发生不可逆的乙酰化反应，使之失活，抑制血小板内花生四烯酸转化为 PPG_2 和 PGH_2，减少血栓烷 A_2（TXA_2）的合成。TXA_2 对血小板的释放和聚集有强烈诱导作用。

【临床应用】

阿司匹林用于抑制下述情况时的血小板黏附和聚集：①不稳定性心绞痛（冠状动脉血流障碍所致的心脏疼痛）；②急性心肌梗死和预防心肌梗死复发；③动脉血管的手术后（动脉外科手术或介入手术后，如主动脉冠状动脉静脉搭桥术）；④预防大脑一过性的血流减少和已出现早期症状后预防脑梗死。每日口服 50～75mg，预防血栓形成。

【不良反应及注意事项】

常见的不良反应为胃肠道反应，如腹痛和胃肠道轻微出血，偶尔出现恶心，呕吐和腹泻。此外，小剂量阿司匹林能减少尿酸的排泄，对易感者可引起痛风发作。

利多格雷

【药理作用】

利多格雷为 TXA_2 合成酶抑制药，兼有中度 TXA_2 拮抗受体的作用。

【临床应用】

利多格雷对血小板血栓和冠状动脉血栓的疗效强于阿司匹林和水蛭素。

【不良反应及注意事项】

1. 有出血的倾向，要仔细观察，出现异常立即停止给药。偶有转氨酶、尿素氮升高；还可出现恶心、呕吐、腹泻、食欲不振、胀满感等；过敏反应如荨麻疹、皮疹等很少发生，发生时应停止给药。室上心律不齐、血压下降少见，发现时减量或终止给药。头痛、发烧、注射部位疼痛、休克及血小板减少等少见。严重不良反应可出现出血性脑梗塞、硬膜外血肿、脑内出血、消化道出血、皮下出血等。

2. 与抑制血小板功能的药物并用有协同作用，必须适当减量。本品避免与含钙输液（格林氏溶液等）混合使用，以免出现白色混浊。

3. 孕妇或有可能妊娠妇女慎用。

同类药物还有奥扎格雷（ozagrel）。

双嘧达莫

双嘧达莫（dipyridamole）又称潘生丁，为磷酸二酯酶抑制药。

【药理作用】

1. 抑制磷酸二酯酶，减少 cAMP 的水解，提高血小板内 cAMP 水平。

2. 增加腺苷环化酶活性，增加 cAMP 的合成。

3. 增强 PGI_2 活性，促进 PGI_2 合成。

4. 轻度抑制环氧化酶，减少 TXA_2 合成。

通过以上作用，双嘧达莫对胶原、ADP、肾上腺素和凝血酶诱导的血小板聚集产生抑制，在体内外均有抗血栓作用。

【临床应用】

双嘧达莫用于治疗血栓栓塞性疾病。与华法林合用，防止心脏瓣膜置换术后血栓形成。

【不良反应及注意事项】

不良反应可见头痛、眩晕、面色潮红、晕厥和恶心、呕吐、腹泻等胃肠道反应。本药可引起外周血管扩张，故低血压患者应慎用。与肝素合用可引起出血倾向，有出血倾向患者慎用。

二、阻碍 ADP 介导血小板活化的药物

噻氯匹定

【药理作用】

噻氯匹定为血小板 ADP 受体阻断药，选择性阻碍 ADP 介导的血小板活化，干扰 ADP 诱导的血小板膜 GPⅡb/Ⅲa 受体与纤维蛋白原的结合，抑制血小板黏附、聚集和分泌。

【临床应用】

本药用于预防急性心肌梗死、脑卒中和外周动脉血栓的复发。

【不良反应及注意事项】

不良反应可出现恶心、腹部不适及腹泻等消化系统症状。亦可出现皮疹，偶有粒细胞、中性白细胞、血小板减少及转氨酶升高。孕妇及哺乳妇女忌用。

同类药物还有氯吡格雷（clopidogrel），作用机制相似，副作用少。

三、凝血酶抑制药

水蛭素

水蛭素（hirudin）是水蛭及其唾液腺中已提取出多种活性成分中活性最显著并且研究得最多的一种成分。

【药理作用】

水蛭素和重组水蛭素（lepirudin）直接与凝血酶特异性结合，抑制其活性。既能抑制纤维蛋白的生成，又能抑制凝血酶引起的血小板聚集和分泌。

【临床应用】

水蛭素同肝素一样有良好的体内外抗凝血、抗血栓作用，可用于预防各类外科手术后的血栓形成，早期给药预防和治疗 DIC，还可用于预防溶栓后复发和血液透析、体外循环中抗凝血。

【不良反应及注意事项】

水蛭素与水蛭肽用于抗血栓治疗，出血副作用较小，且无过敏反应和免疫原性无毒反应。大剂量可能引起出血。

四、血小板膜 GPⅡb/Ⅲa 受体阻断药

阿昔单抗

阿昔单抗（abciximab）是一种生物药品制剂，中文别名"抗血小板凝聚单克隆抗体"。

【药理作用】

阿昔单抗是血小板膜糖蛋白 GPⅡb/Ⅲa 受体的单克隆抗体和阻断药。各种诱导因子引起血小板聚集都要最终暴露血小板膜表面的 GPⅡb/Ⅲa 受体，使之与纤维蛋白原、玻璃体结合素和血管性血友病因子（vWF）结合，才能引起血小板聚集。GPⅡb/Ⅲa 受体阻断药阻碍血小板与配体结合，抑制血小板聚集。

【临床应用】

阿昔单抗适用于辅助经皮冠状动脉干预预防心脏缺血并发症。

【不良反应及注意事项】

阿昔单抗适用于辅助经皮冠状动脉干预预防心脏缺血并发症。给药后 36 小时出血是最常见的不良反应。因此，本品不应给予活动性出血或有出血倾向的患者。

目前，国内生产的同类药物为替罗非班（tirofiban），是一种新型可逆性非肽类血小板

表面糖蛋白 GPⅡb/Ⅲa 受体阻断药。与肝素联合用于不稳定性心绞痛，预防心脏缺血。

项目五　抗贫血药及造血细胞生成因子

一、抗贫血药

贫血是指循环血液中血红蛋白量、红细胞数或血细胞比容低于正常值。根据发病原因、机制及细胞形态等的不同，将贫血分为缺铁性贫血、巨幼红细胞性贫血和再生障碍性贫血。缺铁性贫血是缺铁所致；巨幼红细胞性贫血是叶酸或维生素 B_{12} 缺乏所致；再生障碍性贫血是骨髓造血功能异常所致。这里主要介绍用于缺铁性贫血和巨幼红细胞性贫血的药物。

铁　剂

临床常用铁剂有硫酸亚铁（ferrous sulfate）、枸橼酸铁铵（ammonium ferric citrate）、右旋糖酐铁（iron dextran）等。口服铁剂需经还原为亚铁形式才能吸收，胃酸、维生素 C、食物中的果糖、半胱氨酸等有助于形成亚铁，可促进铁的吸收；胃酸缺乏、食物中钙、磷、鞣质及四环素等可阻碍铁的吸收。

【药理作用】

铁是构成血红蛋白、肌红蛋白、血红素酶、金属黄素蛋白酶等人体必需元素。缺铁会影响红细胞成熟，引起小细胞低色素性贫血，即缺铁性贫血。成人每日需补充铁 1mg，食物中含铁 10～15mg 即能满足需要。

【临床应用】

铁剂用于防治各类原因所致缺铁性贫血，对失血性、营养不良、妊娠和儿童发育的缺铁性贫血效果最佳。

【不良反应及注意事项】

1. 胃肠道反应，表现为恶心、腹痛、腹泻等，宜饭后服用。

2. 小儿误食 1g 以上铁剂可致急性中毒，表现为呕吐、腹痛、血性腹泻等，可引起坏死性胃肠炎，严重者休克、死亡。应以磷酸盐或碳酸盐溶液洗胃抢救，并以去铁胺灌胃解毒。

3. 本类药可与维生素 C 配伍以增强吸收；忌与牛奶、豆腐、茶、四环素和抗酸药同服，会减少吸收。

叶　酸

叶酸（folic acid）是一种重要的水溶性 B 族维生素，广泛存在于动植物性食物中。

【药理作用】

叶酸进入体内后转化为四氢叶酸，作为辅酶传递一碳单位，参与体内多种代谢，包括核酸和蛋白质的合成。缺乏叶酸会影响红细胞中 DNA 合成，使原红细胞和幼红细胞生长和分裂停止，出现巨幼红细胞性贫血。

【临床应用】

叶酸用于各类原因引起的巨幼红细胞性贫血，与维生素 B_{12} 合用效果更佳。对苯妥英钠、甲氨蝶呤、乙胺嘧啶、甲氧苄啶等所致巨幼红细胞性贫血无效，应选用甲酰四氢叶酸钙治疗。

【不良反应及注意事项】

大剂量应用叶酸可致消化道反应。

维生素 B_{12}

维生素 B_{12} 广泛存在于动物内脏、牛奶、蛋黄中，药用维生素 B_{12} 为氰钴胺和羟钴胺。口服维生素 B_{12} 必须在胃部与"内因子"结合，避免被胃液消化，进入空肠后被吸收。胃黏膜萎缩会导致"内因子"缺乏，影响维生素 B_{12} 的吸收，引起恶性贫血。

【药理作用】

维生素 B_{12} 是细胞分裂和维持神经组织髓鞘完整的必需物质。维生素 B_{12} 参与一碳单位传递和 DNA、蛋白质的合成，此外，它还是甲基丙二酸单酰辅酶 A 变位酶的辅酶，参与三羧酸循环，影响神经髓鞘脂质的合成。维生素 B_{12} 缺乏将导致：①巨幼红细胞性贫血；②神经髓鞘病变，感觉异常，运动失调。

【临床应用】

1. 用于恶性贫血和巨幼红细胞性贫血。

2. 作为肝病、神经系统疾病的辅助治疗药物。

3. 注射给药用于慢性萎缩性胃炎的辅助治疗。

【不良反应及注意事项】

1. 肌注偶可引起皮疹、瘙痒、腹泻及过敏性哮喘，但发生率低，极个别有过敏性休克，不宜滥用。

2. 痛风患者如使用维生素 B_{12}，由于核酸降解加速，血尿酸升高，可诱发痛风发作。

3. 神经系统损伤者，在诊断未明确前，不宜应用维生素 B_{12}，以免掩盖亚急性联合变性的临床表情。

4. 维生素 B_{12} 缺乏可同时伴有叶酸缺乏，如以维生素 B_{12} 治疗，血象虽能改善，但可掩盖叶酸缺乏的临床表现；对该类患者宜同时补充叶酸，才能取得较好疗效。

5. 维生素 B_{12} 治疗巨幼细胞性贫血，在起始 48 小时，宜查血钾，以防止严重低血钾。

6. 应与氯霉素合用，可抵消维生素 B_{12} 具有的造血功能；同时给药或长期大量摄取维生素 C 时，可使维生素 B_{12} 血浓度降低；氨基糖苷类抗生素、对氨基水杨酸类、苯巴比妥、苯妥英钠、扑米酮等抗惊厥药及秋水仙碱等可减少维生素 B_{12} 从肠道的吸收；消胆胺可结合维生素 B_{12}，减少其吸收。

二、造血细胞生成因子

促红细胞生成素

促红细胞生成素（erythropoietin，EPO）是由人肾脏近曲小管管周细胞分泌的糖蛋白。口服无效，须静脉或皮下注射。现可用 DNA 重组技术合成。

【药理作用】

EPO 能与红系干细胞（BFU – E/CFU – E）膜受体结合，刺激干细胞增殖和向原红细胞分化，也能加速红细胞增殖和成熟以及促进骨髓释放网织红细胞和成熟红细胞入血。

【临床应用】

临床上应用的为重组人红细胞生成素，适用于慢性肾衰竭所致贫血，包括血液透析、腹膜透析和非透析治疗者；还用于治疗化疗所致非髓性恶性肿瘤成人患者的贫血。

【不良反应及注意事项】

常见不良反应有头痛和血压升高。高血压患者慎用。

非格司亭

非格司亭（filgrastim）为基因重组人粒细胞集落刺激因子（G – CSF）。

【药理作用】

G – CSF 是血管内皮细胞、单核细胞和成纤维细胞合成的糖蛋白，能刺激骨髓粒系前体细胞增殖和分化为成熟粒细胞，并促进骨髓释放成熟粒细胞释放入血，增进其功能。

【临床应用】

适用于多种原因所致白细胞减少症和粒细胞减少症。

【不良反应及注意事项】

1. 少数患者有轻度骨痛、腰痛、胸痛、关节痛的情况发生，亦有少数出现暂时性的血清尿酸、乳酸脱氢酶及碱性磷酸酶增高，停药后可恢复。有时会有恶心、呕吐、转氨酶升高，皮疹偶有发生。

2. 使用前须详细询问病史，必要时要预先进行皮试。

3. 本药使用中，须定期进行血液检查，要特别注意中性粒细胞计数的变化，否则须采取适当的减量或停药措施。

4. 对进行化疗的中性粒细胞减少的患者，应先给予化疗药物后再注射本药，须避免在化疗前使用。

5. 已知骨髓异常增生综合征，伴随芽球增加的病例，有转移致骨髓白血病的危险，所以在使用本品时，应先采样细胞，确认并经过体外试验，未见有芽胞之增，方可使用。

6. 儿童使用本品时，应谨慎并仔细观察；孕妇、早产儿、新生儿、婴儿均不宜使用；静脉注射时，应与5%葡萄糖注射液或等渗盐水混合使用，但不宜与其他注射液混合注射。

粒细胞/巨噬细胞集落刺激因子

粒细胞/巨噬细胞集落刺激因子（GM－CSF）来源于活化的T－淋巴细胞、血管内皮细胞、单核细胞和成纤维细胞。

【药理作用】

GM－CSF能刺激粒细胞、单核细胞、巨噬细胞和淋巴细胞等增殖、分化和活化，增强粒细胞、单核细胞、巨噬细胞的功能。

【临床应用】

临床使用重组GM－CSF，也称沙格司亭（sargramostim），适用于多种原因所致白细胞减少症及白细胞减少并发的感染。

【不良反应及注意事项】

1. 不良反应主要有发热、骨痛、肌痛、腹泻、呼吸困难、皮疹等。

2. 本品属蛋白质类药物，用前应检查是否发生浑浊，如有异常，不得使用。

3. 本品不应与抗肿瘤化疗药同时使用，如要进行下一疗程的抗肿瘤化疗，应停药至少48小时后，方可继续治疗。

4. 高血压患者及有癫痫病史者慎用。儿童、老年患者慎用。孕妇及哺乳期妇女使用本品的安全性尚未建立，应慎重使用。

项目六　血容量扩充药

大量失血会引起血容量下降，血压大幅降低，血流变慢，重要组织器官缺氧甚至衰竭，导致休克。临床上除输血或输血浆外，使用血容量扩充药提高血浆胶体渗透压以维持循环血量也是重要治疗手段。

右旋糖酐

右旋糖酐（dextran）是高分子葡萄糖聚合物。临床应用的有中分子右旋糖酐 70、低分子右旋糖酐 40 和小分子右旋糖酐 20。

【药理作用】

1. 扩充血容量　右旋糖酐是高分子化合物，静脉注射后升高血浆胶体渗透压，增加组织液水分回流入血液，扩充血容量。

2. 抗血栓形成和改善微循环　右旋糖酐能覆盖红细胞、血小板和胶原表面，抑制血小板激活，减少血小板的黏附和聚集；另一方面，因扩充了血容量，稀释了血液，因而降低血液黏稠度。综合以上，右旋糖酐具有抗血栓和改善微循环的作用。

3. 渗透性利尿　小分子右旋糖酐和低分子右旋糖酐能从肾小球滤过，不被重吸收，并升高尿液渗透压，减少尿液中水的重吸收，产生利尿作用。

【临床应用】

1. 休克　用于失血、创伤、烧伤等各种原因引起的休克和中毒性休克。

2. 预防手术后静脉血栓形成　用于肢体再植和血管外科手术等，预防术后血栓形成。

3. 血管栓塞性疾病　用于心绞痛、脑血栓形成、脑供血不足、血栓闭塞性脉管炎等。

4. 其他　用于纠正外科手术期间的血容量减少。

【不良反应及注意事项】

1. 过敏反应，表现为皮肤瘙痒、荨麻疹、恶心、呕吐、哮喘，重者口唇发绀、虚脱、血压剧降、支气管痉挛，严重者出现过敏性休克，甚至死亡。

2. 大量输入可引起出血倾向。

3. 充血性心力衰竭、严重血小板减少、凝血障碍者禁用；心、肝、肾功能不良者慎用。

复习思考

一、选择题

1. 影响维生素 B_{12} 吸收的是（　　）

　　A. 叶酸　　　　B. 内因子　　　　C. 铁离子　　　　D. 亚铁离子　　　　E. 维生素 C

2. 新生儿出血宜选用（　　）

　　A. 维生素 K　　　B. 氨甲苯酸　　　C. 氨甲环酸　　　D. 凝血酶　　　E. 酚磺乙胺

3. 铁剂不宜与以下哪些物质同服（　　）

　　A. 维生素 C　　　B. 牛奶　　　C. 茶　　　D. 四环素　　　E. 氢氧化铝

4. 对于乙胺嘧啶引起的巨幼红细胞性贫血应选用（　　）

A. 甲酰四氢叶酸钙　　　　B. 硫酸亚铁　　　　　　C. 维生素 B_{12}

D. 维生素 K　　　　　　　E. 维生素 C

5. 以下在体内、体外均具有抗凝血活性的是（　　）

A. 枸橼酸钠　　　　　　　B. 双香豆素　　　　　　C. 华法林

D. 醋硝香豆素　　　　　　E. 肝素

二、思考题

1. 华法林停药后其作用为什么仍能持续数天？

2. 为什么铁剂与维生素 C 配伍可增强吸收？

扫一扫，知答案

模块二十五

组胺与抗组胺药

扫一扫，看课件

【学习目标】

1. 掌握 H_1 受体阻断剂的药理作用、临床应用和不良反应。

2. 熟悉组胺受体在体内的分布及其效应；抗组胺药的分类。

3. 了解组胺药理作用、临床应用和不良反应。

项目一　组　胺

组胺（histamine）是一种广泛分布于体内的、具有多种生理活性的、非常重要的自体活性物质之一，广泛存在于体内各组织中，以皮肤、支气管黏膜、胃肠黏膜和神经系统中含量较多。正常情况下，组胺以无活性形式存在于组织的肥大细胞和嗜碱性粒细胞颗粒中，但在组织损伤、炎症、神经刺激、某些药物或一些抗原抗体反应条件下，引起细胞脱颗粒，导致组胺释放，释放的组胺与靶细胞上组胺受体结合，直接激动该受体，产生生物效应。如组胺激活 H_1 受体，引起支气管与胃肠道平滑肌兴奋、毛细血管通透性增加和部分血管扩张效应；组胺激活 H_2 受体，引起胃酸分泌、部分血管扩张等作用。组胺作用于 H_3 受体，引起突触前钙离子内流减少，从而抑制谷氨酸释放，并导致自身释放减少。组胺主要有 H_1、H_2 和 H_3 三种受体亚型，各受体的类型、分布、效应及常用阻断药见表25－1。

表 25-1 组胺受体的类型、分布、效应及常用阻断药

受体类型	体内分布	主要效应	常用阻断药
H_1	支气管平滑肌	收缩	特非那定、苯海拉明、异丙嗪、息斯敏、氯苯那敏等
	皮肤血管	扩张、通透性增强	
	胃肠平滑肌	收缩	
	心房肌、房室结	收缩加强、传导减慢	
H_2	胃壁细胞	胃酸分泌增多	西咪替丁、雷尼替丁、法莫替丁等
	血管	扩张	
	心室肌、窦房结	收缩加强、心率加快	
H_3	中枢神经和外周神经末梢	负反馈调节组胺合成和释放等效应	硫丙咪胺等

项目二 抗组胺药

组胺本身无治疗用途，仅限于胃酸分泌检查和麻风的诊断等，但其阻断剂却广泛用于临床。抗组胺药物能与组胺竞争细胞上的组胺受体，使组胺不能同受体结合，从而抑制其引起的过敏反应。根据组胺受体选择性的不同，抗组胺药分为 H_1、H_2、H_3 和 H_4 受体阻断药四类。用于抗变态反应的主要是组胺 H_1 受体阻断药，本项目做重点介绍。H_2 受体阻断药主要用于抑制胃酸分泌。

一、H_1 受体阻断药

常用的第一代药物如苯海拉明（diphenhydramine）、异丙嗪（promethazine）、氯苯那敏（chlorphenamine）、多塞平（doxepin）等，因抑制中枢作用强，受体特异性差，表现出困倦、嗜睡、口鼻眼干等缺点。为了克服这些缺点，研发出的第二代药如西替利嗪（cetirizine）、美喹他嗪（meikuitaqin）、阿斯咪唑（astemizole）、阿伐斯汀（acrivastine）、左卡巴斯汀（levocabastine）等大多为长效药，无嗜睡作用，对喷嚏、清涕和鼻痒治疗效果好，对鼻塞治疗效果差的特点。第三代药物有地氯雷他定（desloratadine）等。三代药物作用特点比较见表25-2。

表 25-2 常用 H_1 受体阻断药的作用特点比较

药物	抗组胺	中枢抑制	防晕止吐	维持时间（小时）
第一代				
苯海拉明	++	+++	++	4~6
异丙嗪（非那根）	++	+++	++	6~12
氯苯那敏（扑尔敏）	+++	+	-	4~6

续表

药物	抗组胺	中枢抑制	防晕止吐	维持时间（小时）
第二代				
阿司咪唑（息斯敏）	＋＋＋	－	－	10
特非那定（敏迪）	＋＋＋	－	－	12
西替利嗪（仙特敏）	＋＋＋	＋	－	24
氯雷他定（开瑞坦）	＋＋＋	－	－	24
第三代				
地氯雷他定	＋＋＋	－	－	24
左西替利嗪	＋＋＋	－	－	24～48

注：＋表示作用强度，－表示无作用。

H_1 受体阻断药口服或注射均易吸收，口服后多数在 15～30 分钟起效，1～2 小时达峰浓度，维持 3～6 小时。阿司咪唑口服后，2～4 小时达峰浓度，排泄缓慢。本类药物大部分在肝脏经微粒体酶代谢，代谢物从肾脏排出。

📚 案例导入

患者，男，司机，因花粉过敏前来就诊，因急于开车执行任务，医生拟予氯雷他定片口服。处方如下：氯雷他定片 10mg×3 片，用法：口服，10mg／日。

请思考：

1. 氯雷他定的用药依据是什么？

2. 用药有哪些注意事项？

【药理作用】

1. 抗组胺作用　H_1 受体阻断药能与组胺竞争效应细胞上的 H_1 受体，对抗组胺引起的胃肠道、支气管平滑肌收缩等效应。对组胺引起的毛细血管通透性增加、局限性水肿有一定的拮抗作用。仅能部分对抗由组胺引起的降压作用和对心脏的作用。

2. 中枢抑制作用　在治疗量时可通过血脑屏障，呈现不同程度的中枢抑制作用，表现为镇静、嗜睡，以第一代药物苯海拉明和异丙嗪最强。第二代阿司咪唑、特非那定难以通过血脑屏障，中枢抑制作用较弱，基本上无困倦感。

3. 其他　第一代 H_1 受体阻断药有抗胆碱作用，中枢抗胆碱作用表现为镇静、防晕、止吐，外周抗胆碱作用表现为便秘、口干、尿潴留、视力模糊、眼压增高等阿托品样副作用。第二代 H_1 受体阻断药无明显抗胆碱作用；咪唑斯汀对鼻塞有显著疗效；大剂量的苯海拉明、异丙嗪可产生局部麻醉作用和奎尼丁样作用。

【临床应用】

1. 治疗皮肤黏膜变态反应性疾病　H_1 受体阻断药对局部变态反应性疾病，如荨麻疹、过敏性鼻炎、花粉症等疗效较好，可作为首选药，现多用第二代 H_1 受体阻断药。对昆虫咬伤所致的皮肤瘙痒和水肿也有良效；对血清病、药疹和接触性皮炎有一定疗效；对输血、输液引起的过敏反应有防治作用；对支气管哮喘疗效差，对过敏性休克无效。

2. 防晕止吐　与中枢抑制作用、抗胆碱作用及对前庭神经的抑制有关，用于晕动病、放射治疗等引起的呕吐，常用苯海拉明和异丙嗪。对乘车、乘船等可能引起晕动病的患者，乘前 15~30 分钟宜服用；苯海拉明和茶碱的复方制剂——茶苯海明，是常用的抗晕动病药，可克服苯海拉明的中枢抑制不良反应。

3. 其他　某些具有镇静明显作用的 H_1 受体阻断药如异丙嗪、苯海拉明对中枢抑制作用较强，可用于失眠症。可与其他药物如平喘药氨茶碱配伍使用以对抗氨茶碱中枢兴奋、失眠的副作用，同时也对气道炎症有一定的治疗效果。异丙嗪常与哌替啶、氯丙嗪组成冬眠合剂用于人工冬眠，也用于镇咳祛痰药复方制剂中，发挥中枢镇静、抗组胺的作用。

【不良反应与注意事项】

1. 中枢神经系统反应。第一代药物多见镇静、嗜睡、乏力等中枢抑制现象，以苯海拉明和异丙嗪最为明显，驾驶员或高空作业者工作期间不宜使用。但第二代 H_1 受体阻断药多无中枢抑制作用。另外，其抗胆碱作用可引起眼干、视力模糊、尿潴留等症状，故前列腺肥大、青光眼、肝肾功能低下者和老年患者慎用。

2. 消化道反应，如口干、厌食、便秘或腹泻等。

3. 偶见粒细胞减少及溶血性贫血、体重增加。

4. 第二代抗组胺药，副作用少，无明显的抗胆碱作用。但阿司咪唑和特非那定可能导致少见的、严重的心脏毒性——尖端扭转型心律失常。

5. 儿童服用本药物有时可引起惊厥，因胎儿和婴儿对其敏感性高，故妊娠和哺乳期妇女慎用。

6. 大部分感冒药中含有此类药，避免重复用药。不宜合用其他中枢抑制药，以免增强中枢抑制。

7. 预防晕动病应在乘车、乘船前 15~30 分钟服用。

8. 应注意区分抗过敏药物引起的过敏与非抗过敏药物及其他原因引起的过敏反应。

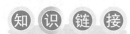

抗过敏药产生心脏不良反应的原因

特非那定与阿司咪唑因心脏毒性反应而撤出欧美市场，其原因主要有以下几点：①联合用药使血药浓度过高。特非那定和阿司咪唑均在肝脏代谢，主要代谢酶为 CYP_3A_4，当与咪唑类抗真菌药、大环内酯类抗生素等其他依赖 CYP_3A_4 代谢的药物合用时，会使其代谢减慢，血药浓度提高。②快激活延迟整流钾通道（Iks）在控制心肌细胞动作电位时相上起到重要作用，并易受到药物影响。两药均可阻断 Iks，造成复极延长，在心电图上表现为 Q-T 间期延长和其他波形异常，进一步可发展为 TdP。③未按医生指导下用药致给药剂量过大、患者原有心脏疾病或正在服用抗心律失常药物、肝功能障碍等。

二、H_2 受体阻断药

H_2 受体阻断药如西咪替丁、雷尼替丁、法莫替丁和尼扎替丁等已广泛用于临床，临床主要用于消化道溃疡的治疗。

复习思考

一、选择题

1. H_1 受体阻断药对下列哪一种疾病的疗效最好（　）

　　A. 支气管哮喘　　　　　　B. 皮肤黏膜过敏症状　　　C. 血清病高热

　　D. 过敏性休克　　　　　　E. 过敏性紫癜

2. 中枢抑制作用最强的药物是（　）

　　A. 苯海拉明　　　　　　　B. 非索非那定　　　　　　C. 氯苯那敏

　　D. 西替利嗪　　　　　　　E. 阿司咪唑

3. 下列哪种药不属于 H_1 受体阻断药（　）

　　A. 苯海拉明　　B. 异丙嗪　　C. 氯雷他定　　D. 阿司咪唑　　E. 西尼替丁

4. 下列哪种药物无止吐作用（　）

　　A. 氯丙嗪　　B. 苯海拉明　　C. 氯苯那敏　　D. 异丙嗪　　E. 胃复安

二、思考题

简述 H_1 受体阻断药的临床用途。

扫一扫，知答案

模块二十六

作用于消化系统的药物

扫一扫，看课件

【学习目标】

1. 掌握抗消化性溃疡药的分类、药理作用及临床应用。

2. 熟悉泻药、止泻药的药理作用及临床应用。

3. 了解助消化药、止吐药、利胆药的药理作用及临床应用。

项目一 抗消化性溃疡药

消化性溃疡发生在胃和十二指肠暴露于胃酸和胃蛋白酶的黏膜部位。发病机制与黏膜的损伤因素（胃酸、胃蛋白酶、幽门螺杆菌感染等）和保护因素（胃黏膜屏障功能）之间平衡失调有关。目前临床上抗消化性溃疡的药物有以下四类：

一、中和胃酸药

中和胃酸药为一类弱碱性物质，口服后通过酸碱中和作用，降低胃内酸度，升高胃内容物的 pH 值，降低胃蛋白酶活性，减轻疼痛，有利于溃疡的愈合。有些抗酸药如氢氧化铝、三硅酸镁等还能形成胶状保护膜，覆盖于溃疡面和胃黏膜，起保护溃疡面和胃黏膜的作用。常用的抗酸药及其作用特点见表 26 - 1。

表 26 - 1 常用中和胃酸药的作用特点比较

药物	抗酸特点	保护作用	收敛作用	产气	影响排便	碱血症
碳酸氢钠	强、快、短	-	-	+	-	+
碳酸钙	强、快、久	-	+	+	便秘	-
氢氧化铝	较强、缓慢、持久	+	+	-	便秘	-

续表

药物	抗酸特点	保护作用	收敛作用	产气	影响排便	碱血症
三硅酸镁	强、慢、久	+	-	-	轻泻	-
氧化镁	强、慢、久	-	-	-	轻泻	-

注：+表示有作用，-表示无作用。

以上药物只是直接中和已经分泌的胃酸，而不能调节胃酸的分泌，有些甚至可造成反跳性的胃酸分泌增加，且各有其不良反应，因此这些药物并不是治疗消化性溃疡的首选药物。中和胃酸药常制成复方制剂，可增强抗酸作用，减少不良反应。乳剂服用前应充分摇匀，片剂嚼碎服用，餐后 1～1.5 小时后或晚上临睡前服用。

📚 案例导入

患者，男，35 岁，公交司机，经常胃疼、嗳气、反酸，自行服用雷尼替丁后可得到缓解。停药后病情加重前来就诊，经胃镜检查，诊断为胃溃疡，检测幽门螺杆菌为阳性。医生给予奥美拉唑、克拉霉素、甲硝唑为其治疗。

请思考：

1. 三药合用治疗胃溃疡的药理学依据是什么？

2. 你是否能给予患者其他建议？

二、胃酸分泌抑制药

胃酸由胃壁细胞分泌，壁细胞上有 H_2 受体、M 受体和促胃液素受体，当这些受体分别被组胺、乙酰胆碱和促胃液素激动时，激活胃壁细胞上的 $H^+ - K^+ - ATP$ 酶（质子泵），通过 $H^+ - K^+$ 交换，使胃酸分泌。胃酸分泌抑制药通过阻断以上不同环节，从而减少胃酸分泌。胃酸分泌抑制药分为以下四类：

（一）$H^+ - K^+ - ATP$ 酶抑制药（质子泵抑制药）

奥美拉唑

奥美拉唑（omeprazole）又名洛赛克。

【药理作用】

奥美拉唑能选择性抑制胃壁细胞质子泵的作用，使 H^+ 不能从胃壁细胞泵向胃腔，从而抑制胃酸分泌，作用强大而持久，同时对胃蛋白酶分泌和幽门螺杆菌（helicobacter pylori，Hp）也有抑制作用，与阿莫西林等合用可提高疗效。

【临床应用】

奥美拉唑适用于治疗十二指肠溃疡、反流性食管炎、卓－艾综合征等，治愈率高于

H_2 受体阻断药且复发率低。口服易吸收，胃内食物充盈时可减少吸收，故应餐前空腹口服。静脉注射，可用于消化性溃疡、急性出血的治疗。

【不良反应及注意事项】

不良反应发生率较低，主要有头痛、头昏、失眠、肢端麻木、外周神经炎等神经系统症状；消化方面有口干、恶心、呕吐、腹胀；其他可见男性乳房发育、皮疹等。对本药过敏者、严重肝肾功能不全者、孕妇、哺乳期妇女及婴幼儿禁用；严重肝功能不全者慎用，必要时减量。

兰索拉唑、泮托拉唑

兰索拉唑（lansoprazole）为第二代质子泵抑制剂，抑制胃酸分泌作用及抗 HP 作用较奥美拉唑强。口服易吸收，但对胃酸不稳定。

泮托拉唑（pantoprazole）为第三代质子泵抑制剂，其作用与奥美拉唑相似，但与质子泵的结合选择性更高，比奥美拉唑更耐酸更稳定，作用时间更长，在 pH3.5～7.0 条件下稳定。不良反应少而轻。

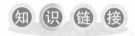

幽门螺杆菌与消化性溃疡

消化性溃疡的发病机理非常复杂，早在 1910 年克罗地亚内科医生 Karl Schwartz 就提出"没有胃酸就没有溃疡"，因此胃酸的作用一直在消化性溃疡的发病机理中占据主导地位。1982 年 Warren 和 Marshall 首次从慢性活动性胃炎患者的胃黏膜中分离出 Hp，并且认为人体的胃溃疡、胃炎等疾病是因 Hp 在胃部繁殖，大量研究已经证明 Hp 与消化性溃疡有密切的关系，Hp 在溃疡病发病机理中的作用对胃酸形成挑战，Schwartz 的名言"没有胃酸就没有溃疡"至今沿用不衰，但在溃疡的发病机理中还须加上"没有 Hp 就没有溃疡和溃疡复发"。

（二）H_2 受体阻断药

本药竞争性地阻断壁细胞基底膜的 H_2 受体，使胃酸分泌减少，不影响 H_1 受体。H_2 受体阻断药可拮抗组胺或其他组胺受体激动剂所致的胃酸分泌增加、血管平滑肌舒张、窦性心率增加等作用，尤其抑制胃酸及胃蛋白酶原，分泌作用较强而持久，临床主要用于消化道溃疡的治疗。口服后吸收迅速，1～3 小时达到浓度峰值。与血浆蛋白结合率较低，仅小部分药物被肝脏代谢。H_2 受体阻断药治疗消化性溃疡愈合率高，夜间胃酸分泌减少，对十二指肠溃疡的愈合十分重要，因此本类药物在晚餐后、入睡前服用。

西咪替丁（cimetidine）、雷尼替丁（ranitidine）、法莫替丁（famotidine）和尼扎替丁（nizatidine）等 H_2 受体阻断药已广泛用于临床，各药抑制胃酸分泌作用性质相似，仅强度有差异，见表26-2。近年出现新的 H_2 受体阻断药罗沙替丁、乙溴替丁，其中罗沙替丁具有长效、强效的特点。

表26-2　常用 H_2 受体阻断药的作用比较

药物名称	作用及应用	主要不良反应
西咪替丁	抑制基础胃酸分泌、夜间胃酸分泌和各种刺激引起的胃酸分泌。同时抑制胃蛋白酶分泌，对胃黏膜有保护作用。应用于消化性溃疡，对十二指肠溃疡疗效较好，对胃溃疡疗效较差。停药后易复发，延长用药时间可减少复发。也可用于治疗带状疱疹	胃肠道反应、头痛、头晕、乏力、口苦、皮疹等较常见。有轻度抗雄性激素作用，长期服用可引起性功能减退、男性乳房发育、阳痿、妇女溢乳现象。禁用于孕妇和哺乳期妇女。少数出现精神紊乱、幻觉等。偶见心动过缓、肝肾功能损伤
雷尼替丁	抑制胃酸分泌作用比西咪替丁强 5~12 倍，对胃及十二指肠溃疡疗效高，可缓解溃疡病症状、减少复发，有速效和长效的特点。对西咪替丁无效的患者，使用本药仍然有效。用于术后溃疡、反流性食管炎、卓-艾综合征等高胃酸分泌性疾病	有恶心、呕吐、头晕、皮疹、幻觉、躁狂等。静脉注射可致心动过缓。偶见白细胞、血小板减少、血清转氨酶升高，停药后可恢复。孕妇、哺乳期妇女、8 岁以下的儿童禁用
法莫替丁	第三代 H_2 受体阻断剂，抑制胃酸分泌作用为西咪替丁的 40~50 倍。适用于胃及十二指肠溃疡、反流性食管炎、应激性溃疡、急性胃黏膜出血、卓-艾综合征等	胃肠道反应、头晕、失眠、口干等较常见，偶有白细胞减少、转氨酶升高。肝肾功能不全、对本药过敏者、孕妇、哺乳期妇女慎用
尼扎替丁	作用与雷尼替丁相当，主要用于活动性十二指肠溃疡、良性胃溃疡、反流性食管炎	偶见贫血、皮疹、瘙痒等皮肤过敏现象。可有头痛、头晕、失眠多梦等中枢神经系统症状

（三）M 胆碱受体阻断药

哌仑西平

哌仑西平（pirenzepine）选择性地阻断胃壁细胞的 M_1 受体，小剂量即可抑制胃酸分泌，兼有解除胃肠平滑肌痉挛的作用。主要用于胃及十二指肠溃疡、反流性食管炎，与西咪替丁合用，可增强疗效。有轻度口干、视力模糊、眼睛干燥，停药后症状即可消失。肝肾功能不全者慎用；对本药过敏者、青光眼、前列腺肥大者禁用。

（四）胃泌素受体阻断药

丙谷胺

丙谷胺（proglumide）能与胃泌素竞争壁细胞上胃泌素受体，明显抑制胃泌素引起的胃酸和胃蛋白酶的分泌，对组胺和迷走神经刺激引起的胃酸分泌作用不明显。其能增加胃黏膜氨基己糖的含量，促进糖蛋白合成，对胃黏膜有保护和促进愈合作用，能改善消化性溃疡的症状和促使溃疡愈合。用于胃和十二指肠溃疡、慢性浅表性胃炎。因胃酸分泌抑制作用较弱，现已少用。

三、胃黏膜保护药

硫糖铝

硫糖铝（sucralfate）为蔗糖硫酸酯的碱式铝盐，口服不易吸收，在胃中聚合形成胶体，黏附于上皮细胞和溃疡基底膜上，在溃疡面形成保护膜，防止胃酸对胃黏膜的刺激和腐蚀，有利于黏膜再生和溃疡愈合。临床主要用于治疗胃及十二指肠溃疡、慢性糜烂性胃炎、反流性食管炎等。常见不良反应有便秘、口干、恶心、皮疹、头晕等。不宜与碱性药物合用。

枸橼酸铋钾

枸橼酸铋钾（bismuth potassium citrate）是胶体碱性枸橼酸铋，在胃酸条件下，能与溃疡基底膜坏死组织中的蛋白质或氨基酸结合，形成蛋白质 – 铋复合物，覆盖于溃疡面上形成保护膜，隔绝胃酸、胃蛋白酶、酸性食物等对溃疡面的侵蚀，促进溃疡愈合，促进黏膜再生，又称"溃疡隔绝剂"。还可抑制胃蛋白酶活性、增加胃黏液分泌、改善胃黏膜血流和清除幽门螺杆菌的作用。适用于胃及十二指肠溃疡、慢性胃炎、十二指肠炎等，特别适用于有 Hp 感染者。与甲硝唑、阿莫西林合用，可有效清除 Hp，预防溃疡复发。用药期间会使口腔、舌头、粪便变黑，可出现恶心、便秘、腹泻等消化道反应。严重肾功能不全者禁用。本药可影响口服四环素类药的吸收，不宜同服。抗酸药与牛奶可影响其疗效，不宜同服。

米索前列醇

米索前列醇（misoprostol）是前列腺素 E_1 的衍生物，能抑制基础胃酸、组胺等所致的胃酸和胃蛋白酶原的分泌，增加胃黏液和 HCO_3^- 离子的分泌，有胃黏膜保护作用。口服吸收良好，适用于消化性溃疡、应激性溃疡、急性胃炎所致的消化道出血，尤其适合非甾体抗炎药物所致的消化道出血。因价格昂贵，仅作为溃疡病治疗的二线药物。不良反应有腹泻、腹痛、消化不良、头晕、头痛等。孕妇禁用。

四、抗幽门螺杆菌药

引发溃疡的复杂机制中，Hp 是一个重要因素。该菌能产生多种酶和细胞毒素，损伤胃黏膜，促进溃疡的发生。常用抗 Hp 药有抗生素、铋制剂、质子泵抑制剂等，如阿莫西林、庆大霉素、四环素、枸橼酸铋钾、奥美拉唑等。单用一种药物治疗，复发率高，常3~4种药联合应用。临床最常用的"三联疗法"，指奥美拉唑加上述两种抗生素或铋剂加两种抗生素。现有学者推荐使用四联疗法，指用质子泵抑制剂加铋制剂，再加两种抗生素的联合用药方案。

项目二　消化功能调节药

本项目包括助消化药、止吐药和胃肠运动功能调解药、止泻药、泻药、利胆药等内容。

一、助消化药

助消化药多为消化液成分或促进消化液分泌的药物，能促进食物消化，增强胃肠消化功能。常见助消化药见表 26-3。

表 26-3　临床常用助消化药特点

药物	作用	应用	注意事项
稀盐酸	增强胃蛋白酶活性，促进胰液、胆汁分泌	胃酸缺乏症及发酵性消化不良	稀释后服用，常与胃蛋白酶合用
胃蛋白酶	分解蛋白质	胃蛋白酶缺乏症或饮食过量引起消化不良	饭时或饭前服用，忌与碱性药物配伍
胰酶	消化脂肪、蛋白质、淀粉	胰腺疾病一系列消化功能障碍	酸性环境易破坏，常用肠溶片，需整片吞服，忌与酸性药物同服
乳酶生	乳酸杆菌分解糖类产生乳酸，抑制肠内腐败菌繁殖，减少发酵和产气	消化不良、腹胀及小儿消化不良性腹泻	忌与抗菌药、碱性药及吸附剂合用。宜避光、密封保存

二、止吐药与胃肠运动功能调节药

呕吐是多种疾病引起的消化道症状，剧烈呕吐可导致机体水和电解质紊乱，应及时止吐，处理呕吐时应针对其原因，选用不同药物，常用止吐药有以下几类：

1. H_1 受体阻断药　如苯海拉明、茶苯海明、美克洛嗪等，有中枢镇静作用和止吐作用。可用于预防和治疗晕动病、内耳性眩晕病等。

2. M 受体阻断药　如东莨菪碱、阿托品、苯海索等。此类药物有抗晕动病、预防恶心呕吐的作用。其中以东莨菪碱的作用较为明显。

3. 多巴胺受体阻断药　氯丙嗪具有阻断中枢化学感受区的多巴胺受体作用，降低呕吐中枢的神经活动，减轻轻度化疗引起的恶心、呕吐。

4.5-羟色胺受体阻断药 昂丹司琼和格拉司琼属于此类。它们对肿瘤放疗和化疗导致的呕吐有较好作用。

甲氧氯普胺

甲氧氯普胺（metoclopramide，胃复安）为第一代胃肠动力药，有中枢和外周双重作用，口服易吸收。其作用机制是通过阻断延髓催吐化学感受区的多巴胺受体，产生中枢性止吐作用，外周作用为阻断胃肠多巴胺受体，加速胃的正向排空和肠内容物从十二指肠向回盲部推进，从而改善胃肠功能。用于治疗胃肠功能紊乱所致的呕吐、放疗或化疗引起的呕吐、顽固性呃逆、胃肠功能失调所致的食欲不振、消化不良。不良反应有头晕、嗜睡、乏力、便秘、腹泻，偶有男性乳房发育、锥体外系反应。注射给药可引起体位性低血压，用药后应静卧。孕妇慎用。不宜与吩噻类、M 受体阻断药合用，以免降低药效，加重不良反应。本药遇光变色，毒性增加，应避光保存。

多潘立酮

多潘立酮（domperidone，吗丁啉）为第二代胃肠动力药，是外周多巴胺受体阻断剂，不易通过血脑屏障，几乎无锥体外系反应。通过阻断胃肠多巴胺受体加强胃动力，促进胃蠕动，加速胃排空，具有促胃肠动力和高效止吐作用。主要用于各种原因引起的轻度胃瘫、功能性消化不良、胃食管反流病、药物或放射治疗引起的呕吐。不良作用较少，偶有短暂腹痛、腹泻、口干、过敏反应。婴幼儿和孕妇慎用。不宜与抗胆碱药合用，以免降低疗效。

昂丹司琼

昂丹司琼（ondansetron）选择性阻断中枢及迷走神经传入纤维的 5－HT$_3$ 受体，产生明显的止吐作用，对肿瘤放化疗引起的呕吐有迅速而强大的抑制作用，但对晕动病引起的呕吐无效。不良反应较轻，有头痛、困倦、便秘、腹泻等。格拉司琼（granisetron）、托烷司琼（tropisetron）的作用类似于昂丹司琼，但作用更强。

西沙必利

西沙必利（cisapride）为新型全胃肠动力药，对胃和小肠作用类似于甲氧氯普胺，但也能增加结肠运动而引起腹泻，主要用于反流性食管炎、功能性消化不良、轻度胃瘫。有暂时性肠痉挛和腹泻现象，偶见恶心、头晕、嗜睡及过敏反应。哺乳期妇女、儿童及肝肾功能不全者慎用。

三、泻药

促进粪便排泄的药物，常用泻药有三类：容积性、接触性和润滑性泻药。

（一）容积性泻药

容积性泻药口服吸收很少，在肠道内形成高渗，增大肠容积，刺激肠壁加强蠕动，产生导泻作用。

硫酸镁

硫酸镁（magnesium sulhate）溶液口服不易被肠道吸收，为容积性泻药及利胆解泻药。

【药理作用】

1. 导泻　硫酸镁溶液口服后，Mg^{2+} 和 SO_4^{2-} 离子不易被吸收，在肠腔内形成高渗透压，抑制肠内水分的吸收，增加肠内容积，刺激肠壁反射性地引起肠蠕动加快而产生泻下作用。导泻作用强而迅速。

2. 利胆　口服33%的硫酸镁溶液或用导管直接导入十二指肠，能刺激十二指肠黏膜，反射性地引起胆总管括约肌松弛、胆囊收缩加速胆汁排出，产生利胆作用。

3. 抗惊厥　硫酸镁注射后可抑制中枢和松弛骨骼肌，呈现抗惊厥作用。

4. 降压　注射给药后镁离子直接扩张外周血管，降低血压。

5. 消肿止痛　用50%硫酸镁溶液局部热敷患处，可改善局部血循环，有消肿止痛的效果。

【临床应用】

1. 导泻　用于治疗急性便秘、口服中毒时清除肠内毒素及服用驱虫药后加速虫体排出。

2. 利胆　用于治疗胆石症、慢性胆囊炎、梗阻性黄疸等。

3. 抗惊厥　可用于各种原因所致的惊厥，尤其对破伤风和子痫所致惊厥有较好的疗效。

4. 降压　用于治疗高血压脑病和高血压危象。

5. 消肿止痛　局部热敷患处。

【不良反应及注意事项】

1. 服用大量高浓度的硫酸镁溶液，可自组织中吸收大量水分而引起脱水，应注意及时补充体液。硫酸镁用于导泻时，因刺激肠壁可引起盆腔充血，导致月经过多或流产，孕妇、经期妇女禁用。

2. 静脉注射过量或速度过快时，血中 Mg^{2+} 浓度过高，可致血压急剧下降、腱反射消失、呼吸抑制等急性中毒症状，一旦出现中毒现象应立即停药进行人工呼吸，并静脉注射钙盐。

3. 镁离子可抑制中枢，中枢抑制药中毒者禁用本药导泻，排毒宜选用硫酸钠。

4. 肾功能不全者和老年患者应慎用，肠道出血、脱水、急腹症患者禁用。

(二) 接触性泻药

酚　酞

酚酞（phenolphthalein，果导）口服后在肠道内与碱性肠液相遇形成可溶性钠盐，刺激结肠黏膜，促进肠蠕动而产生导泻作用，作用温和，服药后 6 ~ 8 小时排出软便。适用于慢性便秘和习惯性便秘。本品可使碱性尿液呈红色，应与血尿区别。不良反应较少，偶有皮疹、过敏性肠炎及出血倾向。婴儿禁用，幼儿和孕妇慎用。

(三) 润滑性泻药

通过局部润滑并刺激肠壁，软化粪便而发挥作用，如液状石蜡、甘油等主要用于老年人、小儿等便秘。但应注意，液体石蜡长期应用可妨碍脂溶性维生素和钙、磷的吸收。

四、止泻药

对于腹泻患者的治疗应以对因治疗为主，但对腹泻剧烈而持久的患者，可适当给予止泻药物。止泻药据其作用机制可分为肠蠕动抑制止泻药和收敛吸附止泻药，各类药物作用及不良反应见表 26 - 4。

表 26 - 4　临床常用止泻药的作用、应用及不良反应

类别	药物	作用特点及应用	不良反应
肠蠕动抑制药	地芬诺酯（苯乙哌啶）	哌替啶衍生物，止泻作用与吗啡相似，用于急慢性功能性腹泻	有成瘾性，肝病患者慎用，青光眼禁用
	洛哌丁胺（易蒙停）	与地芬诺酯相似，但止泻更强更持久，用于急、慢性腹泻	婴幼儿禁用，无成瘾性
收敛吸附药	蒙脱石散（思密达）	具有强大的覆盖、保护肠黏膜作用，用于急慢性腹泻、肠道菌群失调，对儿童急性腹泻效果显著	久用可致便秘，用药时注意纠正脱水，不宜与其他药物合用
	鞣酸蛋白	口服后在肠道释放鞣酸，使肠黏膜蛋白凝固，减少炎性渗出物，收敛止泻。用于一般性腹泻	不良反应少

五、利胆药

利胆药是具有促进胆汁分泌或胆囊排空的药物。

去氢胆酸

去氢胆酸（dehydrocholic acid）是半合成的胆酸氧化的衍生物，能增加胆汁中的水分

含量，稀释胆汁，流动性提高，发挥胆囊内冲洗作用。可用于胆石症、急慢性胆道感染、胆囊术。禁用于胆道梗阻、严重肝肾功能减退者。

熊去氧胆酸

熊去氧胆酸（ursodeoxycholic acid）主要通过降低胆汁的胆固醇饱和指数、抑制肠道吸收胆固醇而发挥利胆作用。熊去氧胆酸的不良反应较鹅去氧胆酸少且不严重，与剂量相关的、和过敏有关的血清转氨酶和碱性磷酸酶升高现象少见，5%的病人发生明显的腹泻。

复习思考

一、选择题

1. 哌仑西平抑制胃酸分泌的机理是（　　）

    A. 阻断 H_2 受体　　　　　　B. 阻断 M_1 受体　　　　　　C. 阻断 N_1 受体

    D. 阻断胃泌素受体　　　　　E. 胃壁细胞 H^+ 泵抑制药

2. 硫酸镁没有下列哪一项作用（　　）

    A. 利胆作用　　　　　　　　B. 泻下作用　　　　　　　　C. 降压作用

    D. 强心作用　　　　　　　　E. 中枢抑制作用

3. 润滑性泻药是（　　）

    A. 硫酸镁　　　B. 地芬诺酯　　　C. 甘油　　　　D. 蒽醌类　　　E. 碳酸钙

4. 下列哪类药物不具有止吐作用（　　）

    A. H_1 受体阻断药　　　　　　　　B. H_2 受体阻断药

    C. 多巴胺受体阻断药　　　　　　　D. $5-HT_3$ 受体阻断药

    E. M 受体阻断药（东莨菪碱）

5. 对肿瘤化疗和放疗引起的呕吐，疗效较好的药物是（　　）

    A. H_1 受体阻断药　　　　　　　　B. 中枢多巴胺受体阻断药

    C. $5-HT_3$ 受体阻断药　　　　　　D. M 受体阻断药

    E. 阻断胃肠多巴胺受体药

6. 具有胃肠促动和止吐作用的药物是（　　）

    A. 多潘立酮　　　B. 氯丙嗪　　　C. 东莨菪碱　　　D. 昂丹司琼　　　E. 苯海拉明

7. 胃壁细胞质子泵抑制药是（　　）

    A. 奥美拉唑　　　　　　　　B. 枸橼酸铋钾　　　　　　　C. 呋喃唑酮

    D. 甲氧氯普胺　　　　　　　E. 洛哌丁胺

二、思考题

1. 胃酸分泌抑制药分为几类？举例说明各类药物的作用机制和用途。

2. 硫酸镁有哪些临床用途？使用时有什么注意事项？

3. 常用的止泻药有哪两类？举例说明各类药物的临床应用及不良反应。

扫一扫，知答案

模块二十七

作用于呼吸系统的药物

扫一扫，看课件

项目一　平喘药

支气管哮喘是一种慢性变态反应性炎症性疾病。慢性支气管哮喘反复发作可引起肺和气道炎症、超敏感性、支气管平滑肌痉挛和气道重塑，其发病机制复杂，涉及炎症、变态反应、遗传、药物、环境、精神心理等诸多因素。

临床常用的平喘药按作用方式可分为支气管扩张药、抗炎平喘药和抗过敏平喘药。支气管扩张药可缓解支气管平滑肌痉挛，缓解哮喘症状。糖皮质激素具有抗炎平喘作用，用于防治慢性支气管炎症，最终消除哮喘症状。色甘酸钠等具有抑制过敏介质释放的作用，用于预防哮喘发作。

案例导入

患者，女，38岁，反复气喘20年，复发2天。既往有哮喘发作史，以受冷、接触煤尘后为甚，无吸烟史。本次发病哮喘持续2天，入院时双肺广泛散在哮鸣音，血常规：WBC 14.4×10^9/L，N 90.3，L 9.7。入院诊断为：哮喘持续状态。

请问：

1. 可用何种药物进行治疗，其药理作用是什么？

2. 使用药物的不良反应有哪些，应如何防治？

一、支气管扩张药

支气管扩张药是一类常用的平喘药，有 β 肾上腺受体激动药、茶碱类和抗胆碱药。

（一）β 肾上腺素受体激动药

可分为非选择性 β 受体激动药和选择性 β_2 受体激动药。人体气道上的 β 肾上腺素受体主要是 β_2 受体，当 β_2 受体激动药兴奋气道 β_2 受体时，气道平滑肌松弛。非选择性 β 受体激动药，如肾上腺素、麻黄碱等，平喘作用强大，但可引起严重的心脏不良反应，现已少用。选择性 β_2 受体激动药对 β_2 受体有强大的兴奋性，对 β_1 受体亲和力低，常规剂量口服或吸入给药时吸收快、显效迅速，很少产生心血管反应，是控制哮喘症状的首选药之一。

沙丁胺醇

沙丁胺醇（salbutamol，舒喘灵）为选择性激动 β_2 受体，扩张支气管，平喘作用强于异丙肾上腺素，但对心脏 β_1 受体的作用仅为异丙肾上腺素的 1/10，对心率影响不大。用于防治支气管哮喘、喘息型支气管炎。口服后 30 分钟起效，维持 4 ~ 6 小时。气雾吸入 5 分钟见效，维持 3 ~ 4 小时，适用于支气管哮喘急性发作。缓释和控制剂型作用时间延长，适用于夜间哮喘发作。

主要不良反应有头晕、震颤、恶心、心悸，使用前后需监测心率、脉搏及血压；用气雾吸入疗法时，嘱咐患者做深而慢的呼吸，保证药物分布均匀；久用可产生耐药性，不仅疗效降低，而且可加重哮喘；高血压、冠心病、糖尿病、心功能不全、甲亢患者慎用。

特布他林

特布他林（terbutaline，羟舒喘灵或博利康尼）药理作用和临床应用与沙丁胺醇相似，作用更持久，对 β_2 受体选择性高，对心脏的兴奋作用更弱。偶有头痛、肌肉震颤、口干、鼻塞、血糖升高等不良反应。大剂量应用时可引起心动过速、低血钾。原有心律失常的患者应用后易发生心脏反应，应慎用。甲亢、高血压、糖尿病患者慎用。

克仑特罗

克仑特罗（clenbuterol，氨哮素）为强效 β_2 受体激动药，平喘作用较舒喘灵强 100 倍。此外，本药还能增强支气管纤毛运动，促进痰液排出。对防治支气管哮喘、喘息型支气管炎及肺气肿所致的支气管痉挛有效。对 β_1 受体的作用弱，心血管系统的不良反应少。

口服 30μg，10～20 分钟起效，维持 4～6 小时；气雾吸入 5～10 分钟起效，维持 2～4 小时。

（二）茶碱类

氨茶碱

茶碱是一种甲基黄嘌呤类衍生物，为常用的支气管扩张药，对气道平滑肌有直接松弛作用，主要有氨茶碱（aminophylline）和二羟丙茶碱。

【药理作用】

1. 平喘作用　氨茶碱可松弛支气管平滑肌，尤其对痉挛状态的平滑肌作用突出，还可抗炎抗免疫，在解痉的同时减轻支气管黏膜的充血与水肿。口服给药适用于预防哮喘发作，口服缓释剂可预防夜间哮喘发作。静脉滴注可用于重症哮喘和哮喘持续状态，通过扩张支气管，抗炎，增强膈肌收缩力作用，治疗慢性阻塞性肺疾病，改善患者的气促、喘息症状。

2. 强心利尿　氨茶碱能增强心肌收缩力，增加心输出量。可使肾血流量和肾小球滤过率增加，减少肾小管对水、钠的重吸收而产生较弱的利尿作用。用于心源性哮喘及心性水肿的辅助治疗。

3. 其他　尚能松弛胆道平滑肌、扩张外周血管和兴奋中枢作用。

【临床应用】

主要用于治疗支气管哮喘及喘息性支气管炎。对重症哮喘及哮喘的持续状态，可静脉滴注或用 5% 葡萄糖注射液稀释后缓慢静脉注射给药；口服给药可用于哮喘的急性发作，但因普通制剂维持时间短，正逐渐被茶碱缓释剂和控释剂取代。也可用于心源性水肿及心源性哮喘的辅助治疗，治疗胆绞痛宜与镇痛药合用。

【不良反应及注意事项】

1. 本药碱性强，口服胃黏膜刺激性大，可引起恶心呕吐，食欲不振等，餐后服用可减轻。

2. 静脉注射过快或浓度过高，可引起心悸、心律失常、血压骤降，甚至死亡。儿童对氨茶碱的敏感性较高，易致惊厥，应慎用。

3. 治疗量可出现烦躁不安，失眠等，大剂量可导致头疼、头晕、震颤。避免睡前服药或同服镇静催眠药。

4. 静脉给药时不可与维生素 C、去甲肾上腺素、四环素配伍使用。

5. 低氧血症、急性心肌梗死、消化道溃疡病史慎用。

6. 本药可通过胎盘屏障，也能分泌入乳汁，孕妇、产妇及哺乳期妇女慎用。

（三）抗胆碱药（M 受体阻断药）

内源性乙酰胆碱的释放，可激动支气管平滑肌细胞的 M 受体，使支气管收缩，并促进过敏介质的释放，从而诱发或加重哮喘。M 受体阻断药可对抗乙酰胆碱的 M 样作用和抑制肥大细胞释放过敏介质，用于治疗哮喘。目前用于治疗哮喘的是人工合成的高选择性的 M 受体阻断药。

异丙托溴铵

异丙托溴铵（ipratropium bromide，异丙阿托品）为阿托品的衍生物，阻断支气管平滑肌上的 M 受体。抑制胆碱能神经对支气管平滑肌的兴奋，从而使支气管平滑肌松弛。松弛支气管平滑肌作用较强，小剂量吸入即可扩张支气管。本药吸入后 5 分钟起效，维持 4~6 小时。用于喘息型慢性支气管炎疗效好，尤其适用于不能耐受或禁用 β 受体激动药的患者和老年性哮喘患者。用药时雾化吸入，少数患者用药后有口干、口苦或咽部痒感。

二、抗炎平喘药

通过抑制气道炎症反应，可以达到长期防止哮喘发作的效果，已成为平喘药中的一线药物。

（一）糖皮质激素

糖皮质激素药物作用于治疗哮喘已有 50 年历史，该药具有强大的抗炎、抗免疫作用，降低气道的反应性，为目前治疗哮喘最有效的抗炎药。全身给药不良反应较多，静脉注射剂用于治疗严重支气管哮喘发作和哮喘持续状态。近年来采用气雾吸入局部给药法，全身不良反应轻，在气道内可获得较高的药物浓度，充分发挥了糖皮质激素对气道的抗炎作用。糖皮质激素主要有二丙酸倍氯米松、布地奈德、曲安奈德等。

二丙酸倍氯米松

二丙酸倍氯米松（beclometasone dipropionate）为地塞米松的衍生物。气雾吸入后直接作用于呼吸道，通过抑制多种参与哮喘发病的炎症细胞及免疫细胞，抑制细胞因子及炎症介质的产生和释放，降低气道高反应性而发挥抗炎平喘作用。临床主要用于慢性哮喘患者。对多数反复发作的哮喘患者采用吸入给药能控制病情，但不能缓解哮喘急性发作，也不适于哮喘持续状态。全身不良反应少，长期应用可发生咽部念珠菌感染与声音嘶哑。每次吸入给药后漱口，可明显降低发生率。

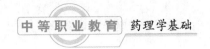

（二）磷酸二酯酶－4（PDF－4）抑制剂

罗氟司特

罗氟司特（roflumilast）为 PDE－4 长效抑制剂，是新型慢性阻塞性肺疾病（COPD）治疗药物，有抗炎作用。它用于治疗严重 COPD 患者支气管炎、咳嗽、黏液过多的症状。罗氟司特对于 COPD 发病机制的多个环节均有作用，如烟草引起的肺部炎症反应、呼吸道纤毛运动障碍、肺纤维化、肺气肿、气道重塑、氧化应激反应、肺血管重建和肺动脉高压等。

三、抗过敏平喘药

抗过敏平喘药具有抗过敏作用和轻度的抗炎作用。通过抑制免疫球蛋白 E 介导的肥大细胞释放介质起作用，对巨噬细胞、嗜酸性粒细胞、单核细胞等炎症细胞的活性也有抑制作用。其平喘作用起效较慢，不宜用于哮喘急性发作期的治疗，主要用于哮喘的预防。同类药物包括炎症细胞膜稳定剂，如色甘酸钠、奈多罗米钠及 H_1 受体阻断剂(酮替芬)等。

色甘酸钠

色甘酸钠（sodium cromoglicate）能稳定肥大细胞膜，抑制炎症介质释放，并降低气道内感受器的兴奋性，从而预防哮喘发作，对过敏性哮喘疗效较好，预防运动诱发的哮喘作用较弱，对内源性哮喘疗效差，对已发作的哮喘无效。也可用于过敏性鼻炎、春季角膜炎、溃疡性结肠炎和其他胃肠道过敏性疾病。

酮替芬

酮替芬（ketotifen）不仅能抑制肥大细胞、嗜酸性粒细胞释放过敏介质，还能阻断支气管平滑肌组胺 H_1 受体，疗效优于色甘酸钠，可预防各种支气管哮喘发作，对儿童疗效好。不良反应少，偶有口头晕、困倦等。驾驶员、精密仪器操作者慎用。

项目二 镇咳药

咳嗽是呼吸系统疾病的一个主要症状，是一种保护性反射，起到促进呼吸道痰液和异物排出，保持呼吸道清洁与通畅的作用。轻微而不频繁的咳嗽可以自然缓解，无须应用镇咳药，但剧烈而频繁的咳嗽不仅影响患者生活与休息，甚至引起并发症，在应用镇咳药前，应该寻找引起咳嗽的原因，并针对病因进行治疗。目前常用的镇咳药，根据其作用机制分为两类：中枢性镇咳药、外周性镇咳药，有的兼有中枢镇咳和外周镇咳两种作用。

一、中枢性镇咳药

可待因

可待因（codeine）选择性抑制延髓咳嗽中枢而镇咳，镇咳强度为吗啡的 1/4，此外，还有镇痛作用，强度为吗啡的 1/10 ~ 1/7。其呼吸抑制、耐受性及成瘾性均弱于吗啡。适用于各种原因引起的剧烈干咳，对胸膜炎干咳伴胸痛者尤为适用。不宜用于痰黏稠、痰量多者，可能影响痰液排出。可用于中等程度镇痛。

少见恶心，呕吐和便秘。长期应用可产生耐药性、成瘾性，属于麻醉药品，需严格按麻醉药品的管理规定使用。对于呼吸功能不全、呼吸衰竭者禁用。孕妇及哺乳期妇女慎用。大剂量可明显抑制呼吸中枢，还可出现中枢兴奋、烦躁不安，小儿可致惊厥，用纳洛酮对抗。

右美沙芬

右美沙芬（dextromethorphan）镇咳强度与可待因相似或者略强，无镇痛作用。口服吸收好，15 ~ 30 分钟起效，作用可维持 3 ~ 6 小时。治疗量对呼吸中枢无抑制作用，长期应用未见耐受性和依赖性。主要用于干咳，适用于感冒、急性、慢性支气管炎、支气管哮喘、肺结核及其他上呼吸道感染时的咳嗽。常作为抗感冒药复方制剂中的成分。

不良反应有头晕、嗜睡、易激动、嗳气、便秘、恶心、口干、皮肤过敏等，但不影响疗效，停药后上述反应可自行消失。过量可引起神志不清、支气管痉挛、呼吸抑制。哮喘、肝病及痰多患者慎用。有精神病史及哺乳期妇女禁用。

喷托维林

喷托维林（pentoxyverine）对咳嗽中枢有直接抑制作用，镇咳作用为可待因的 1/3，并有轻度阿托品样作用和局部麻醉作用。可轻度抑制支气管内感受器及其传入神经末梢，使痉挛的支气管平滑肌松弛，减轻气道阻力，因此具有末梢性镇咳作用。用于各种原因引起的干咳。无成瘾性，偶有轻度头痛、头晕、口干、恶心等不良反应。青光眼、前列腺肥大和心功能不全者慎用。痰多者禁用。

二、外周性镇咳药

苯佐那酯

苯佐那酯（benzonatate，退嗽露）为丁卡因的衍生物。有较强的局部麻醉作用，可抑制肺牵张感受器及感觉神经末梢，阻断迷走神经反射，阻止咳嗽冲动的传入发挥镇咳作用。用于治疗上呼吸道感染引起的刺激性干咳、支气管炎、胸膜炎引起的干咳。也可用于支气管镜检查或支气管造影前预防咳嗽。

苯丙哌林

苯丙哌林（benproperibe）为非麻醉性镇咳药，兼有中枢和外周双重作用，镇咳作用较可待因强 2~4 倍，口服起效快，维持时间长，不抑制呼吸，无成瘾性。主要用于刺激性干咳和各种原因引起的咳嗽。不良反应较轻，偶见口干，头晕，嗜睡乏力，胃部不适和皮疹等。

盐酸那可汀

那可汀（narcotine）可抑制肺牵张反射引起的咳嗽，兼具有兴奋呼吸中枢作用。镇咳一般持续 4 小时，无依赖性。有时引起轻度嗜睡、头痛。不宜用于痰多患者。

项目三　祛痰药

痰是呼吸道炎症的结果，痰液堆积引起气道狭窄，甚至阻塞，导致喘息。祛痰药能使痰液中水分增加或使痰液黏稠度降低使痰液易于排出。痰液的排出减少了对呼吸道黏膜的刺激，间接起到镇咳、平喘作用，也有利于控制继发感染。祛痰药按作用机制分为痰液稀释药和痰液溶解药两类。前者口服后刺激胃黏膜引起恶心，反射性促进支气管腺体分泌，稀释痰液，使痰液易于排出；后者使痰液中黏液分解或黏度下降，使易于排出。

一、痰液稀释药

氯化铵

氯化铵（ammonium chloride）口服后，刺激胃黏膜，通过迷走神经反射，促使支气管腺体分泌；少量药物分泌至呼吸道管腔内，提高管腔内渗透压减少水分的重吸收，共同使痰液变稀易于咳出。因祛痰作用较弱，此药很少单独使用，多配成复方制剂或祛痰合剂。用于急慢性呼吸道炎症，干咳及痰多不易咳出者。氯化氨吸收后可使体液及尿液呈酸性，促进碱性药物的排泄或纠正代谢性碱中毒，过量或长期服用可造成酸中毒和低血钾。服用后可有恶心、呕吐、腹痛。宜餐后服用。溃疡病、肝肾功能不全者禁用。

二、黏痰溶解药

乙酰半胱氨酸

乙酰半胱氨酸（acetylcysteine，痰易净）为巯基化合物，可断裂黏痰中的二硫键，从而降低痰液黏稠度利于咳出。常采用雾化吸入给药。用于治疗黏性痰阻塞引起的呼吸困难、窒息等危重患者，紧急时可气管内滴入，使用吸痰器排痰。因用药后痰液会急剧增加诱发或加重呼吸困难，用药前应配备吸痰装置。

因有特殊臭味，并对呼吸道有刺激性可能引起恶心、呕吐、呛咳或气道痉挛，与异丙肾上腺素合用可以预防。不宜与青霉素、头孢菌素、四环素等合用，以免降低抗生素活性，必要时间隔4小时交替使用。不能与橡胶、金属和氧化剂接触，喷雾器需用玻璃和塑料制作。临用前配制，开瓶后的药液密封后储存在2~8℃冰箱内，48小时内用完；支气管哮喘患者慎用。

溴己新

溴己新（bromohexine，必嗽平）可直接作用于支气管腺体，促进黏液分泌细胞释放溶酶体，裂解痰液中的酸性黏多糖纤维，从而降低痰液黏稠度，使痰液变稀；口服刺激胃黏膜反射性增加呼吸道腺体分泌，还能促进呼吸道黏膜的纤毛运动，使痰液易于咳出。可口服、肌肉注射或雾化吸入给药。临床用于慢性支气管炎、肺气肿、支气管扩张症，有白色黏痰不易咳出者。少数患者可出现恶心、胃部不适，偶见血清氨基转移酶升高等不良反应，饭后服用可减轻。消化性溃疡、肝功能不良者慎用。

氨溴索

氨溴索（ambmxol）是溴己新的活性代谢产物，能增加呼吸道黏膜浆液腺的分泌，减少黏液腺分泌，从而降低痰液黏度，还可促进肺表面活性物质的分泌，增加支气管纤毛运动使痰液易于咳出。适用于伴有痰液黏稠的急、慢性肺部疾病。可引起轻度的胃肠道反应，过敏反应极少出现，主要为皮疹。

糜蛋白酶

糜蛋白酶是一种蛋白水解酶，能迅速分解变性蛋白使痰液稀化，便于咳出。临床以喷雾吸入给药，用于上呼吸道浓痰稀化。严重肝病、凝血功能障碍、正在使用抗生素者禁用。

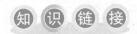

镇咳祛痰药的用药原则

咳嗽是机体的一种保护性反射，轻度不频繁的咳嗽一般不用镇咳药，但剧烈无痰的咳嗽，如上呼吸道病毒感染导致的咳嗽，或经对因治疗后咳嗽未见减轻者，为了防止病情发展，防止并发症，应适当选用镇咳药缓解症状。当咳嗽剧烈伴有咳痰困难，治疗以祛痰药为主，辅以镇咳药。有脓痰时不宜使用中枢性强效镇咳药，否则会使痰堵塞在气道，难以咳出，甚至引起窒息。如痰液为黄色和绿色浓痰，说明伴有感染，除应选用止咳化痰药外，还需加用抗菌药物。治疗慢性支气管炎引起的咳嗽时，首先要寻找刺激肺部的诱因，避免诱因的同时清除气管及肺部的痰液，此时可用化痰药，使痰液变稀，容易咳出。

复习思考

一、选择题

1. 主要用于预防过敏性哮喘发作的药物是（　　）

　　A. 肾上腺素　　B. 氨茶碱　　　C. 色甘酸钠　　D. 沙丁胺醇　　E. 麻黄碱

2. 既可用于支气管哮喘，又可用于心源性哮喘的药物是（　　）

　　A. 氨茶碱　　　　　　B. 吗啡　　　　　　C. 肾上腺素

　　D. 克仑特罗　　　　　E. 异丙肾上腺素

3. 以下哪种药是选择性 β_2 受体激动药（　　）

　　A. 肾上腺素　　　　　B. 氨茶碱　　　　　C. 倍氯米松

　　D. 克仑特罗　　　　　E. 异丙托溴铵

4. 既能舒张支气管平滑肌又能减轻支气管黏膜水肿的药物是（　　）

　　A. 倍氯米松　　　　　B. 异丙托溴铵　　　C. 肾上腺素

　　D. 吗啡　　　　　　　E. 克仑特罗

5. 可产生成瘾性的镇咳药是（　　）

　　A. 氯化铵　　B. 喷托维林　　C. 可待因　　D. 右美沙芬　　E. 苯佐那酯

二、思考题

平喘药按作用机制如何分类，请各举一例。

扫一扫，知答案

作用于子宫平滑肌的药物

扫一扫，看课件

【学习目标】

1. 掌握缩宫素的药理作用、临床应用和不良反应。
2. 熟悉麦角生物碱类的作用和临床应用。
3. 了解子宫平滑肌舒张药的作用和临床应用。

项目一 子宫平滑肌收缩药

子宫平滑肌收缩药是一类选择性兴奋子宫平滑肌的药物，可引起子宫节律性或强直性收缩，分别用于催产、引产、产后止血及产后子宫复原。包括缩宫素、麦角生物碱和前列腺素。

案例导入

孕妇，26岁，出现临产现象，晚19：00入住乡村卫生院，次日凌晨2：00，肌注缩宫素10U。因当地农村有"借死不借生"的习俗，凌晨3：00时家属自行将患者抬到离家200米外的番薯窖中分娩。3：30左右分娩出一女孩，20分钟后胎盘完整娩出，凌晨4：15发现产妇阴道出血过多，又肌注缩宫素10U，产妇阴道出血仍不止。凌晨5：00许，产妇面色苍白、神志清楚、脉搏细弱。凌晨5：20静滴5%葡萄糖500mL＋维生素C 0.5g＋缩宫素10U，静滴约200mL时，产妇诉下腹部隐痛不适、头晕。检查发现产妇阴道仍在出血，量较多。嘱家属将产妇转县医院抢救，但产妇因产后失血过多、失血时间过长于当日上午8：00死亡。

请思考：

1. 缩宫素的药理作用与剂量有何关系，从此案例中我们得到什么教训？

2. 缩宫素的不良反应有哪些，使用时应注意什么问题？

缩宫素

缩宫素（oxytocin，催产素）是由下丘脑下部合成，沿下丘脑-垂体束转运至神经垂体分泌的多肽激素。现可由动物的垂体后叶提取，也可人工合成。口服易被消化酶破坏，须注射给药。从动物垂体提取的制剂含有缩宫素和少量的加压素。人工合成品内无加压素。

【药理作用】

1. 兴奋子宫平滑肌 缩宫素能直接兴奋子宫平滑肌，加强子宫收缩力和收缩频率。①其收缩强度取决于用药剂量。小剂量缩宫素（2~5U）加强子宫（特别是妊娠末期子宫）的节律性收缩，其收缩性质与正常分娩相似，可使宫底节律性收缩，对宫颈则产生松弛作用，利于胎儿顺利娩出。大剂量缩宫素（5~10U）使子宫产生持续强直性收缩，可引起胎儿宫内窒息和子宫破裂。②子宫部位不同，作用强度不同。缩宫素对宫体的兴奋作用强，对宫颈的兴奋作用弱。③子宫平滑肌对缩宫素的敏感性受性激素影响。雌激素能提高子宫平滑肌对缩宫素的敏感性，孕激素则降低其敏感性。在妊娠早期，孕激素水平高，缩宫素对子宫平滑肌收缩作用较弱，可保证胎儿安全发育。在妊娠后期，雌激素水平高，特别在临产时子宫对缩宫素的反应更敏感，利于胎儿娩出。故小剂量缩宫素即可达到引产、催产的目的。

2. 其他 缩宫素能使乳腺腺泡周围的肌上皮细胞收缩，促进排乳。大剂量还能短暂地松弛血管平滑肌，引起血压下降，并有抗利尿作用。

【临床应用】

1. 催产和引产 对宫口已开全、胎位及产道正常，因宫缩乏力引起的难产，可用小剂量缩宫素催产，也可用于各种原因需要终止妊娠者的引产。

2. 产道出血 用于产后宫缩乏力或子宫收缩复旧不良引起的子宫出血，能迅速引起子宫平滑肌强直性收缩，压迫基层内血管而止血。

3. 催乳 滴鼻可促进排乳。

【不良反应和注意事项】

1. 严格掌握剂量和滴速，用于催产时避免发生子宫强直性收缩，遵循"小剂量、低浓度、循序增加、专有管理"的原则。

2. 严格掌握禁忌证，凡产道异常、胎位不正、头盆不称、前置胎盘及三次妊娠以上的经产妇或有剖宫产史者禁用，以防引起子宫破裂或胎儿窒息。

3. 使用前后监测孕妇的宫缩频率、血压、脉搏、胎心率等情况。

4. 伴有心功能不全、妊娠高血压综合征的孕妇慎用或禁用。

5. 大量使用缩宫素时，可导致抗利尿作用，如果患者输液过多或过快可出现水潴留和低血钠体征。

麦角生物碱

麦角是寄生在黑麦麦穗上的一种麦角菌的干燥菌核，其中含有多种生物碱，均为麦角酸的衍生物，按化学结构可分为两类：①胺生物碱类：麦角新碱（ergometrine）和甲基麦角新碱（methylergometrine），易溶于水，对子宫的兴奋作用强而快，但维持时间较短；②肽类生物碱：麦角胺（ergotamine）和麦角毒（ergotamine），难溶于水，对血管作用显著起效缓慢，但维持时间较久。麦角生物碱除了激动或阻断 5 - HT 受体外，还可作用于 α 肾上腺素能受体和 DA 受体。

【药理作用】

1. 兴奋子宫　麦角新碱和甲基麦角新碱能选择性地兴奋子宫平滑肌，起效迅速，作用强而持久，与缩宫素不同，剂量稍大即引起包括宫体和宫颈在内的子宫平滑肌强直性收缩，妊娠后期子宫对其敏感性增强，故禁用于催产和引产。

2. 收缩血管　麦角胺能直接作用于动、静脉血管使其收缩；大剂量还会损伤血管内壁内皮细胞，长期服用可导致肢端干性坏疽。可用于偏头痛的诊断和发作时的治疗。与咖啡因联合有协同作用。

3. 阻断 α 受体　麦角毒的衍生物——海德琴（hydergine）有中枢抑制及 α 受体阻断作用。

【临床应用】

用于产后的子宫出血及产后子宫复原，偏头痛；海德琴可与异丙嗪、哌替啶配成冬眠合剂。

【不良反应及注意事项】

注射麦角新碱可引起恶心、呕吐及血压升高等，伴有妊娠毒血症的产妇应慎用，偶见过敏反应，严重者出现呼吸困难，血压下降。麦角流浸膏中含有麦角毒和毒角胺，麦角胺可引起手、趾、脸部麻木和刺痛感，下肢水肿，偶见焦虑或精神错乱、幻觉、胸痛、胃痛，并加重老年病，应用时应予注意，长期应用可损害血管内皮细胞。麦角制剂禁用于催产及引产。血管硬化及冠心病患者禁忌用。

前列腺素

前列腺素（prostaglandin，PG）是一类广泛存在于体内的不饱和脂肪酸，对心血管、呼吸、消化以及生殖系统等有广泛的生理、药理作用。对子宫兴奋的前列腺素类药物有地诺前列酮（PGE_2）、地诺前列素（PGF_{2\alpha}）和卡前列素等（15 - 甲基前列腺素 F_{2\alpha}）。

【药理作用及临床应用】

1. 兴奋子宫　对妊娠各期子宫都有兴奋作用，分娩前的子宫尤为敏感。妊娠初期和中期效果较缩宫素强。引起子宫收缩和阵痛相似，局部应用能使子宫颈松弛，宫颈管消失，促使宫颈成熟化，可用于足月或过期妊娠引产，28 周前的宫腔内死胎及良性葡萄胎时排除宫腔异物。

2. 抗早孕　能促进黄体萎缩、溶解，减少黄体酮的产生，还可影响输卵管活动，阻碍受精卵着床，对停经49 天之内的早孕妇女，催经止孕疗效达90％以上。

【不良反应及注意事项】

不良反应有恶心、呕吐、腹痛等胃肠兴奋现象。支气管哮喘及青光眼患者禁用。催产、引产时的禁忌证和注意事项与缩宫素相同。

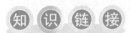

益母草

益母草为唇形科益母草属植物，其干燥地上部分为常用中药，中国各地均有分布，生用或熬膏用。益母草制剂能兴奋子宫平滑肌，增加子宫收缩频率，提高其张力，作用与垂体后叶素相似但较弱。临床用于产后止血及子宫复原。

项目二　子宫平滑肌舒张药

子宫平滑肌舒张药又称抗分娩药，主要应用于痛经和早产。常用的子宫平滑肌抑制药有 β_2 肾上腺素受体激动药、硫酸镁、钙拮抗药、前列腺素合成酶抑制药吲哚美辛。

利托君

利托君（ritodrine）对子宫平滑肌上 β_2 受体有选择性激动作用，能松弛子宫平滑肌，降低子宫收缩频率和强度，延长妊娠期，推迟分娩。主要用于治疗先兆早产。利托君可引起心血管系统不良反应，表现为心率增加、心悸、血压升高。有报道个别病例出现肺水肿而死亡。伴有心脏病、重度高血压、未经控制的糖尿病、支气管哮喘、肺动脉高压患者及子痫、妊娠不足20 周和处于分娩进行期的妇女等均应禁用。使用时应严格掌握适应证且须在有抢救条件的医院进行治疗，在熟悉本药可能发生的不良反应、能正确处理的医生的密切观察下使用。

硫酸镁

硫酸镁（magnesium sulfate）可抑制子宫平滑肌收缩，可用于治疗早产。注射硫酸镁用于治疗妊娠期高血压综合征、先兆子痫和子痫。硫酸镁静脉注射常引起潮热、出汗，注射速度过快引起头晕、恶心、呕吐、眼球震颤；用量过大引起肾功能不全、心脏和呼吸抑制等。

硝苯地平

硝苯地平（nifedipine）松弛子宫平滑肌，拮抗缩宫素的子宫兴奋作用，可用于治疗早产。

吲哚美辛

吲哚美辛（indometacin）是前列腺素合成酶抑制药，能引起胎儿动脉导管提前关闭，导致肺动脉高压、损害肾脏、羊水减少等，故本药仅在 β_2 受体激动药硫酸镁等药物无效时使用，且在妊娠 34 周前使用。

复习思考

一、选择题

1. 不属于缩宫素特点的是（　　）

    A. 直接兴奋子宫平滑肌　　　　　　　　B. 对子宫体兴奋作用强

    C. 对子宫颈有松弛作用　　　　　　　　D. 对子宫作用敏感性不受女性激素影响

    E. 大剂量引起子宫平滑肌强直性收缩

2. 麦角新碱可用于治疗（　　）

    A. 催乳　　　　　B. 引产　　　　　C. 催产　　　　　D. 保胎　　　　　E. 产后出血

3. 可用于防治早产的药物是（　　）

    A. 缩宫素　　　　　　　　B. 神经垂体激素　　　　　　　　C. 利托君

    D. 麦角新碱　　　　　　　E. 前列腺素 E_2

二、思考题

1. 简述缩宫素用于催产和引产的理论依据？缩宫素的使用注意事项有哪些？

2. 麦角新碱为什么不能用于催产和引产？

扫一扫，知答案

模块二十九

肾上腺皮质激素类药物

扫一扫，看课件

【学习目标】
1. 掌握糖皮质激素的药理作用、临床应用、不良反应及禁忌证。
2. 熟悉糖皮质激素的用药方法。
3. 了解皮质激素及抑制剂的作用及临床应用。

肾上腺皮质激素（adrenocortical hormones）简称皮质激素，是由肾上腺皮质分泌的各种激素的总称，其基本结构为甾核，在三大物质的代谢中起到重要的作用。据其生理作用可分为三类：盐皮质激素由球状带细胞合成分泌，有醛固酮和去氧皮质酮等；糖皮质激素由束状带合成和分泌，有氢化可的松和可的松等，其分泌和生成受到促皮质素的调节；性激素由网状带合成与分泌，包括雄激素、雌激素和孕激素。常说肾上腺皮质激素指的是前两类，不包括性激素。临床常用的皮质激素是指糖皮质激素。

项目一　糖皮质激素

据其作用时间的长短不同，可把糖皮质激素药物分为短效类、中效类和长效类，见表29 - 1。

表 29 - 1　常用糖皮质激素类药物作用的比较

分类	常用药物	半效期（小时）	抗炎作用（比值）	糖代谢（比值）	水盐代谢（比值）	等效剂量（mg）
短效类	氢化可的松	8~12	1.0	1.0	1.0	20
	可的松	8~12	0.8	0.8	0.8	25

续表

分类	常用药物	半效期（小时）	抗炎作用（比值）	糖代谢（比值）	水盐代谢（比值）	等效剂量（mg）
中效类	泼尼松	12~36	4	3.5	0.3	5
	泼尼松龙	12~36	5	4.0	0.3	5
	甲泼尼松龙	12~36	5	5.0	0	4
	曲安西龙	12~36	5	5.0	0	4
长效类	地塞米松	36~54	30	30	0	0.75
	倍他米松	36~54	25~40	30~35	0	0.75
外用	氟氢可的松	–	125		12	–
	氟轻松	–	–	–	40	–

注：与氢化可的松比较的相对强度。

糖皮质激素类药物作用广泛而复杂，且与剂量大小高度相关。生理状态下，糖皮质激素主要影响物质代谢，缺乏时引起代谢失调，甚至死亡；应激状态下，糖皮质激素大量分泌，通过允许作用，使机体能适应内外环境的剧烈变化；药理剂量时，糖皮质激素除影响物质代谢外，还有抗炎、抗毒、抗休克、抗过敏、免疫抑制等广泛的药理作用。

【药理作用】

1. 抗炎作用　糖皮质激素具有强大的抗炎作用，能抑制多种原因造成的炎症反应。在炎症早期，能增高血管的紧张性、减轻充血、降低毛细血管的通透性从而减轻渗出和水肿，同时抑制白细胞浸润及吞噬反应，减少各种炎症因子的释放，因此能改善红、肿、热、痛等症状；在炎症后期，糖皮质激素通过抑制毛细血管和成纤维细胞的增生，延缓胶原蛋白、黏多糖的合成及肉芽组织增生，防止黏连及瘢痕形成，减轻后遗症。但炎症反应是机体的一种防御性机制，炎症反应的后期更是组织修复的重要过程，因此，糖皮质激素在抑制炎症及减轻症状的同时也可能导致感染扩散、创面愈合延迟，故炎症后期使用需谨慎。

2. 抗免疫抑制与抗过敏作用　糖皮质激素对免疫过程的多个环节均有抑制作用。小剂量下，主要抑制细胞免疫，大剂量则能抑制体液免疫。糖皮质激素抑制组织器官的移植排异反应和皮肤迟发性过敏反应。对于自身免疫性疾病也能发挥一定的近期疗效。此外，糖皮质激素能减少过敏介质的产生，抑制因过敏反应而产生的病理变化，从而减轻过敏症状。

3. 抗毒素作用　糖皮质激素药物抗内毒素的作用，不是中和或破坏细菌内毒素，而是通过提高机体对内毒素的耐受力而发挥作用的。本类药物对细菌外毒素无效，对病原微生物也无杀灭抑制作用。

4. 抗休克作用　常用于严重休克，特别是感染中毒性休克的治疗。大剂量糖皮质激素抗休克作用机制为：①通过抗炎、抗毒、抗免疫作用，消除休克的诱发因素；②扩张痉挛血管和兴奋心脏；③抑制某些炎性因子的产生，和减少心肌抑制因子的形成，改善循环等。

5. **影响血液与造血系统** 糖皮质激素能刺激骨髓造血功能，使红细胞和血红蛋白含量增加，血小板增多，使中性粒细胞数增多而功能降低，还可使血液中淋巴细胞减少、嗜酸性粒细胞减少。

6. **影响代谢** 糖皮质激素对三大营养物质的影响分别为，可促进糖原合成，抑制对糖的分解和利用，而升高血糖；促进蛋白质分解，抑制合成；促进脂肪分解，抑制合成。水盐代谢方面，有保钠、排钾、排钙作用。若使用大剂量糖皮质激素，将对代谢产生不良影响。

7. **其他** 用于严重的中毒性感染，常具有迅速而良好的退热作用；可提高中枢的兴奋性，致机体欣快、激动、失眠等，偶可诱发精神失常或促使癫痫发作；干扰骨代谢的多个环节，导致骨质疏松及儿童骨骼发育障碍；促进胃酸、胃蛋白酶分泌，可刺激食欲，促进消化，长期大量应用可诱发或加重消化性溃疡；糖皮质激素增强血管对其他活性物质的反应性，可致高血压。

【临床应用】

1. **严重感染或预防炎症后遗症**

（1）**严重急性感染** 主要用于中毒性感染或同时伴有休克者，如中毒性菌痢、暴发型流行性脑膜炎及败血症等，在应用有效抗菌药物治疗感染的同时，辅助糖皮质激素治疗，可增加机体对有害刺激的耐受性，减轻中毒反应。病毒性感染一般不用激素，以免因机体防御能力减低使感染扩散而加剧，但在一些重症的病毒感染时，应用糖皮质激素可控制炎症症状，减轻炎症损害，提高患者对毒素的耐受力，如传染性肝炎、非典型肺炎、流行性腮腺炎、乙型脑炎等。

（2）**抗炎治疗及防止某些炎症的后遗症** 在人体重要器官组织中的炎症，如结核性脑膜炎、脑炎、心包炎、风湿性心瓣膜炎、损伤性关节炎、睾丸炎、烧伤后瘢痕挛缩，以及眼科疾病如虹膜炎、角膜炎、视网膜炎和视神经炎等非特异性眼炎等，早期时应用糖皮质激素可减少炎性渗出，减轻愈合程中纤维组织过度增生及黏连，防止后遗症的发生。

2. **抗休克治疗** 对不同类型休克均有用。感染中毒性休克，在有效的抗菌药物治疗下，可及早、短时间使用大剂量糖皮质激素。过敏性休克，糖皮质激素为次选药，可与首选药肾上腺素合用。低血容量性休克，在满足大量补液情况下，可合用超大剂量的皮质激素。

3. **免疫相关疾病**

（1）**自身免疫性疾病** 如严重风湿热、风湿性心肌炎、风湿性及类风湿性关节炎、全身性红斑狼疮、自身免疫性贫血和肾病综合征等，应用糖皮质激素后可缓解症状。对多发性皮肌炎，糖皮质激素为首选药。一般采用综合疗法，不宜单用，以免引起不良反应。

（2）过敏性疾病　如荨麻疹、血管神经性水肿、支气管哮喘和过敏性休克等，治疗主要应用肾上腺素受体激动药和抗组胺药物。对严重病例或其他药物无效时，可应用本类激素作为辅助治疗。

（3）器官移植排斥反应　异体器官移植手术后预防或治疗免疫性排斥反应。

4. 血液病　多用于急性淋巴细胞性白血病、再生障碍性贫血、粒细胞减少症、血小板减少症和过敏性紫癜等的治疗。

5. 恶性肿瘤　急性淋巴细胞白血病、晚期或转移性乳腺癌及前列腺癌术后。

6. 替代疗法　用于急、慢性肾上腺皮质功能不全者，脑垂体前叶功能减退及肾上腺次全切除术后，皮质激素分泌不足的患者。

7. 局部应用　软膏、霜剂或洗剂治疗湿疹、肛门瘙痒、接触性皮炎、牛皮癣等。肌肉注射用于肌肉、韧带、关节劳损和疼痛。

【不良反应及注意事项】

1. 长期大剂量应用引起的不良反应

（1）医源性肾上腺皮质功能亢进　因过量激素而引起脂质代谢和水盐代谢的紊乱。表现为满月脸、水牛背、皮肤变薄、多毛、水肿、低血钾、高血压、糖尿病等，但停药后症状可自行消失。

（2）诱发或加重感染　长期应用可诱发感染或使体内潜在病灶扩散，特别是在白血病、再生障碍性贫血、肾病综合征等抵抗力低下的患者更易发生。

（3）消化系统并发症　可诱发或加剧胃、十二指肠溃疡，甚至造成消化道出血或穿孔。对少数患者可诱发胰腺炎或脂肪肝。

（4）心血管系统并发症　长期应用导致钠、水潴留和血脂升高，引起高血压和动脉粥样硬化。

（5）其他　骨质疏松、肌肉萎缩、抑制儿童生长发育、伤口愈合迟缓、诱发糖尿病。

2. 停药反应

（1）医源性肾上腺皮质功能不全　因长期超生理剂量使用糖皮质激素药物，负反馈抑制垂体－肾上腺皮质轴，致肾上腺皮质萎缩，突然停药或遇有应激情况时，萎缩的肾上腺皮质不能分泌足够量的皮质激素，引起肾上腺皮质功能减退症状，如肌无力、低血糖、低血压，甚至发生昏迷或休克等。对于长期使用糖皮质激素的患者，应注意以下几点：①停药须经缓慢的减量过程，不可骤然停药；②尽量减低每日维持量或采用隔日给药法；③在停药数月或更长时间内如遇到应急情况，应及时给予足量的糖皮质激素。

（2）反跳现象　其发生原因可能是患者对激素产生了依赖性或病情尚未完全控制，突然停药或减量过快而致原病复发或恶化。常需加大剂量再行治疗，待症状缓解后再缓慢减量、停药。

3. 禁忌证　抗菌药物不能控制的感染（如水痘、麻疹、真菌感染）、严重的精神病和癫痫、活动性消化性溃疡病、新近胃肠吻合术、骨折、骨质疏松、创伤修复期、角膜溃疡、肾上腺皮质功能亢进症、严重高血压、糖尿病、孕妇等均禁用。当适应证与禁忌证同时存在时，应全面分析、权衡利弊后慎重决定。一般而言，病情危急的适应证，即使有禁忌证存在，也必须使用，等危急情况过去后尽早停药。

📖 案例分析

17 岁的小女孩薇薇，眼部反复浮肿，伴四肢疲软无力三年多，一月前查血压：158/95mmHg，辅助检查：小便分析示尿蛋白（4＋），血液生化检查肌酐：230μmol/L，尿素氮：9.6mmol/L，总蛋白：54g/L，白蛋白：32g/L，被诊断为"肾病综合征"。给予氢化可的松等药物治疗以后，各项指标明显好转，但薇薇听说长期服用此类药物可导致脸部、腹部、背部脂肪堆积，影响美观，故准备偷偷停服此药。

请思考：

1. 薇薇这样做会发生哪些危险？

2. 如何对其进行用药指导？

【用法与疗程】

1. 大剂量冲击疗法　适用于严重的感染及各种休克。常用短效类糖皮质激素类药，静脉给药，时间 3～5 天。

2. 一般剂量长期疗法　多用于结缔组织病和肾病综合征等慢性疾病，常用中效糖皮质激素，获得临床疗效后，逐渐减到维持量，最后缓慢停药。

3. 小剂量替代疗法　适用于治疗急、慢性肾上腺皮质功能不全症（包括肾上腺危象、艾迪生病、脑垂体前叶腺垂体功能减退）及肾上腺次全切除术后，一般维持量，可长期或终生服用。

4. 隔日给药法　皮质激素的分泌具有节律性，每天上午 8～10 时为分泌高峰，午夜时最低，这是由于 ACTH 分泌的昼夜节律引起的。临床上可据这种节律进行治疗，即在长期疗法中对某些慢性病采取隔日一次给药法，将一日或两日的总药量在隔日早晨一次性给予，即为隔日给药法，因此时正值激素分泌高峰，避免了长期用药对下丘脑－垂体－肾上腺轴抑制的副作用。隔日给药以采用泼尼松、泼尼松龙等中效药物为佳。

5. 局部用药　用于治疗皮肤病及眼部炎症如结膜炎、虹膜炎，宜用氢化可的松、氟轻松及泼尼松龙等。

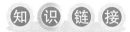

糖皮质激素的用药误区

糖皮质激素在临床上应用十分广泛，作为激素类药物的特殊性，合理应用可以取得很好的疗效，否则会造成不良后果，增加治疗的难度，此外其不良反应有时也限制了它的应用。糖皮质激素用药误区主要表现在以下几个方面：用作常规退热剂使用；用于预防输液反应；将其作为抗生素使用；将其作为改善胃肠道功能药使用；滥用于慢性病；滥用于局部治疗。除此之外，其用药问题还表现在用法不当、配伍不合理、制剂和给药途径选择不合理、用药剂量不准确等方面。

项目二　盐皮质激素

盐皮质激素包括醛固酮、去氧皮质酮和皮质酮。它们对维持机体正常的水、电解质代谢起着重要作用。醛固酮作用是去氧皮质酮的数十倍。

醛固酮

醛固酮主要作用于肾脏的远曲小管，贮 Na^+，排 K^+ 与 Cl^-，与下丘脑分泌的抗利尿激素相互协调，共同维持体内水、电解质的平衡。

临床上盐皮质激素常与氢化可的松等合用作为替代疗法，治疗慢性肾上腺皮质功能减退症，以纠正患者失钠、失水和钾潴留等，维持水和电解质的平衡。

项目三　促皮质素及皮质激素抑制药

一、促肾上腺皮质激素

促肾上腺皮质激素（adrenocorticotropic hormone，ACTH）是由垂体前叶嗜碱细胞合成分泌的一种多肽，它的合成和分泌受到下丘脑促皮质素释放激素的调节，对维持机体肾上腺正常形态和功能具有重要作用。

ACTH 只能注射使用。血浆半衰期约为 10 分钟，给药后 2 小时肾上腺皮质才开始分泌氢化可的松。临床上主要用于 ACTH 兴奋试验以判断肾上腺皮质贮备功能，诊断脑垂体前叶–肾上腺皮质功能状态及检测长期使用糖皮质激素的停药前后的皮质功能水平。

二、皮质激素抑制剂

皮质激素抑制剂可代替外科的肾上腺皮质切除术,临床常用的有米托坦(mitotane,又称双氯苯二氯乙烷)和美替拉酮(matyrapone,甲吡酮)等。

米托坦

米托坦能选择性地作用于肾上腺皮质束状带和网状带细胞,使其萎缩、坏死,但不影响球状带,故醛固酮的分泌不受到影响。主要用于不可切除的皮质癌、切除后复发癌以及皮质癌术后辅助治疗。可有消化道不适、中枢抑制及运动失调等不良反应。

复习思考

一、选择题

1. 一位血小板减少性过敏性紫癜患者,需长期使用地塞米松治疗,最佳的用药方案为( )

    A. 一般剂量长期疗法   B. 小剂量替代疗法   C. 大剂量突击疗法

    D. 隔日疗法   E. 首剂加倍法

2. 糖皮质激素对血液成分的影响,正确的是( )

    A. 红细胞数量减少   B. 淋巴细胞数量增多   C. 血小板数量增多

    D. 中性粒细胞数量减少   E. 血红蛋白减少

3. 糖皮质激素对以下何种休克治疗的效果最好( )

    A. 过敏性休克   B. 感染性休克   C. 中毒性休克

    D. 低血容量性休克   E. 神经源性休克

4. 长期使用糖皮质激素突然停药后,可导致( )

    A. 库欣综合征   B. 肾上腺皮质功能不全症   C. 诱发癫痫病

    D. 急性消化道溃疡   E. 骨质疏松

5. 糖皮质激素禁用于以下何种病症( )

    A. 用于呼吸道合胞病毒感染致发热时的退热

    B. 暴发型流行性脑膜炎

    C. 慢性过敏性支气管哮喘的预防发作

    D. 结核性脑膜炎早期

    E. 系统性红斑狼疮

二、思考题

1. 糖皮质激素的禁忌证有哪些？

2. 严重感染时使用糖皮质激素抗炎的指征是什么？

扫一扫，知答案

模块三十

甲状腺激素及抗甲状腺药

扫一扫，看课件

【学习目标】

1. 掌握甲状腺激素和硫脲类药物的药理作用、临床应用和不良反应。

2. 熟悉抗甲状腺药的分类及各类代表药物。

3. 了解甲状腺激素的生物合成及调节。

甲状腺激素是由甲状腺合成、分泌的激素，包括甲状腺素（四碘甲状腺原氨酸，3,5,3′,5′ – tetraiodothyronine，T_4）和三碘甲状腺原氨酸（3,5,3′ – triiodothyronine，T_3），两者是作为维持机体正常代谢、促进生长发育所必需的激素，分泌过少可导致甲状腺功能低下，需补充甲状腺激素；分泌过多则引起甲状腺功能亢进症（简称甲亢），主要用抗甲状腺药治疗。

项目一　甲状腺激素类药物

甲状腺激素

临床使用的甲状腺激素（thyroid hormones）由家畜（猪、牛、羊等）的甲状腺体脱脂、干燥、研碎而得到，主要含 T_4，也含少量 T_3，二者口服均易吸收，且易通过胎盘。T_4 脱碘生成 T_3 才具有活性，故 T_3 作用快而且强，但维持时间短。T_3 和 T_4 主要在肝、肾线粒体脱碘，代谢物经肾排出。

甲状腺激素在体内的合成、贮存、分泌、调节过程如下：

1. 碘摄取与活化　甲状腺腺泡细胞通过碘泵主动从血中摄取碘离子，并氧化成活性碘 I^0。

2. 酪氨酸碘化及偶联　活性碘与甲状腺球蛋白（TG）中的酪氨酸残基结合，生成一碘酪氨酸（MIT，T_1）和二碘酪氨酸（DIT，T_2）；在过氧化物酶作用下，两分子的 T_2 偶联生成 T_4，一分子 T_2 和一分子 T_1 偶联成 T_3。

3. 贮存与释放　T_3 和 T_4 与 TG 结合并贮存于甲状腺滤泡的胶质中，在促甲状腺激素（TSH）的作用下，滤泡上皮细胞将 TG 吞入细胞并与溶酶体结合，在溶酶体蛋白水解酶作用下，TG 水解并释放出 T_3、T_4 进入血液。其中 T_4 约占分泌总量的 90% 以上，在外周组织脱碘酶作用下，约 36% 的 T_4 转为 T_3，T_3 的生物活性比 T_4 大 5 倍左右。

4. 调节　垂体分泌的 TSH，促进甲状腺激素合成和分泌，而 TSH 的分泌又受下丘脑分泌的促甲状腺激素释放激素（TRH）的调节。在应激状态或某些疾病可通过 TRH 影响甲状腺功能，而血中的 T_4 和 T_3 浓度对 TSH 和 TRH 的释放都有负反馈调节作用。

【药理作用】

1. 维持正常生长发育　T_3 和 T_4 能促进蛋白质合成及骨骼、中枢神经系统的生长发育。在脑发育期，甲状腺功能不足可产生智力低下、身材矮小的呆小病（克汀病）。成人甲状腺功能不全时，则引起黏液性水肿，表现为中枢兴奋性降低、记忆力减退等。

2. 促进代谢和产热　能促进物质氧化代谢，增加耗氧，提高基础代谢率，使产热增多。甲亢时，导致机体出现怕热、多汗等症状。

3. 提高机体交感－肾上腺系统的反应性　在甲亢时由于对儿茶酚胺的反应性提高，出现神经过敏、烦躁、震颤、心率加快、心排出量增加及血压增高等现象。

【临床应用】

主要用于甲状腺功能低下的替代疗法。目前临床上常用的甲状腺素是左甲状腺素钠。

1. 甲状腺功能低下　①呆小病：功能减退始于胎儿或新生儿，故一旦确诊尽早诊治，若治疗过迟，躯体虽可发育正常，但智力仍然低下；②黏液性水肿：给予甲状腺素治疗应从小剂量开始，逐渐增至足量，做到剂量个体化，并长期维持。

2. 单纯性甲状腺肿　甲状腺片通过补充内源性不足和抑制 TSH 释放，可延缓甲状腺组织代偿性增生肥大。

3. 其他　①甲亢治疗时配合用药，有利于减轻突眼、甲状腺肿大以及防止甲状腺功能低下；②甲状腺癌术后应用 T_4，可抑制残余甲状腺癌变组织，减少复发；③T_3 抑制试验中对摄碘率高者作鉴别诊断用。

【不良反应及注意事项】

甲状腺激素过量可引起心悸、手震颤、多汗、体重减轻、失眠等甲亢症状，重者可腹泻、呕吐、发热、脉搏快而不规则，甚至有心绞痛、心力衰竭、肌肉震颤或痉挛。一旦出现上述现象，应立即停药，用 β 受体阻断药对抗。糖尿病、冠心病、快速型心律失常患者禁用。

左甲状腺素

左甲状腺素（levothyroxine，T_4）可由胃肠道吸收，但吸收不完全，尤其是在与食物同服时。其药理作用、临床应用及不良反应与甲状腺激素类似。静脉注射适用于黏液性水肿昏迷患者，首次剂量宜较大，$200 \sim 400 \mu g$，以后每日 $50 \sim 100 \mu g$，直到病人清醒后可改为口服。用药应高度个体化；避免与其他药物合用，因可能干扰甲状腺激素的作用。

碘塞罗宁

碘塞罗宁（liothyronine，T_3）为人工合成的三碘甲状腺原氨酸，胃肠道吸收完全，用药后数小时即发挥效应，$1 \sim 3$ 天作用达高峰，停药后作用持续 $1 \sim 3$ 天。作用与甲状腺素相似，主要用于治疗需要迅速见效的甲状腺功能减退病人，但在一般替代治疗中，应首选 T_4；还可用于甲状腺癌的治疗及甲状腺功能亢进的鉴别诊断。T_3 作用快，每天剂量宜分 $2 \sim 3$ 次口服。不良反应同甲状腺激素。

项目二 抗甲状腺药

一、硫脲类

硫脲类作为最常用的抗甲状腺药，包括两类：①硫氧嘧啶类：包括甲硫氧嘧啶（methy – lthiouracil，MTU）和丙硫氧嘧啶（propylthiouracil，PTU）；②咪唑类：包括甲巯咪唑（thiamazole，他巴唑）和卡比马唑（carbimazole，甲亢平）等。

【药理作用】

1. 抑制甲状腺激素的合成　硫脲类药物通过抑制甲状腺过氧化物酶，进而抑制酪氨酸的碘化及偶联，减少甲状腺激素的生物合成。硫脲类对甲状腺摄碘没有影响，本类药物对已合成的甲状腺激素无效。

2. 抑制外周组织的 T_4 转化为 T_3　丙硫氧嘧啶能迅速控制血清中生物活性较强的 T_3 水平，而甲巯咪唑的这种作用相对较弱。

3. 免疫抑制作用　甲亢的发病与自身免疫机制异常有关，硫脲类药物轻度抑制免疫球蛋白的生成，减少甲状腺刺激性免疫球蛋白水平，因此，该类药物对甲亢病因也有一定的治疗作用。

4. 其他　硫氧嘧啶减少心肌、骨骼肌的 β 受体数目，降低腺苷酸环化酶活性而减弱 β 受体介导的糖代谢。

【临床应用】

1. 甲亢的内科治疗 适用于轻症和不宜手术或放射性碘治疗者,如儿童、青少年、术后复发、中重度患者而年老体弱或兼有心、肝、肾、出血性疾患等患者。若剂量适当,一般症状改善常需 2~3 周,T_4 水平明显下降需 3~4 周,基础代谢率恢复正常则需 1~2 个月。当基础代谢率接近正常时,药量即可递减至维持量,疗程 1~2 年。

2. 甲状腺手术前准备 为减少甲状腺次全切除手术患者在麻醉和手术后的并发症及甲状腺危象,在术前应先服用硫脲类药物,使甲状腺功能恢复或接近正常。但由于使用硫脲类后 TSH 分泌增多,使腺体增生,组织脆而充血,不利于手术进行,因此,在术前两周需加服大量碘剂,使甲状腺缩小、变硬,减少出血,利于手术的进行。

3. 甲状腺危象的辅助治疗 因感染、外伤、手术、情绪激动等诱因可致大量甲状腺激素突然释放入血,使患者发生高热、虚脱、心衰、肺水肿、水和电解质紊乱等,严重时可致死亡,称为甲状腺危象。对此,除消除诱因、对症治疗外,主要给予大剂量碘剂以抑制甲状腺激素释放,并立即应用硫脲类(常选用丙硫氧嘧啶)阻止甲状腺素合成,剂量约为治疗量的两倍,疗程一般不超过一周。

【不良反应及注意事项】

服用硫脲类可导致以下不良反应,丙硫氧嘧啶和甲巯咪唑发生率较少,甲硫氧嘧啶发生率较高。

1. 过敏反应 最常见,表现为斑丘疹、皮肤瘙痒、药疹,也有红斑狼疮样反应、淋巴结病和关节痛等反应。

2. 胃肠道反应 恶心、呕吐、胃肠道不适,偶有味、嗅觉改变。

3. 粒细胞缺乏症 发生率虽低但后果严重。一般发生在治疗后的 2~3 个月内,老年人较易发生,应定期检查血象。发生咽痛、发热等反应时应引起重视。

4. 甲状腺肿及甲状腺功能减退 长期用药后,可使血清甲状腺激素水平显著下降,腺体肿大,甲状腺功能减退,及时发现并停药常可恢复。

5. 慎用或禁用 孕妇、哺乳期妇女、甲状腺肿瘤患者慎用或禁用。

📖 案例分析

32 岁的刘女士,前段时间因心悸、手颤抖不适,并伴有饭量大增、脾气暴躁等变化,前往医院检查后发现,T_3 和 T_4 水平增高,确诊为"甲状腺功能亢进症",服用药物丙硫氧嘧啶一周后,刘女士复查 T_3 和 T_4 指标无明显下降。于是,她停掉原药,自行换用了甲巯咪唑。次日,刘女士的原有症状明显加重,并出现高热和全身大汗、四肢发软。

请思考:

1. 刘女士为何出现换药后不适?原因为何?

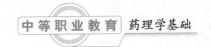

2. 目前该如何处理？

二、碘及碘化物

碘及碘化物不作为单独用药用于抗甲状腺治疗。常用药物有复方碘溶液（compound iodine solution），又称卢戈液，含碘 5%，碘化钾 10%。也可单用碘酸钾、碘油制剂、碘化钾或碘化钠。

【药理作用】

不同剂量的碘化物对甲状腺功能可产生不同的作用。

1. 小剂量碘　是合成甲状腺激素的原料，可预防单纯性甲状腺肿。对早期病例疗效较好，晚期病例的肿大则不易消退。

2. 大剂量碘　当碘摄入量 >6mg/d 时，有快而强的抗甲状腺作用。主要是通过抑制 TG 的水解而抑制甲状腺激素的释放；抑制甲状腺过氧化物酶活性，减少甲状腺激素的合成；抑制垂体分泌 TSH，使腺体缩小、变硬、血管减少，有利于手术进行及减少出血。配合硫脲类药物，使用于甲状腺危象和甲亢术前准备。大剂量碘的抗甲状腺作用快而且强，用药后 1～2 日起效，10～15 日达最大效应。故碘化物不能单独用于甲亢的内科治疗。

【临床应用】

1. 单纯性甲状腺肿　在地方性甲状腺肿流行地区，食盐中按照 1∶100000～1∶10000 的比例加入碘化钠，可取得满意效果。对早期病例疗效较好，用复方碘溶液或碘化钾即可，必要时合用甲状腺片以抑制腺体增生，可预防单纯性甲状腺肿。晚期病例的肿大则不易消退，效果差，应考虑手术治疗。

知 识 链 接

碘与地方性甲状腺肿

甲状腺肿是一种常见的地方病，在山区及内陆省份曾广泛流行，患此病者，早期无明显临床症状，甲状腺轻、中度弥漫性肿大，质软，无压痛。极少数明显肿大者可出现压迫症状，如呼吸困难、吞咽困难、声音嘶哑、刺激性咳嗽等。胸骨后甲状腺肿可有食管或上腔静脉受压症状。甲状腺功能基本正常，但约 5% 的患者由于甲状腺代偿功能不足，出现甲状腺功能减低，影响智力及生长发育。少数地方性甲状腺肿病人由于长期血清 TSH 水平增高，当补充碘后，甲状腺素合成过多，形成碘甲亢。目前常采用食盐中加入碘化钠或碘化钾方法预防甲状腺肿，食盐中按照 1∶100000～1∶10000 的比例加入碘化钠。也可碘化饮水，多吃含碘丰富的食物，如海带、紫菜、海藻、海鱼虾等来预防。

2. 甲亢术前准备　在硫脲类药物控制的基础上，于术前两周加用复方碘溶液，每次 5 滴，3 次/天，可纠正硫脲类药物引起的腺体增生、充血，利于手术进行并减少出血。

3. 甲状腺危象　口服复方碘溶液 30~45 滴，4 次/天，也可用碘化钾 0.5g 加于 10% 葡萄糖溶液中静脉滴注，3 次/天，一般 24 小时后即可充分发挥作用。如病情紧急，也可与抗甲状腺药物合用，甲状腺危象解除后，立即停用。

【不良反应及注意事项】

1. 一般反应　咽喉不适、口内金属味、呼吸道刺激、鼻窦炎和眼结膜炎症状及唾液分泌增多、唾液腺肿大等，停药后可消退。

2. 过敏反应　于用药后立即或几小时内发生，表现为发热、皮疹、皮炎，也可有血管神经性水肿，严重者有喉头水肿，可致窒息。一般停药可消退，加服食盐和增加饮水量可促进碘排泄。必要时采取抗过敏措施。

3. 诱发甲状腺功能紊乱　见于长期或过量服用碘剂者；已用硫脲类控制症状的甲亢患者，也可因服用少量碘而复发。另一方面，碘剂也可诱发甲状腺功能减退和甲状腺肿，原有甲状腺炎者不易发生。碘能进入乳汁和通过胎盘，可能引起新生儿和婴儿甲状腺功能异常或甲状腺肿，严重者可压迫气管而致命，孕妇和哺乳期妇女应慎用。

三、放射性碘

放射性碘（radioiodine）为 ^{131}I，半衰期约为 8 天。

【药理作用及临床应用】

^{131}I 的 β 射线（占 99%）在组织内射程为 0.5~2mm，辐射损伤只限于甲状腺内，又因增生细胞对辐射作用较敏感，故很少损伤周围其他组织，可起到类似手术切除部分甲状腺的作用。γ 射线射程远，在体外可以检测，故可用于测定甲状腺摄碘功能。^{131}I 适用于不宜手术或手术后复发及硫脲类无效或过敏的甲亢者。作用缓慢，一般用药 1 个月见效，3~4 个月后甲状腺功能可恢复正常。

【不良反应及注意事项】

剂量过大易致甲状腺功能低下，故应严格掌握剂量，通常按甲状腺重量和最高摄碘率估计值计算。用药后，一旦发现功能低下症状，可补充甲状腺激素对抗。由于儿童甲状腺组织处于生长期，对辐射效应较敏感；卵巢也可浓集放射性碘，可能影响遗传。因此，20 岁以下患者、妊娠或哺乳的妇女及肾功能不佳者不宜使用。此外，甲状腺危象、重症浸润性突眼症及甲状腺不能摄碘者禁用。^{131}I 是否有致癌和诱发白血病作用尚待确定。

四、β 受体阻断药

目前，用于甲亢治疗的 β 受体阻断药有普萘洛尔、美托洛尔、阿替洛尔等，通过阻断 β 受体，改善甲亢所致的心率加快、心收缩力增强等交感－肾上腺系统兴奋症状。此外，尚可抑制甲状腺激素的分泌及抑制外周 T_4 转化成 T_3，从而发挥抗甲亢作用。

β 受体阻断药适用于不宜用抗甲状腺药、不宜手术及 ^{131}I 治疗的甲亢患者，主要用于控制甲亢症状、甲亢术前准备及甲状腺危象的辅助治疗。甲亢患者应用后，可迅速减轻其焦虑、震颤及窦性心动过速等症状；甲状腺危象时，静注能帮助患者度过危险期。应用大量 β 受体阻断药做甲状腺术前准备，可避免甲状腺充血，缩短手术时间，利于手术进行。甲亢患者如需紧急手术（甲状腺或其他手术）时，也可用 β 受体阻断药保护患者。本类药物常与硫脲类合用作术前准备。

β 受体阻断药不良反应较少，常用甲状腺功能测定试验以及硫脲类对甲状腺的作用，但应注意防止本类药物对心血管系统和气管平滑肌等的不良反应。

复习思考

一、选择题

1. 硫脲类药物使用后，观察到最先下降的激素为（　　）

    A. TSH   B. T_3 C. T_4

    D. 肾上腺促皮质激素   E. 胰岛素

2. 为使甲状腺手术顺利进行，术前常准备的药物是（　　）

    A. 甲巯咪唑   B. 丙硫氧嘧啶   C. 复方碘溶液

    D. 普萘洛尔   E. 放射性 ^{131}I

3. 呆小症治疗宜选用（　　）

    A. 氯丙嗪   B. 生长激素   C. 甲状腺素

    D. 钙剂合用维生素 D_3 E. 糖皮质激素

4. 硫脲类药物最严重的不良反应是（　　）

    A. 过敏反应   B. 消化道反应   C. 粒细胞减少症

    D. 甲状腺功能减退症   E. 甲状腺肿大

二、思考题

1. 抗甲状腺素药有哪几类？每类代表药及其适应证？

2. 为何使用不同剂量碘剂下会产生不同作用？临床应如何正确用碘？

扫一扫，知答案

模块三十一

降血糖药

扫一扫，看课件

【学习目标】

1. 掌握胰岛素的药理作用、临床应用及不良反应。

2. 熟悉各类口服降糖药的药理作用、临床应用和不良反应。

3. 了解胰岛素制剂的分类。

糖尿病（diabetes mellitus）已成为全世界发病率和死亡率最高的疾病之一，在我国发病率极高。可分为 1 型糖尿病（T1DM），此类患者处于体内胰岛素绝对缺乏水平；2 型糖尿病（T2DM），胰岛素抵抗和胰岛素进行性分泌不足为此型特点，且占糖尿病患者 90% 以上。

T1DM 的常规治疗是注射胰岛素和胰岛素类似物，不良反应如过敏、低血糖等多见；胰岛素吸入剂的开发与上市，开辟了胰岛素给药途径的新领域，但也存在生物利用度偏低及肺功能损伤等缺点。

T2DM 的治疗常用的是口服用药，有双胍类、磺酰脲类、α-葡萄糖苷酶抑制剂、胰岛素增敏剂及餐时血糖调节剂、醛糖还原酶抑制剂等药物；近年来临床应用的药物还包括胰高血糖素样肽-1 受体激动剂、二肽基肽酶-4 抑制剂（DPP-4 抑制剂）和胰淀粉样多肽类似物，为糖尿病患者治疗提供了新的选择。

案例导入

一位 38 岁男性患者，出租车司机，近三月因出现口渴、多饮、多尿，伴视物模糊，体重下降 7kg，无四肢麻木、针刺样痛间歇性跛行，经检测被医院确诊为 T1DM。

请思考：

如何为该患者制定用药方案并进行用药指导？

项目一　胰岛素

胰岛素（insulin）多从猪、牛胰腺提取，也有通过 DNA 重组技术人工合成胰岛素。动物来源胰岛素因与人胰岛素的种属差异，可成为抗原引起过敏反应，故有将猪胰岛素 B 链第 30 位的丙氨酸用苏氨酸替代而制得的人胰岛素。胰岛素制剂口服无效，必须注射给药。皮下注射吸收快，作用可维持数小时。经肝转化、肾灭活，严重肝肾功能不良能影响其灭活。

胰岛素和应用 DNA 重组技术获得的功能及作用相似于人胰岛素的胰岛素类似物的制剂众多，根据来源和化学结构的不同，可分为动物胰岛素、人胰岛素和胰岛素类似物；按作用起效快慢和维持时间，可分为短效、中效、长效和预混胰岛素，见表 31-1。以便在综合治疗基础上，模拟生理性胰岛素分泌模式，使血糖调控到理想水平。

【药理作用】

胰岛素主要促进肝脏、脂肪、肌肉等靶组织糖原和脂肪的储存。

1. 促进脂肪合成，抑制脂肪分解，减少游离脂肪酸和酮体的生成，增加脂肪酸和葡萄糖的转运，使其利用率增加。

2. 促进糖原的合成和贮存，加速葡萄糖的氧化和酵解，并抑制糖原分解和异生而降低血糖。

3. 增加氨基酸的转运和核酸、蛋白质的合成，抑制蛋白质的分解。

4. 加快心率，加强心肌收缩力和减少肾血流，在伴发相应疾病时应予充分注意。

5. 促进钾离子进入细胞，降低血钾浓度。

表 31-1　胰岛素和胰岛素类似物制剂列表

胰岛素制剂	给药途径	起效时间	峰值时间	作用持续时间
胰岛素				
短效（RI）	皮下、静脉	15~60 分钟	2~4 小时	6~8 小时
中效胰岛素（NPH）	皮下	2.5~3 小时	5~7 小时	13~16 小时
长效胰岛素（PZI）	皮下	3~4 小时	8~10 小时	长达 20 小时
预混胰岛素（HI 30R，HI 70/30）	皮下	0.5 小时	2~12 小时	14~24 小时
预混胰岛素（50R）	皮下	0.5 小时	2~3 小时	10~24 小时
胰岛素类似物				
速效胰岛素类似物（门冬胰岛素）	皮下	10~15 分钟	1~2 小时	4~6 小时
速效胰岛素类似物（赖脯胰岛素）	皮下	10~15 分钟	1.0~1.5 小时	4~5 小时
长效胰岛素类似物（甘精胰岛素）	皮下	2~3 小时	无峰	长达 30 小时

续表

胰岛素制剂	给药途径	起效时间	峰值时间	作用持续时间
长效胰岛素类似物（地特胰岛素）	皮下	3～4 小时	3～14 小时	长达 24 小时
预混胰岛素类似物（预出门冬胰岛素 30）	皮下	10～20 分钟	1～4 小时	14～24 小时
预混胰岛素类似物（预混赖脯胰岛素 25）	皮下	15 分钟	30～70 分钟	16～24 小时
预混胰岛素类似物（预混赖脯胰岛素 50）	皮下	15 分钟	30～70 分钟	16～24 小时

备注：RI：普通胰岛素；NPH：低精蛋白锌胰岛素；PZI：精蛋白锌胰岛素；HI 30R，HI 70/30：30% 可溶性中性胰岛素和 70% 低精蛋白锌胰岛素的混悬液；50R：50% 可溶性中性胰岛素和 50% 低精蛋白锌胰岛素的混悬液。

【临床应用】

1. 糖尿病　对胰岛素缺乏的各型糖尿病均有效，主要适应证为：①T1DM：注射用普通胰岛素制剂仍是治疗 T1DM 的最重要药物；②T2DM：经合理饮食、体力活动和口服降血糖药治疗不理想者，T2DM 具有口服降糖药禁忌时，如哺乳等，β 功能明显减退者，无明显诱因体重显著下降者或需迅速降低血糖者；③各种严重的糖尿病急性并发症者：糖尿病酮症酸中毒，高血糖非酮症性高渗性昏迷及乳酸中毒伴发的高血糖症状；④T2DM 合并严重感染、消耗性疾病、高热、创伤及手术的各型糖尿病，以及合并心、脑血管并发症、肾脏或视网膜病变等；⑤继发性性糖尿病：如垂体疾病、胰腺疾病或切除、药物及化学物质等引起的糖尿病；⑥其他：如成年或老年糖尿病患者发病急、体重显著减轻伴明显消瘦；对严重营养不良、消瘦、顽固性妊娠呕吐、肝硬变初期可同时静脉滴注葡萄糖和小剂量胰岛素，以促进组织利用葡萄糖。

2. 细胞内缺钾者　临床上将葡萄糖、胰岛素、氯化钾三者合用（GIK）可促进钾离子内流，纠正细胞内缺钾，并提供能量。可用于防治心肌梗死时的心律失常。

【不良反应及注意事项】

1. 低血糖反应　是最常见和最严重的不良反应，多因胰岛素用量过大和/或未按时进食所致。早期可出现饥饿感、出汗、心跳加快、焦虑、震颤等症状，严重者可引起共济失调、震颤、昏迷、休克及脑损伤，甚至死亡。发生时，轻者可饮用葡萄糖水或摄食，昏迷者应立即静脉注射 50% 葡萄糖。多发生在使用胰岛素的初期，为预防发生，应教会患者正确用药方法和观察判断。

2. 过敏反应　多见于动物来源的胰岛素，一般反应轻微，如注射部位瘙痒、肿胀、红斑，少数有荨麻疹、血管神经水肿，偶可致过敏性休克。高纯度制剂或人胰岛素则发生率低。

3. 胰岛素抵抗　胰岛素抵抗是指需每日超过数百单位的极大量胰岛素，才能控制患者血糖水平。因并发感染、创伤、手术等应激状态或其他原因所致。

4. 脂肪萎缩　见于胰岛素注射部位出现的硬结、疼痛，女性多于男性。轮换注射部位或换用高纯胰岛素制剂后可减轻。

项目二　口服降血糖药

通过对运动和饮食方案调节不能控制血糖的患者，目前常用口服降血糖药包括：磺酰脲类、双胍类、胰岛素增敏剂、α-葡萄糖苷酶抑制剂及餐时血糖调节剂等。近年来上市新药还有 GLP-1 受体激动剂，DPP-Ⅳ抑制剂和胰淀粉样多肽类似物。

一、磺酰脲类

此类药品种繁多，第一代磺酰脲类降糖药有甲苯磺丁脲（tolbutamide，D860）和氯磺丙脲（chlorpropamide），因肝毒性和易致低血糖而极少应用；第二代磺酰脲类如格列齐特（gliclazide）、格列本脲（glyburide）、格列吡嗪（glipizide）作用强大数十至上百倍，且起效快，作用时间长而广泛用于临床；基本结构加一个二环杂环后的第三代磺酰脲类药，如格列美脲（glimepiride）有促进胰岛素分泌，改善胰岛素抵抗和改善血小板功能。见表 31-2。

磺酰脲类降糖药在胃肠道吸收迅速而完全，与血浆蛋白结合率高，多数药物在肝内氧化成羟基化合物，并迅速从尿中排出。

表 31-2　磺酰脲类降糖药物的药代动力学参数

药物	给药途径	血浆蛋白结合率	半衰期	肝肾排泄
甲苯磺丁脲	口服	>90%	3~5 小时	95%
氯磺丙脲	口服	>90%	24~48 小时	90%
格列美脲	口服	>90%	10~16 小时	50%
格列吡嗪	口服	>90%	3~7 小时	90%
格列齐特	口服	>90%	8~12 小时	95%
格列本脲	口服	>99.5%	5~8 小时	92%

【药理作用】

1. 降血糖　该类药刺激胰岛 β 细胞释放胰岛素；降低血清糖原水平；增加胰岛素与靶组织的结合能力。故对胰岛功能尚存的患者有效，对胰岛功能完全丧失的患者及切除胰腺者无作用。也可降低正常人血糖。

2. 抗利尿　氯磺丙脲有抗利尿作用，但不降低肾小球滤过率，这是促进 ADH 分泌和增强其作用的结果，可用于尿崩症。

3. 对凝血功能的影响　第三代磺酰脲类能使血小板黏附力减弱，刺激纤溶酶原的合成，恢复纤溶活性，改善微循环。对预防或减轻糖尿病患者微血管并发症有一定的作用。

【临床应用】

1. 适用于胰岛功能尚存的 2 型糖尿病且单用饮食运动控制无效者。

2. 氯磺丙脲与氢氯噻嗪合用可提高疗效，使患者尿量明显减少。

【不良反应】

常见过敏反应、胃肠道不适、嗜睡、神经痛、体重增加，偶见肝功能损害、胆汁淤滞性黄疸、心肌缺血。

氯磺丙脲与格列本脲可引起持久的低血糖反应，可导致不可逆脑损伤或死亡（不多见），常发生于老年患者、肝肾功能不全或营养不良者。在药物剂量过大、体力活动过度、进食不规则或减少、饮含酒精饮料等情况下诱发。新型磺酰脲类降糖药较少引起低血糖。

与血浆蛋白结合率高的药物合用，可使磺酰脲类降糖药游离浓度增加、作用增强，诱发糖尿病；肝药酶抑制剂可使甲苯磺丁脲的半衰期延长，丙磺舒等肾小管分泌排出的药物可阻碍氯磺丙脲的排泄，使其半衰期延长。

二、双胍类

国内常用制剂为二甲双胍（metformin）。

【药理作用】

二甲双胍通过抑制肝葡萄糖输出，改善外周组织对胰岛素的敏感性，增加对葡萄糖的摄取和利用而明显降低糖尿病患者的血糖。本药不影响正常人血糖，不增加服药者体重，可改善血脂、纤溶系统、血小板、动脉壁平滑肌细胞和成纤维细胞等，被认为可能有助于延缓或改善糖尿病血管并发症。如果没有禁忌证且能够耐受，目前被推荐作为 2 型糖尿病起始治疗的首选药和联合用药中的基础用药。

【临床应用】

主要用于轻症糖尿病患者，尤其适用于肥胖及单用饮食控制无效者。

【不良反应及注意事项】

本类药除有食欲下降、恶心、腹部不适及腹泻等不良反应外，尚有乳酸性酸血症、酮血症等严重不良反应，故其使用时予以注意。

三、胰岛素增敏剂

为新型的降血糖药物，结构上为噻唑烷酮类化合物（thiazolidinediones，TZDs），包括吡格列酮（pioglitazone）、罗格列酮（rosiglitazone）、环格列酮（ciglitazone）、恩格列酮（englitazone）等。

【药理作用】

该类药物主要通过激活过氧化物酶增殖体受体-γ，改善β细胞功能，显著改善胰岛素抵抗及相关代谢紊乱。

可单用于因遗传导致的胰岛素抵抗的 T2DM 糖尿病者。与磺脲类或二甲双胍联合治疗疗效更为明显；对口服常规降糖药失效而改用胰岛素仍控制欠佳的 T2DM，加用本药可明显减少胰岛素用量。

【临床应用】

主要用于治疗 T2DM，尤其是肥胖和胰岛素抵抗者。

【不良反应及注意事项】

该类药物单用的低血糖发生率低。不良作用主要有嗜睡、肌肉和骨骼痛、头痛、消化道症状、体重增加和水肿等。吡格列酮会增加膀胱癌的风险，禁用于此类患者。

禁用于有心血管疾病风险，如有心衰病史、有缺血性心脏病病史及骨质疏松症或发生过非外伤性骨折病史的患者；慎用于 65 岁以上老年患者。

四、α-葡萄糖苷酶抑制剂

阿卡波糖

食物中的淀粉、糊精和双糖，经 α-葡萄糖苷酶水解葡萄糖苷键而转化为葡萄糖。阿卡波糖（acarbose）作为 α-葡萄糖苷酶抑制剂（α-glucosidase inhibitors，AGI），可减慢碳水化合物水解及产生葡萄糖的速度并延缓葡萄糖的吸收。

阿卡波糖餐时与米面同嚼服，可降低患者的餐后血糖。不良作用为胃肠道腹胀、排气增多、腹泻等反应。服药期间应增加饮食中碳水化合物的比例，并限制单糖的摄入量，以提高药物的疗效。

同类药物包括伏格列波糖、米格列醇等。

五、餐时血糖调节剂

因与磺酰脲类药物作用在胰岛 β 细胞上的位点不同，胰岛素分泌高峰和持续时间等不同，又称"非磺酰脲类促胰岛素分泌剂"。作用在胰岛 β 细胞膜上的 K_{ATP}，快速促进糖尿病患者早时相的胰岛素生理性分泌，降低餐后血糖。

瑞格列奈

瑞格列奈（repaglinide）是"第一个餐时血糖调节剂"。口服给药后迅速经胃肠道吸收入血，15 分钟起效，1 小时内达峰值浓度，半衰期约为 1 小时。

该药主要适用于 2 型糖尿病患者，老年糖尿病患者也可服用，且适用于糖尿病肾病者。常见低血糖、体重增加等不良反应。同类药物包括那格列奈（nateglinide）、米格列奈（mitiglinidecalcium）等。

六、新型降糖药

（一）GLP - 1 受体激动剂

胰高血糖素样肽 - 1（Glucagons like peptide - 1，GLP - 1）是由位于胃肠道黏膜 L 细胞分泌的一种肠促胰素，由胰高糖素原基因表达。GLP - 1 通过与其广泛存在于器官上的特异受体相结合，产生 GLP - 1 受体激动后效应，包括刺激胰岛素的合成和分泌，抑制 β 细胞凋亡，促进 β 细胞增殖，抑制胰高血糖素的分泌，减少食物摄取和延缓胃肠排空，同时还能增强心脏功能等。GLP - 1 受体激动剂不但具有显著的降糖效果，还同时兼有低血糖发生率低的优点。另外具有降低体重和收缩压，改善血脂紊乱等的作用。

依克那肽

依克那肽（exenatide）是一种长效 GLP - 1 受体激动剂。2006 年欧美上市至今，临床研究证实，该药能在不引起低血糖和增加体重风险的基础上治疗 T2DM。目前依克那肽的适应证为 T2DM 患者经二甲双胍、硫酰脲类制剂单独或联合治疗达不到目标血糖水平，尤其是肥胖、胰岛素抵抗明显者。

每天早晚餐前皮下注射。最常见的不良作用是胃肠反应如恶心、呕吐、腹泻等，一般为轻到中度，通常随继续用药而减轻。其禁忌证包括：胰腺炎病史者，严重的胃肠道疾病和明显的肾功能不全者。

目前国内上市的同类制剂有艾塞那肽（exenatide）和利拉鲁肽（liraglutide）等。

（二）DPP - 4 抑制剂

DPP - 4 抑制剂即二肽基肽酶 - 4 抑制剂（也称为列汀类药物），通过减少 GLP - 1 的失活而降糖。单独使用不增加低血糖发生的风险，也不增加体重。目前在国内上市的有西格列汀（sitagliptin）、沙格列汀（saxagliptin）、维格列汀（vildagliptin）。

DPP - 4 抑制剂多单独使用，也可与二甲双胍联合应用治疗 T2DM。不良反应可见头痛、超敏反应、肝酶升高、上呼吸道感染、胰腺炎等不良反应，多可耐受。长期安全性未知。禁用于孕妇、儿童和对 DPP - Ⅳ 抑制剂有超敏反应的患者。不推荐用于重度肝肾功能不全、T1DM 或 DKA 患者的治疗。

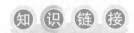

二肽基肽酶-4

二肽基肽酶-4（dipeptide peptidase-4，DDP-4）也称CD26，是以二聚体形式存在的高特异性丝氨酸蛋白酶，由776个氨基酸残基组成。DPP-4抑制剂除通过抑制DPP-4酶对GLP-1及葡萄糖依赖性促胰岛素释放多肽（GIP）的降解，提高内源性GLP-1及GIP水平，促进胰岛素分泌，抑制胰高血糖素释放等多种机制有效控制血糖外，还可能通过影响CD26/DPP-4具有调节免疫炎症的作用，在糖尿病等多种慢性非特异性炎症疾病的治疗中扮演重要角色。

（三）胰淀粉样多肽类似物

胰淀粉样多肽由胰腺细胞释放，是具有减慢食物在小肠吸收速度、减少患者食欲、协助调节机体血糖水平等多种生理功能的一种激素。

醋酸普兰林肽

醋酸普兰林肽（pramLintide acetate）是胰淀粉样多肽的一种合成类似物，有着相同的生物学功能，因而有降低糖尿病患者体内血糖波动频率和波动幅度，改善总体血糖控制的作用。醋酸普兰林肽是继胰岛素之后第二个获准用于治疗T1DM的药物，其可用作1型和2型糖尿病的辅助治疗药物，主要用于单用胰岛素，以及联合应用胰岛素和磺脲类药物和/或二甲双胍仍无法取得预期疗效的糖尿病患者。普兰林肽可与胰岛素合用，但不能取代胰岛素。

用药初期，易发低血糖，其他不良反应有关节痛、咳嗽、头晕、疲劳、头痛及咽炎等。普兰林肽不可用于胰岛素治疗依从性差、自我监测血糖依从性差及糖尿病病情控制较差的患者，慎用于胃动力不足患者。

（四）醛糖还原酶抑制剂

醛糖还原酶催化葡萄糖向山梨醇的转化。高血糖使醛糖还原酶过度激活，引起组织中山梨醇积聚，与高血糖等因素共同促进糖尿病并发症如白内障和神经疾病等的发生发展。

依帕司他（epalrestat）在糖尿病周围神经病变、视网膜病变治疗中有良好的作用。口服20~50mg/kg可抑制糖尿病患者坐骨神经和尾部神经的传导速率下降，也可抑制坐骨神经中神经纤维密度的下降。该药可以有效预防并改善糖尿病并发的末梢神经障碍、振动感觉异常等症状。5049例糖尿病并发的神经病变患者试验显示，服药3~12个月，神经功能改善率为36%，主观症状改善率为75%，不良反应发生率仅为2.5%。

复习思考

一、选择题

1. 胰岛功能几乎丧失且伴肥胖的患者，最适合下列何种口服降糖药（　　）

    A. 胰岛素　　　　B. 格列本脲　　　C. 二甲双胍　　　D. 罗格列酮　　　E. 西格列汀

2. 发生糖尿病酮症酸中毒时，控制血糖宜选用（　　）

    A. 普通胰岛素　　　　　　　B. 二甲双胍　　　　　　　C. 格列美脲

    D. 阿卡波糖　　　　　　　　E. 依克那肽

3. 对基础血糖正常而餐后血糖明显超标的 T2DM 患者，最适宜选择哪类降糖药（　　）

    A. 磺酰脲类　　　　　　　　B. 双胍类　　　　　　　　C. 胰岛素增敏剂

    D. α – 葡萄糖苷酶抑制剂　　E. DPP – Ⅳ抑制剂

4. 在饮食运动综合治疗下，推荐给血糖控制不佳的 T2DM 患者的一线降糖药是（　　）

    A. 醋酸普兰林肽　　　　　　B. 二甲双胍　　　　　　　C. 格列美脲

    D. 阿卡波糖　　　　　　　　E. 罗格列酮

5. 以下何药被称为"第一个餐时血糖调节剂"，用于胰岛素释放时相延迟者（　　）

    A. 普通胰岛素　　　　　　　B. 二甲双胍　　　　　　　C. 格列美脲

    D. 阿卡波糖　　　　　　　　E. 瑞格列奈

6. 下列胰岛素的作用不正确的是（　　）

    A. 促进脂肪合成，抑制脂肪分解

    B. 促进糖原的合成和贮存，抑制糖原分解和异生

    C. 加速葡萄糖的氧化和酵解

    D. 增加蛋白质的合成，抑制蛋白质的分解

    E. 促进钾离子进入细胞间隙

二、思考题

1. 目前的口服降糖药有哪些种类？它们分别适用于何种糖尿病患者？

2. 如何预防处理胰岛素导致的低血糖症？

扫一扫，知答案

抗菌药物概论

扫一扫，看课件

【学习目标】

1. 掌握有关抗菌药的基本概念。

2. 熟悉抗菌药的作用机制。

3. 了解机体、药物和病原体三者的相互关系，耐药性产生的原因及抗菌药的合理用药。

对病原微生物、寄生虫及恶性肿瘤细胞所致疾病的药物治疗称为化学治疗，简称化疗。用于化学治疗的药物称为化疗药物，包括抗微生物药、抗寄生虫药和抗恶性肿瘤药。该类药物作用于机体时无危害或危害较小，同时对病原体产生选择毒性（即强大杀灭作用）。

感染性疾病在使用化疗药物治疗过程中，应注意药物、病原体和机体三者之间的相互制约。熟悉药物、细菌特性，明白机体生理、病理特点，才能促使药物发挥应有疗效，避免不良反应及耐药性的出现。

项目一　常用术语

1. 抗菌药（antibacterial drugs）　是指能抑制或杀灭细菌的药物。包括抗生素和人工合成抗菌药。

2. 抗生素（antibiotics）　是由微生物（包括细菌、真菌、放线菌属）产生，能杀灭或者抑制其他微生物的物质。抗生素有天然的和人工半合成的，前者由微生物产生，后者是对天然抗生素进行结构改造获得。

3. 抗菌谱（antibacterial spectrum）　是指抗菌药的抗菌范围。仅对某一菌种或某一菌属有抗菌作用的药物称为窄谱抗菌药。对多种病原微生物有抑制或杀灭作用的药物称为广谱抗菌药。

4. 抗菌活性（antibacterial activity） 是指抗菌药抑制或杀灭病原微生物的能力。可通过体内和体外法测定，用最低抑菌浓度（minimal inhibitory concentration，MIC）和最低杀菌浓度（minimal bactericidal concentration，MBC）来表示，前者指能够抑制培养基中细菌生长的最低药物浓度，后者指能够杀灭培养基中细菌的最低药物浓度。

5. 抑菌药（bacteriostatic drugs） 是指仅能抑制细菌生长繁殖而无杀灭细菌作用的药物。

6. 杀菌药（bactericide drugs） 是指既能抑制细菌生长繁殖又能杀灭细菌作用的药物。

7. 化疗指数（chemotherapeutic index，CI） 是评价化疗药物安全性的重要指标。常以实验动物的半数致死量和治疗感染动物的半数有效量之比（LD_{50}/ED_{50}）表示，或以5%致死量和95%有效量之比（LD_5/ED_{95}）表示。CI越大，说明药物的毒性越小而疗效越高，用药越安全。但CI大的药物并非绝对安全，如几乎无毒性的青霉素也有引起过敏性休克的危险。

8. 抗生素后效应（post antibiotic effect，PAE） 是指细菌与抗生素短暂接触后，当抗生素浓度低于MIC或被消除，细菌生长仍然受到持续抑制的效应，也称为抗生素后效应。大多抗生素有PAE，如青霉素类和头孢类PAE十分明显。

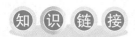

PAE产生的机理及指导意义

PAE的确切机制尚未明了，可能有下列原因：①药物造成细菌胞壁的非致死性损伤或与靶位持续结合，使细菌恢复再生长的时间延长；②药物与细菌接触后，菌体变形，易被吞噬细胞识别，并促进吞噬细胞的趋化和释放溶酶体酶等杀菌物质，产生抗菌药与白细胞协同效应，使菌体损伤加重，修复时间延长（抗菌药物的促白细胞效应）；③细菌新合成酶或核蛋白酶恢复尚需一定时间，而呈现PAE。

研究PAE对制定合理用药和设计临床给药方案有重要意义：①了解药物对给药间隔的影响，可优化给药方案；②在PAE期中的细菌特征已发生了改变，故体内抗生素不必始终维持在有效血药浓度以上，治疗中可减少用药剂量；③利用PAE，掌握最佳给药时间，从而减少不良反应的发生。

9. 耐药性（resistance） 是指病原体或恶性肿瘤细胞对药物敏感性降低的现象，又称为抗药性。当病原菌对某种抗菌药产生耐药性后，对其他作用机制类似的抗菌药也可耐药，称为交叉耐药性。

10. 首次接触效应（first expose effect） 是指抗菌药物在初次接触细菌时有强大的抗菌效应，再度接触或连续与细菌接触，并不明显地增强或再次出现这种明显的效应，需要间隔相当时间以后，才会起作用。如氨基糖苷类首次接触效应十分明显。

项目二　抗菌药物的作用机制

抗菌药物主要通过干扰病原菌的生化代谢过程，影响其结构和功能而呈现抑菌或杀菌作用。据药物作用的环节不同，其作用机制可分为以下几类：

1. 抑制细菌细胞壁合成 抗菌药物可分别作用于细菌细胞壁合成的不同环节而发挥抗菌作用。抑制细菌细胞壁合成的抗菌药物有 β－内酰胺类、万古霉素类、磷霉素和杆菌肽等。

2. 影响胞浆膜的通透性 药物作用于胞浆膜使之通透性增加，可导致菌体内氨基酸、蛋白质、核苷酸等重要物质外漏，造成细菌死亡。如多黏菌素 E、两性霉素 B 等。

3. 抑制细菌蛋白质合成 抗菌药对细菌核糖体有高度选择性，在抑制细菌蛋白质合成时，不影响哺乳动物蛋白质的合成。如氨基糖苷类、大环内酯类、四环素类和氯霉素等。

4. 抑制细菌核酸合成 喹诺酮类抑制细菌 DNA 回旋酶、利福平抑制 mRNA 的合成，导致细菌死亡。

5. 抑制细菌叶酸代谢 磺胺类药物、甲氧苄啶等分别抑制二氢叶酸合成酶与还原酶，妨碍叶酸代谢，最终影响叶酸合成，进而抑制细菌的生长繁殖。

项目三　细菌的耐药性

细菌耐药性已经成为一个比较严重的问题，其发生的机制有：

1. 产生灭活酶 这是引起细菌耐药性的最重要机制之一。细菌产生的灭活酶有水解酶和钝化酶，可水解或修饰进入细菌细胞内的药物，使之失去抗菌活性。

2. 靶位改变 靶位改变后会使药物失去作用位点。如改变靶蛋白结构，或增加靶蛋白数量，或产生新靶蛋白，从而使细菌对药物产生耐药。

3. 细菌改变代谢途径 对磺胺药产生耐药的细菌，通过改变自身代谢途径而改变对营养物质的需求，可直接利用环境中的叶酸。

4. 降低细菌胞质膜的通透性 膜结构的改变使膜通透性降低或闭塞，致药物不易渗透至菌体内而发生耐药。

5. 增强主动外排系统 细菌细胞膜上存在一类蛋白，可将药物选择性或非选择性地排出细菌细胞外，从而使达到作用靶位的药物浓度明显降低而导致耐药。

项目四 抗菌药物的合理应用

细菌的耐药性日益严重，滥用抗生素是主要原因。在明确的指征下，选用适宜的抗生素并采用适当的剂量与疗程，以达到杀灭致病微生物和（或）控制感染的目的，同时也要防止各种不良反应的发生。

一、合理选择抗菌药

安全、有效、简便、及时、经济是国际合理用药调研中心对合理用药的评价指标。为此特提出"五个正确"来指导医护人员合理使用抗生素：正确地选择抗生素种类、正确的用法用量、正确给药途径、正确的疗程及正确的治疗终点。抗生素是否恰当选用直接关系到药物疗效及耐药性的发生。

1. 根据细菌培养结果合理选药 根据细菌感染指征有针对性地应用抗菌药物，是合理用药的首要原则。须尽早查明感染病原体，从而根据病原体种类及细菌药物试验结果选用药物。

2. 按药动学特点制定给药方案和疗程 一般情况下有效血药浓度大于最小抑菌或杀菌浓度，小于最小中毒量。而药物在体内能够发挥抑菌或杀菌效应，必须在相应靶器官或组织中达到有效浓度并维持一定时间。因此，应根据患者病情及相关情况和药物的药动学特点制定合适的给药方案。

3. 针对患者的情况合理用药 患者的生理、病理及相关情况都可影响药物的作用，针对不同的患者在使用抗菌药时要注意药物品种、剂量及疗程的区别。用药过程中，监测患者用药反应，根据实际情况进行调整。

4. 严格控制抗菌药物使用情况 病毒性疾病、发热原因不明者，除并发细菌感染病情严重情况外不宜用抗菌药。预防用药仅适应于未感染的患者。因此，要求医务人员综合考虑各促成感染发生的危险因素，评价出患者发生细菌感染的可能性程度，为最终决定患者是否采用预防用药提供依据。

二、抗菌药的联合应用

治疗时使用两种或两种以上的抗菌药称为联合用药。临床上只有病因未明的严重感染、多种细菌引起的混合感染需长期用药，细菌有可能产生耐药才能联合使用抗生素。两药联用产生四种可能：无关、相加、协同、拮抗。

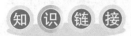

抗菌药根据其作用性质分类

抗菌药根据其作用性质分四类：一类繁殖期杀菌剂，如 β–内酰胺类；二类静止杀菌药，如氨基糖苷类抗生素、多黏菌素类抗生素等；三类速效抑菌药，如四环素类、氯霉素类及大环内酯类抗生素；四类慢性抑菌药，如磺胺类抗菌药。一、二类药合产生用增强作用；二、三类药增强或相加；一、三类药拮抗；二、四类药可能无关。因受多种因素的影响，上述联用的结果并非绝对。

复习思考

一、选择题

1. 耐药性是指（   ）

　A. 反复用药后，机体对药物的敏感性降低

　B. 患者对药物产生了身体依赖性

　C. 反复用药后，需增大剂量才达到相同效果

　D. 患者对药物产生了精神依赖性

　E. 反复用药后，病原体对药物的敏感性降低甚至消失

2. 评价化疗药物安全性的指标是指（   ）

　A. 抗菌活性　　　　　　B. 抗菌谱　　　　　　C. 化疗指数

　D. 最低抑菌浓度　　　　E. 最低杀菌浓度

3. 用于抑制或杀灭体表或周围环境微生物的药物称为（   ）

　A. 化疗药　　　　　　　B. 抗微生物药　　　　C. 消毒防腐药

　D. 抗生素　　　　　　　E. 抗菌药

二、思考题

1. 试举例说明药物、病原体和机体三者间的关系？

2. 抗菌药物按作用机制如何分类，试各举一例？

扫一扫，知答案

模块三十三

β−内酰胺类抗生素

扫一扫，看课件

【学习目标】

1. 掌握青霉素、头孢菌素类抗生素的药理作用、临床应用和不良反应。

2. 熟悉半合成青霉素的作用特点、临床应用。

3. 了解其他 β−内酰胺类的作用特点。

β−内酰胺类抗生素（β−lactam antibiotics）的化学结构中含有 β−内酰胺环的一类抗生素，包括青霉素类、头孢菌素类和其他 β−内酰胺类。该类抗生素为繁殖期杀菌剂，具有品种多、抗菌活性高、毒性低、疗效高、适应证广的特点。

案例导入

王某，女，42 岁。因咽痛、发热就诊，检查发现扁桃休肿大，体温 39℃，医生给予青霉素注射治疗，患者称以前使用过青霉素，从没出现过敏反应，因此拒绝做皮试，请问能否给王某注射？

请思考：

1. 为什么使用青霉素必须做皮试？

2. 如何防止过敏反应的出现？

项目一 青霉素类

青霉素类抗生素为 6−氨基青霉烷酸的衍生物，按来源不同可分为天然青霉素和半合成青霉素。

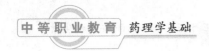

一、天然青霉素类

青霉素 G

青霉素 G（penicillin G，benzylpenicillin，苄青霉素）从青霉菌培养液中提取。常用其钠盐或钾盐，干燥粉末性质稳定。水溶液易被酸、碱、醇、氧化剂、重金属离子分解破坏，且不耐热，室温中放置24小时大部分降解失效，并生成具有抗原性的降解产物，易引起过敏反应，故须临用时配制成水溶液。

【体内过程】

青霉素 G 肌肉注射吸收迅速而完全，30分钟~1小时血药浓度达高峰。口服易被胃酸和消化酶破坏。青霉素几乎全部以原形经肾排泄，半衰期为0.5~1小时，有效作用时间可维持4~6小时。广泛分布于细胞外液，不易透过血脑屏障，脑膜炎时脑脊液可达有效浓度。

青霉素钠盐和钾盐为短效制剂，一次注射40~80万U，作用可维持24小时；其长效制剂有苄星青霉素（benzathine benzylpenicillin，bicillin，长效西林）、普鲁卡因青霉素（procaine benzylpenicillin，双效西林）一次注射120万U，作用可维持15天。两者仅用于轻症患者或预防感染。

【抗菌作用】

青霉素 G 抗菌作用强大，其抗菌谱：①大多数 G^+ 球菌，如溶血性链球菌、肺炎链球菌、草绿色链球菌、不产酶的金黄色葡萄球菌和表皮葡萄球菌等；②G^+ 杆菌，如白喉棒状杆菌、炭疽芽孢杆菌、产气荚膜梭菌、破伤风梭菌等；③G^- 球菌，如脑膜炎奈瑟菌、敏感的淋病奈瑟菌等；④少数 G^- 杆菌，如流感杆菌、百日咳鲍特菌等；⑤螺旋体、放线菌，如梅毒螺旋体、钩端螺旋体、回归热螺旋体、牛放线杆菌等。

抗菌特点：①对 G^+ 菌作用强，对 G^- 菌作用弱；②对繁殖期细菌作用强，对静止期细菌作用弱，属于繁殖期杀菌药；③对真菌、病毒无效，对人和动物的毒性小。

【临床应用】

肌肉注射或静脉滴注青霉素 G 为治疗敏感菌所致感染的首选药。

1. G^+ 球菌感染　如溶血性链球菌引起的咽炎、扁桃体炎、中耳炎、蜂窝组织炎、心内膜炎、丹毒、猩红热、产褥热等；肺炎链球菌引起的大叶性肺炎、支气管肺炎、脓胸等；敏感金黄色葡萄球菌引起的疖、痈、脓肿、骨髓炎、败血症等。

2. G^+ 杆菌感染　如白喉、破伤风、炭疽、气性坏疽等，需合用相应的抗毒素。

3. G^- 球菌感染　如脑膜炎奈瑟菌引起的流行性脑脊髓膜炎，淋病奈瑟菌引起的淋病。

4. **螺旋体感染** 如钩端螺旋体病、梅毒、回归热等。

5. **放线菌感染** 如放线菌引起的局部肉芽肿样炎症、脓肿、多发性瘘管及肺部感染、脑脓肿等，应大剂量、长疗程用药。

【不良反应及注意事项】

1. **过敏反应** 发生率为 1%～10%，以皮肤过敏和血清病样反应较多见，但多不严重，停药或服用 H_1 受体阻断药后可消失。最严重的反应为过敏性休克，主要表现为呼吸、循环衰竭和中枢抑制。防治措施为：①详细询问过敏史，对青霉素过敏者禁用；②初次使用、用药间隔 24 小时以上或换批号者均需做皮试，反应阳性者禁用；③避免局部应用，避免在饥饿时使用；④临用时新鲜配制；⑤使用前备好急救药品（肾上腺素、糖皮质激素及抗组胺药等）及急救设备，不在无急救药和急救设备的条件下使用；⑥每次用药后需观察 30 分钟，无反应者方可离去；⑦过敏性休克一旦发生，立即皮下注射或肌肉注射肾上腺素 0.5～1mg，严重者应稀释后缓慢静注或滴注，必要时加入糖皮质激素和抗组胺药。同时采用其他急救措施。

2. **赫氏反应** 应用青霉素治疗螺旋体感染时，可出现症状加剧现象，称为赫氏反应，表现为全身不适、寒颤、发热、咽痛、肌痛、心跳加快等症状，严重者可危及生命。此反应可能是大量螺旋体被杀死后释放的物质引起的。多于治疗后的 6～8 小时出现，于 12～24 小时消失。从小剂量开始并逐渐增加剂量，可减轻或避免。

3. **其他** 肌肉注射可引起局部红肿、疼痛、硬结等局部刺激症状，钾盐尤甚；大剂量青霉素钾盐或钠盐静脉滴注，可引起高钾血症或高钠血症，甚至引起心脏抑制；椎管内注射或大剂量静脉滴注，可引起脑膜或神经刺激症状，表现为头痛、肌肉痉挛、抽搐、昏迷等，偶可引起精神失常，称青霉素脑病。

二、半合成青霉素类

天然青霉素具有高效、低毒等优点，但抗菌谱窄、不耐酸、不耐酶而易耐药、易引起过敏反应。半合成青霉素具有耐酸、耐酶、广谱、抗铜绿假单胞菌、抗 G^- 杆菌等特点。其抗菌机制、不良反应与青霉素相同，与青霉素有交叉过敏反应，用药前需做皮试。常用的半合成青霉素分类、特点及临床应用见表 32－1。

表 32－1 半合成青霉素的分类、特点及临床应用

分类	常用药物	特点及临床应用
耐酸青霉素	青霉素 V（penicillin V）	①耐酸，口服吸收好 ②不耐酶，对耐药金黄色葡萄球菌无效 ③抗菌谱同青霉素，抗菌活性弱于青霉素 ④主要用于敏感菌引起的轻度感染、恢复期的巩固治疗和防止感染复发的预防用药

分类	常用药物	特点及临床应用
耐酶青霉素	苯唑西林（oxacillin） 氯唑西林（cloxacillin） 双氯西林（dicloxacillin） 氟氯西林（flucloxacillin） 萘夫西林（nafcillin）	①耐酶 ②耐酸，可口服 ③抗菌谱同青霉素，抗菌活性弱于青霉素 ④主要用于耐青霉素的金黄色葡萄球菌感染
广谱青霉素	氨苄西林（ampicillin） 阿莫西林（amoxicillin） 海他西林（hetacillin） 美坦西林（metampicillin） 酞氨西林（talampicillin） 匹氨西林（pivampicillin）	①抗菌谱广，对 G^+ 菌和 G^- 菌均有杀灭作用，但对 G^+ 菌的作用弱于青霉素，对 G^- 杆菌作用强，对厌氧菌有效，对肠球菌效果好，对铜绿假单胞菌无效 ②耐酸，可口服 ③不耐酶 ④用于各种敏感菌所致的全身感染 ⑤有胃肠道反应、皮疹、二重感染等
抗铜绿假单胞菌广谱青霉素	羧苄西林（carbenicillin） 哌拉西林（piperacillin） 磺苄西林（sulbenicillin） 呋苄西林（furbenicillin） 替卡西林（ticacillin） 阿洛西林（azlocillin） 美洛西林（mezlocillin） 阿帕西林（apalcillin）	①抗菌谱广，对 G^- 杆菌作用强，尤其对铜绿假单胞菌 ②不耐酸 ③不耐酶 ④用于铜绿假单胞菌、大肠埃希菌、变形杆菌等引起的感染 ⑤有胃肠道反应、皮疹等
抗 G^- 杆菌青霉素	美西林（mecillinam） 替莫西林（temocillin） 匹美西林（pivmecillinam）	①对 G^- 杆菌作用强，对铜绿假单胞菌无效，对 G^+ 菌作用弱 ②美西林和匹美西林仅对部分肠道 G^- 杆菌有效，替莫西林对大部分 G^- 杆菌有效 ③为抑菌药 ④主要用于敏感菌引起的尿路、肠道、胆道感染等 ⑤有胃肠道反应和一般过敏反应

项目二 头孢菌素类

头孢菌素类（cephalosporins）抗菌作用机制同青霉素，为繁殖期杀菌药，与青霉素有部分交叉耐药。具有抗菌谱广、杀菌力强、对胃酸及 β – 内酰胺酶稳定、过敏反应少等优点。根据抗菌谱、抗菌活性、对 β – 内酰胺酶的稳定性和对肾脏的毒性分为四代，见表 32 – 2。

表 32 – 2 常用头孢菌素的分代及特点

分代	常用药物	特点
第一代	头孢氨苄（cefalexin） 头孢羟氨苄（cefadroxil） 头孢唑啉（cefazolin） 头孢拉定（cefradine） 头孢匹林（cefapirin）	①对 G^+ 菌作用较第二、三代强，对革兰阴性菌作用弱 ②对铜绿假单胞菌无效 ③对金黄色葡萄球菌产生的 β – 内酰胺酶较稳定，对 G^- 菌产生的 β – 内酰胺酶稳定性差 ④有肾毒性，头孢氨苄较重，头孢拉定较轻

续表

分代	常用药物	特点
第二代	头孢克洛（cefaclor） 头孢呋辛（cefuroxime） 头孢孟多（cefamandole） 头孢替安（cefotiam） 头孢尼西（cefonicid） 头孢雷特（ceforanide）	①对 G⁺ 菌和 G⁻ 菌作用均较强 ②对部分厌氧菌有高效，对铜绿假单胞菌无效 ③对 β-内酰胺酶较稳定 ④肾毒性较小
第三代	头孢他啶（ceftazidime） 头孢曲松（ceftriaxone） 头孢哌酮（cefoperazone） 头孢噻肟（cefotaxime） 头孢唑肟（ceftizoxime） 头孢地秦（cefodizime）	①对 G⁺ 菌作用较第一、二代弱，对 G⁻ 菌作用较强 ②对铜绿假单胞菌、厌氧菌作用较强 ③对 β-内酰胺酶稳定 ④基本无肾毒性
第四代	头孢匹罗（cefpirome） 头孢吡肟（cefepime） 头孢利定（cefelidin）	①广谱、高效，对 G⁺ 菌和 G⁻ 菌均有强大的抗菌作用 ②对铜绿假单胞菌作用强，对大多数厌氧菌有抗菌活性 ③对 β-内酰胺酶稳定性高 ④一般对肾无毒性

【临床应用】

1. 第一代头孢菌素　主要用于治疗肺炎链球菌、溶血性链球菌、耐青霉素金黄色葡萄球菌及其他敏感菌所致呼吸道、泌尿道、皮肤软组织感染及心内膜炎、败血症等。

2. 第二代头孢菌素　主要用于治疗大肠埃希菌、肺炎链球菌、克雷伯菌、变形杆菌等所致的呼吸道、泌尿道、胆道、皮肤软组织、盆腔感染、败血症、腹膜炎等。

3. 第三代头孢菌素　主要用于治疗重症耐药 G⁻ 杆菌感染或以 G⁻ 杆菌为主要致病菌、兼有厌氧菌和 G⁺ 菌的重症混合感染。可用于危及生命的败血症、脑膜炎及其他部位的严重感染。其中，治疗铜绿假单胞菌感染宜选用头孢他啶，新生儿脑膜炎和肠杆菌科细菌所致的成人脑膜炎宜选用头孢曲松或头孢他啶。头孢曲松、头孢哌酮可作为治疗伤寒的首选药物之一。

4. 第四代头孢菌素　主要用于治疗对第三代头孢菌素耐药的细菌所致的严重感染。

【不良反应及注意事项】

1. 过敏反应　较青霉素发生率低，多为皮疹、药热、荨麻疹等，偶见过敏性休克。对青霉素过敏者有 5%～30% 对头孢菌素类发生过敏，对头孢菌素过敏者绝大多数对青霉素过敏。青霉素过敏者或过敏体质者慎用。

2. 肾毒性　第一代头孢菌素大剂量应用可致肾损害，有蛋白尿、血尿、血尿素氮升高甚至肾功能衰竭。与高效利尿药或氨基糖苷类合用，肾毒性显著增强。肾功能不全者禁用。

3. 局部刺激　口服可引起恶心、呕吐、食欲不振、腹泻等胃肠道反应，静脉给药可发生静脉炎。

4. 双硫仑样反应 又称戒酒硫样反应。是应用头孢类药物后饮酒或含酒精的饮料或含酒精的药物（或接触乙醇）可出现此反应。表现为面部潮红、发热、头晕、头痛、恶心、呕吐、腹痛、嗜睡、胸闷、心悸、视物模糊、口中有大蒜样气味等反应，严重者可致血压下降、呼吸抑制、心肌梗死、急性心衰、惊厥及死亡。故用药期间应禁酒。

5. 其他 长期应用第三、四代头孢菌素偶见二重感染；头孢孟多、头孢哌酮可引起低凝血酶原血症或血小板减少而致严重出血；大剂量使用头孢菌素可发生头痛、头晕及可逆性中毒性精神病等。

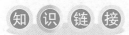

戒酒药双硫仑及双硫仑样反应的机理

戒酒硫（disulfiram，双硫醛，通用名为双硫仑）作为戒酒药已收录美国、日本等国药典。服用双硫仑后的一段时间内饮酒，会发生此即戒酒硫样反应（也称双硫仑样反应、双硫仑 - 酒精反应或双硫醛样反应）。应用双硫仑是期望建立饮酒者对酒产生厌恶的条件反射，故双硫仑只适用于有强烈戒酒愿望的自觉戒酒者。

双硫仑从体内排出缓慢，故服药期间甚至在停药后 1~2 周内饮用含有酒精的饮品（或接触酒精）导致的体内"乙醛蓄积"的中毒反应。乙醇进入体内后，先在肝脏内经乙醇脱氢酶作用转化为乙醛，乙醛在肝细胞线粒体经乙醛脱氢酶转化为乙酸和乙酰辅酶 A，乙酸进入柠檬酸循环，最后转变为水和二氧化碳排出。而双硫仑可抑制乙醛脱氢酶，使乙醛不能氧化为乙酸，致使体内乙醛浓度升高，产生不适。

可引起双硫仑样反应的药物有头孢类和咪唑衍生物（如头孢曲松钠、头孢哌酮、头孢噻肟等；另外还有甲硝唑、酮康唑、呋喃唑酮、氯霉素、甲苯磺丁脲、格列本脲、苯乙双胍）等。

项目三 其他β - 内酰胺类

一、碳青霉烯类

碳青霉烯类（carbopenems）具有抗菌谱广、抗菌作用强、毒性低、对β - 内酰胺酶高度稳定而本身又抑制β - 内酰胺酶活性等特点。

亚胺培南

亚胺培南（imipenem，亚胺硫霉素）在体内可被肾脱氢肽酶水解而失活，故临床所用制剂为本药与肾脱氢肽酶抑制剂西司他丁（cilastatin）的复方制剂，称为泰能。因其不耐酸，仅供注射用。主要用于 G$^+$ 和 G$^-$ 需氧菌和厌氧菌感染，以及耐甲氧西林金黄色葡萄球菌（MRSA）所致的各种严重感染，而且其他常用抗菌药疗效不佳者。常见不良反应为恶心、呕吐、腹泻、药疹、静脉炎。较大剂量可引起惊厥、意识障碍等。肾功能不全者慎用。

美罗培南、帕尼培南

美罗培南（meropenem）对肾脱氢肽酶稳定，不需要与肾脱氢肽酶抑制剂配伍，可单独使用，临床应用同亚胺培南。中枢神经系统不良反应较轻。帕尼培南（panipenem）与一种氨基酸衍生物倍他米隆（betamipron）组成复方制剂，供临床注射使用，倍他米隆可抑制帕尼培南在肾皮质的蓄积而减轻肾毒性。

二、头霉素类

本类药物中常用的有头孢美唑（cefmetazole）、头孢替坦（cefotetan）、头孢米诺（cefminox）。抗菌谱和抗菌活性与第二代头孢菌素相似，特点是抗厌氧菌作用强，对 β－内酰胺酶高度稳定。可用于治疗由需氧菌和厌氧菌引起的盆腔、腹腔及妇科的混合感染。常见不良反应有皮疹、静脉炎、嗜酸性粒细胞增多、蛋白尿等。

三、氧头孢烯类

拉氧头孢

拉氧头孢（latamoxef）抗菌谱和抗菌活性与第三代头孢菌素相似，对 β－内酰胺酶极稳定。主要用于治疗敏感菌所致的泌尿道、呼吸道、胆道、妇科感染、脑膜炎、败血症等。不良反应以皮疹最为多见，偶见凝血酶原减少或血小板功能障碍而致的出血。

同类药物中还有氟氧头孢（flomoxef）。

四、单环 β－内酰胺类

氨曲南

氨曲南（aztreonam）用于青霉素过敏的患者或作为氨基糖苷类、第三代头孢菌素的替代品，对需氧 G^- 菌包括铜绿假单胞菌有强大抗菌作用，对 G^+ 菌和厌氧菌作用弱。具有耐酶、低毒、体内分布广、与青霉素类和头孢菌素类无交叉过敏等特点。不良反应主要为皮疹、血清转氨酶升高、胃肠道不适等。

五、β-内酰胺酶抑制剂

克拉维酸、舒巴坦、他唑巴坦

克拉维酸（clavulanic acid，棒酸）、舒巴坦（sulbactam，舒巴克坦，青霉烷砜）、他唑巴坦（tazobactam，三唑巴坦）本身没有或只有较弱的抗菌活性，但与其他 β-内酰胺类抗生素联合应用时，可发挥抑酶增效作用。临床常用其复方制剂以减少耐药性、提高疗效。

复习思考

一、选择题

1. 耐酸耐酶的青霉素是（ ）

　　A. 羧苄西林　　B. 氨苄西林　　C. 氯唑西林　　D. 阿莫西林　　E. 青霉素 V

2. β-内酰胺类抗生素属于（ ）

　　A. 繁殖期杀菌药　　　　B. 静止期杀菌药　　　　C. 慢效抑菌药

　　D. 繁殖期和静止期杀菌药　　E. 速效抑菌药

3. 治疗梅毒、钩端螺旋体病的首选药物是（ ）

　　A. 红霉素　　B. 四环素　　C. 青霉素　　D. 氯霉素　　E. 诺氟沙星

4. 对肾脏毒性最大的药物是（ ）

　　A. 头孢哌酮　　B. 头孢曲松　　C. 头孢噻吩　　D. 头孢噻肟　　E. 头孢克洛

5. 对绿脓杆菌作用最强的抗生素是（ ）

　　A. 头孢氨苄　　B. 头孢唑林　　C. 头孢孟多　　D. 头孢呋辛　　E. 头孢他啶

二、思考题

1. 试述青霉素过敏性休克的主要防治措施有哪些？

2. 举例说明头孢菌素的分代及抗菌特点？

扫一扫，知答案

模块三十四

大环内酯类、林可霉素类及多肽类抗生素

扫一扫，看课件

【学习目标】

1. 掌握大环内酯类抗生素的药理作用、临床应用和不良反应。

2. 熟悉林可霉素类抗生素的作用特点、临床应用和不良反应。

3. 了解多肽类抗生素的临床应用及不良反应。

项目一 大环内酯类抗生素

本类药物有红霉素（erythromycin）、麦迪霉素（medecamycin）、乙酰螺旋霉素（acetylspiramycin）、吉他霉素（kitasamycin，柱晶白霉素）、交沙霉素（josamycin）、罗红霉素、克拉霉素、阿奇霉素等，均呈碱性。其中大多数药物在分子中含内酯结构的人环。

麦迪霉素、乙酰螺旋霉素、吉他霉素、交沙霉素等抗菌谱与红霉素相似，但抗菌作用较弱，与红霉素有交叉耐药性，主要作为红霉素的替代品，用于敏感菌引起的呼吸道、皮肤和软组织、胆道等部位的感染。不良反应较红霉素轻。

📖 **案例导入**

患儿，男，10岁，5天前出现间断发热，伴鼻塞、流涕2天入院。查体：咽部红，双侧颈部，颌下可触及多个肿大的淋巴结。胸部 CT 显示：右侧胸腔见条形液性密度影，纵隔内可见肿大的淋巴结影。医生初步诊断为肺炎支原体肺炎。医生考虑使用阿奇霉素治疗。

请思考：

1. 你知道医生考虑使用阿奇霉素治疗的原因吗？

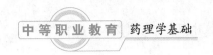

2. 请你结合阿奇霉素的不良反应，谈谈用药的注意事项？

红霉素

红霉素（erythromycin）是由链霉菌培养液中提取的十四元大环内酯类抗生素，在中性条件下稳定，在酸性环境中易被破坏，在碱性环境中抗菌活性增强。

红霉素口服易被胃酸破坏，临床用其肠溶片或酯化物。分布广，尤以胆汁中浓度高，不易透过血脑屏障。主要在肝脏代谢，经胆汁排泄，少量以原形经肾排泄。

【抗菌作用】

本药对青霉素敏感的 G^+、G^- 球菌抗菌作用强，效力不及青霉素，但对耐药金葡菌有效；对部分 G^- 杆菌如流感嗜血杆菌、百日咳鲍特菌、布鲁斯菌、军团菌等高度敏感；对弯曲杆菌、支原体、衣原体、立克次体、螺旋体、幽门螺杆菌等也有抗菌作用。抗菌机制是通过抑制细菌蛋白质的合成，为快速抑菌药。细菌对红霉素易产生耐药性。

【临床应用】

用于治疗耐青霉素的 G^+ 球菌感染和对青霉素过敏的患者及其他敏感菌感染；对军团菌肺炎、支原体肺炎、白喉带菌者、沙眼衣原体所致的新生儿结膜炎和婴儿肺炎，弯曲杆菌所致肠炎或败血症等可作为首选药。

【不良反应及注意事项】

胃肠道反应常见；大剂量或长期使用可致胆汁淤积、转氨酶升高、肝肿大、黄疸等，停药后可自行恢复；大剂量或静脉给药可致耳鸣、暂时性耳聋；偶见皮疹、药热等。孕妇、肝功能不全者不宜应用，婴幼儿慎用。

罗红霉素

罗红霉素（roxithromycin）抗菌谱和抗菌作用与红霉素相近。在胃酸中稳定，体内分布广，作用持久。主要用于敏感菌所致的呼吸道、泌尿道、皮肤和软组织、耳鼻喉等部位感染。主要有胃肠道反应，偶见皮疹、药热、头痛、头晕等。

克拉霉素

克拉霉素（clarithromycin，甲红霉素）抗菌谱与红霉素相似，但抗菌活性较强；对酸稳定，口服吸收快而完全，但生物利用度仅有 55%；分布广，尤其肺和扁桃体组织浓度更高。主要用于呼吸道、泌尿生殖道及皮肤软组织感染。常见胃肠道反应，偶见头痛、皮疹、肝损害等。

阿奇霉素

阿奇霉素（azithromycin）抗菌谱较红霉素广，对 G^- 菌的作用明显强于红霉素，对红霉素敏感菌的抗菌活性与其相当。耐酸，生物利用度较高；分布广，组织细胞内药物浓度较血药浓度高 10 ~ 100 倍；半衰期长 35 ~ 48 小时，每日仅需给药一次。主要用于治疗敏感菌所致的呼吸道、泌尿生殖道及皮肤软组织感染。胃肠道反应较多见，偶见神经系统反应、皮疹、肝损害等。对大环内酯类过敏者禁用，肝功能不全者慎用。

项目二　林可霉素类抗生素

林可霉素、克林霉素

克林霉素（clindamycin，氯林可霉素）口服生物利用度为 87%，不受食物影响；林可霉素（lincomycin，洁霉素）口服生物利用度为 20% ~ 35%，易受食物影响。二者分布广，尤其骨组织中浓度更高，可透过胎盘屏障，可进入乳汁中，不易透过血脑屏障，但炎症时脑组织可达有效浓度。经肝脏代谢，胆汁排泄，10% 以原形经肾排泄。

【抗菌作用】

两药抗菌谱与红霉素相似而较窄。对多数 G$^+$ 菌有显著抗菌活性，对部分 G$^-$ 球菌、人型支原体和沙眼衣原体也有抑制作用，主要特点是对各类厌氧菌有强大抗菌作用。但肠球菌、G$^-$ 杆菌、耐甲氧西林金黄色葡萄球菌（MRSA）、肺炎支原体不敏感。克林霉素的抗菌活性比林可霉素强 4 ~ 8 倍。两药存在完全交叉耐药性，与大环内酯类有部分交叉耐药性。

【临床应用】

主要用于治疗厌氧菌感染或厌氧菌与需氧菌的混合感染，如腹腔、盆腔及妇科感染等；也用于治疗需氧 G$^+$ 球菌引起的呼吸道、骨及软组织、胆道感染及败血症、心内膜炎等；对金黄色葡萄球菌引起的急、慢性骨髓炎为首选药。

【不良反应及注意事项】

主要为胃肠道反应，克林霉素发生率较林可霉素低；长期用药可引起伪膜性肠炎，是由难辨梭状芽孢杆菌大量繁殖和产生外毒素所致，如出现严重腹泻、水样或血样便，应及时停药，口服万古霉素或甲硝唑治疗。偶见皮疹、药热、一过性中性粒细胞减少和血小板减少、肝损害等。肝功能不全者慎用。

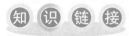

假膜性肠炎

假膜性肠炎是一种急性肠道炎症，因在小肠或结肠的坏死黏膜表面覆有一层假膜而得名，本病易发生在大手术和应用广谱抗生素后，故又有人称之为手术后肠炎、抗生素性肠炎。其实质是肠道内菌群生态平衡失调，常单独发生在小肠、结肠，也可两者同时发生。临床表现可轻如一般腹泻，重至严重血便，甚至急腹症。患者表现为水泻，可为草绿色或棕黄色，多达每天 8~10 次，较重病例水样便中可见漂浮的假膜。患者伴有发热、血白细胞升高、严重者出现水、电解质紊乱、低蛋白血症、休克、中毒性巨结肠、结肠穿孔等，病死率高。腹泻可长达 2~4 周。

项目三　多肽类抗生素

一、万古霉素类

万古霉素类抗生素包括万古霉素（vancomycin）、去甲万古霉素（norvancomycin）。

【抗菌作用】

对 G^+ 菌有强大杀菌作用，尤其是对 MRSA 和耐甲氧西林表皮葡萄球菌（MRSE）。不易产生耐药性，与其他抗生素之间无交叉耐药性。

【临床应用】

万古霉素和去甲万古霉素仅用于严重 G^+ 菌感染，特别是 MRSA、MRSE 和肠球菌属所致的严重感染及对其他抗生素耐药或对 β-内酰胺类抗生素过敏者；口服用于治疗伪膜性肠炎、消化道感染。

【不良反应及注意事项】

万古霉素和去甲万古霉素毒性较大，替考拉宁较小。主要有耳毒性、肾毒性，偶见过敏反应。快速静滴万古霉素时，出现极度皮肤潮红、红斑、荨麻疹、心动过速、低血压等特征性症状，称为"红人综合征"（red man syndrome）。口服可引起恶心、呕吐、金属异味感、眩晕，静滴偶致疼痛和血栓性静脉炎。

二、多黏菌素类

多黏菌素类（polymyxins）包括多黏菌素 B（polymyxin B）、多黏菌素 E（polymyxin E，抗敌素）和多黏菌素 M（polymyxin M）。

【抗菌作用】

多黏菌素类属于窄谱慢效杀菌药，仅对大肠埃希菌、肠杆菌属、克雷伯菌属高度敏感，尤其对铜绿假单胞菌等 G^- 杆菌具有强大抗菌活性。对繁殖期和静止期的细菌均呈杀菌作用。多黏菌素 B 抗菌活性高于多黏菌素 E。

【临床应用】

多黏菌素类因毒性大，主要用于对其他抗生素耐药而难以控制但对本类药仍敏感的铜绿假单胞菌感染及其他 G⁻ 杆菌感染。口服不吸收，可用于治疗肠道感染和肠道手术前准备。

【不良反应及注意事项】

常用量时即可出现明显的不良反应。常见肾毒性、神经系统毒性，静脉滴注速度过快可因神经肌肉阻滞而致呼吸抑制，新斯的明抢救无效，钙剂可能有效；还可引起过敏反应；肌肉注射可致局部疼痛，静脉给药可引起静脉炎；偶见粒细胞减少和肝损害。

三、杆菌肽类

杆菌肽（bacitracin）对 G⁺ 菌具有强大抗菌作用，对耐 β - 内酰胺类抗生素的细菌也有抗菌作用；对 G⁻ 球菌、螺旋体、放线菌等也有一定作用；属于慢性杀菌药。细菌对其耐药性产生较慢，与其他抗生素之间无交叉耐药性。本药口服不吸收，注射用有严重的肾毒性。临床仅局部外用或口含，其优点是刺激性小、过敏反应少、不易产生耐药性，其锌盐制剂可增加抗菌作用。

复习思考

一、选择题

1. 下列不属于大环内酯类抗生素的是 （   ）

    A. 红霉素　　　　B. 阿奇霉素　　　C. 克拉霉素　　　D. 罗红霉素　　　E. 克林霉素

2. 女性患者，58 岁，出现腹痛、高热、寒战、黄疸，确诊为急性细菌性胆囊炎，下列药物中，宜选择 （   ）

    A. 红霉素　　　　B. 氨苄西林　　　C. 氯霉素　　　　D. 庆大霉素　　　E. 林可霉素

3. 治疗军团病应首选 （   ）

    A. 氯霉素　　　　B. 青霉素 G　　　C. 四环素　　　　D. 庆大霉素　　　E. 红霉素

二、思考题

1. 红霉素临床首选应用于哪些感染性疾病？

2. 大环内酯类包括抗生素，举例说明其抗菌机制？

扫一扫，知答案

模块三十五

氨基糖苷类抗生素

扫一扫，看课件

【学习目标】

1. 掌握氨基糖苷类抗生素的共同特点、不良反应。

2. 熟悉常用氨基糖苷类抗生素的药理作用、临床应用及不良反应。

3. 了解氨基糖苷类抗生素的抗菌作用机制。

项目一　氨基糖苷类抗生素的共性

氨基糖苷类抗生素因其化学结构中含有氨基环醇和氨基糖分子，并由配糖键连接成苷而得名。包括来源于链霉菌的链霉素、卡那霉素、妥布霉素等，来源于小单孢菌的庆大霉素、西索米星（sisomicin）等，以及半合成的阿米卡星、奈替米星等。

【抗菌作用】

氨基糖苷类抗生素为静止期杀菌药，其主要特点有：①抗菌谱广，对各种需氧革兰阴性杆菌，如大肠埃希菌、变形杆菌属、克雷伯菌属、志贺菌属等具有强大的抗菌活性；对沙雷菌属、沙门菌属、不动杆菌属、嗜血杆菌属等也有一定抗菌作用；对耐甲氧西林金黄色葡萄球菌也有较好的抗菌活性，对各组链球菌作用微弱，对肠球菌和厌氧菌无效；对淋病奈瑟菌、脑膜炎奈瑟菌等革兰阴性球菌作用较差；②其杀菌速率和杀菌时程呈浓度依赖性；③PAE 较长，呈浓度依赖性；④具有初次接触效应（first exposure effect，FEE），即细菌首次接触氨基糖苷类抗生素时，能被迅速杀死，未被杀死的细菌再次或多次接触同种抗生素，其杀菌作用明显降低；⑤在碱性环境中抗菌活性增强；⑥极性大，口服难吸收，血浆蛋白结合率低（除链霉素外），主要分布在细胞外液，不能通过血脑屏障，耳、肾毒性比较大。

抗菌机制是抑制细菌蛋白质合成的各个阶段；破坏细菌细胞膜的完整性；也可刺激菌体产生致死量的羟自由基等。

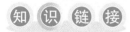

细菌对氨基糖苷类抗生素产生耐药性的机制

细菌对氨基糖苷类药物产生耐药性的原因，至少有四种机制解释。除了细菌外膜通透性的变化、药物与作用靶点结合力下降和主动外排机制外，目前最为公认的机制是：G^+通过质粒传导产生氨基糖苷钝化酶，分别作用于相关碳原子上的 NH_2 或 OH 基团，使之产生无效物。不同的氨基糖苷类药物之间存在着不完全的交叉耐药。

【临床应用】

氨基糖苷类抗生素主要用于敏感需氧 G^- 杆菌所致的全身感染。如呼吸道、泌尿道、皮肤软组织、胃肠道、烧伤、创伤及骨关节感染等。对于脑膜炎、败血症、肺炎等严重感染，可与广谱半合成青霉素、第三代头孢菌素或喹诺酮类等合用；口服用于消化道感染、肠道术前准备、肝昏迷等；外用软膏或眼膏或冲洗液可用于局部感染；链霉素、卡那霉素等还可作为治疗结核的药物。

【不良反应及注意事项】

氨基糖苷类的主要不良反应是耳毒性和肾毒性，尤其在儿童和老人更易引起。毒性产生与服药剂量、疗程及肾功能有关。

1. 耳毒性　因药物在内耳蓄积，可使感觉毛细胞发生退行性和永久性改变。前庭损害发生率依次为：新霉素 > 卡那霉素 > 链霉素 > 西索米星 > 阿米卡星 > 庆大霉素 > 妥布霉素 > 奈替米星。耳蜗损害发生率依次为：新霉素 > 卡那霉素 > 阿米卡星 > 西索米星 > 庆大霉素 > 妥布霉素 > 奈替米星 > 链霉素。

为防止、减少耳毒性的发生，应常询问病人眩晕、耳鸣等早期症状。应定期检查听力，避免与其他有耳毒性的药物（利尿药或顺铂）合用。有镇静作用的药物因可抑制病人的反应性，合用时也要慎重。

2. 肾毒性　氨基糖苷类是诱发药源性肾衰的最常见因素，其发生率依次为：新霉素 > 卡那霉素 > 庆大霉素 > 妥布霉素 > 阿米卡星 > 链霉素 > 奈替米星。肾功能减退可使药物的浓度升高，进一步加重肾毒性，故临床用药时应定期进行肾功能检查、血药浓度监测，肾功能减退患者慎用或调整给药方案，避免合用有肾毒性的药物。

3. 神经肌肉麻痹　与给药剂量和给药途径有关。最常见于大剂量腹膜内或胸膜内给药、静脉滴注速度过快，也可偶见于肌肉注射后。可引起心肌抑制、血压下降、肢体瘫痪和呼吸衰竭。其麻痹程度依次为：新霉素＞链霉素＞卡那霉素＞奈替米星＞阿米卡星＞庆大霉素＞妥布霉素。易被误诊为过敏性休克，用钙剂和新斯的明抢救有效。应避免与肌肉松弛药、全麻药等合用。

4. 过敏反应　皮疹、发热、血管神经性水肿、口周发麻等常见。链霉素偶可引起过敏性休克，其发生率仅次于青霉素。

📚 案例导入

患者，女性，23 岁，一天前出现左侧腰痛，呈钝痛，与体位及活动无关，伴发热，体温38.7℃。患者同时有尿频、尿急，尿液外观浑浊。经诊断为急性泌尿系统感染，用链霉素治疗，效果不佳。

请思考：

1. 为了增加链霉素疗效，还需配合何种药物治疗？

2. 用药后应注意哪些事项？

项目二　常用氨基糖苷类抗生素

链霉素

链霉素（streptomycin）是最早用于临床的氨基糖苷类抗生素，也是第一个用于治疗结核病的药物。链霉素对大多 G^-、少数 G^+ 球菌和结核分支杆菌作用强。临床主要用于兔热病和鼠疫的治疗，具有特效，与四环素联合使用是目前治疗鼠疫最有效的手段；也可用于多药耐药的结核病的治疗；与青霉素合用，治疗草绿色链球菌、溶血性链球菌及肠球菌引起的心内膜炎；与四环素合用可治疗布鲁菌病。

链霉素最常见的不良反应为耳毒性，其前庭反应较耳蜗反应出现早，且发生率高，严重者可致永久性耳聋；其次为神经肌肉阻断作用；少见肾毒性；皮疹、发热、血管神经性水肿等变态反应也易发生，还可引起过敏性休克，常于注射后 10 分钟内突然出现，发生率虽较青霉素少，但死亡率较高。因此，注射前需做皮试，如一旦发生，应立即注射肾上腺素和葡萄糖酸钙等抢救；其肾毒性较其他氨基糖苷类低，但肾功能不全者仍应慎用。

庆大霉素

庆大霉素（gentamicin）抗菌谱比链霉素广，对大多 G^- 杆菌及金黄色葡萄球菌等少数 G^+ 球菌杀菌作用强，是治疗各种 G^- 杆菌感染的常用药，主要用于治疗各种 G^- 杆菌感染。

也可与广谱半合成青霉素类或头孢菌素类联合使用治疗严重的肺炎球菌、铜绿假单胞菌、肠球菌、葡萄球菌或草绿色链球菌所致的感染。但与 β – 内酰胺类抗生素合用可使庆大霉素的活性降低，故两药不可在同一输液瓶内使用；口服可用于肠道感染或肠道术前准备；尿路、人工心瓣膜手术前的预防术后感染；局部用于眼、耳鼻喉及皮肤、黏膜等部位的感染。

庆大霉素最严重的不良反应为耳毒性，多为双侧性，对前庭功能损伤较耳蜗大。可引起肾损害，大多可逆。有神经肌肉接头阻滞作用，不可大剂量快速静脉滴注或静脉推注，以免呼吸抑制的发生。

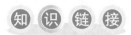

氨基糖苷类抗生素耳毒性的原因

氨基糖苷类抗生素的耳毒性直接与其在内耳淋巴液中药物浓度较高有关，可损害内耳柯蒂器内、外毛细胞的能量产生及利用，引起细胞膜上 $Na^+ – K^+ – ATP$ 酶功能障碍，造成毛细胞损伤。其具体原因可能为：药物在内耳蓄积、兴奋毒性损伤、过氧化损伤、遗传易感性等。

妥布霉素

妥布霉素（tobramycin）抗菌谱与庆大霉素相似，对肺炎杆菌、变性杆菌属及肠杆菌属作用强于庆大霉素；对铜绿假单胞菌的作用较庆大霉素强 2~5 倍，对庆大霉素耐药者仍有效；对其他 G^- 杆菌作用差。主要用于铜绿假单胞菌感染所致的各种感染，常与能抗铜绿假单胞菌的青霉素类或头孢菌素类药物合用。不良反应主要为耳毒性、肾毒性，但比庆大霉素轻，偶见神经肌肉接头阻滞和二重感染。

卡那霉素

卡那霉素（kanamycin）对多数常见 G^- 杆菌、敏感金黄色葡萄球菌和结核杆菌有效，主要用于耐药的金黄色葡萄球菌及敏感的 G^- 杆菌；也可作为抗结核的二线药物，与其他抗结核病药物合用，以治疗对第一线药物有耐药性的结核杆菌患者；可口服用于肝昏迷或腹部术前肠道的准备。耳毒性、肾毒性均较大，宜进行血药浓度监测，肾功能不良者慎用。

阿米卡星

阿米卡星（amikacin，丁胺卡那霉素）为卡那霉素的衍生物，是抗菌谱最广的氨基糖苷类抗生素，对 G⁻ 杆菌和金黄色葡萄球菌作用强，其他 G⁺ 球菌对其不敏感，链球菌属对其耐药。其突出优点是对肠道 G⁻ 杆菌和铜绿假单胞菌所致的多种氨基糖苷类钝化酶稳定，故可作为治疗耐药菌所致严重感染的首选药。可与 β-内酰胺类联合应用于粒细胞缺乏或其他免疫缺陷患者合并严重 G⁻ 杆菌感染。

耳毒性主要是耳蜗损害，发生率高，前庭损害与庆大霉素相似。肾毒性较庆大霉素低，较少引起神经肌肉接头阻滞。

奈替米星

奈替米星（netilmicin）抗菌谱与庆大霉素相似，其显著特点是对多种氨基糖苷类钝化酶稳定，故对 MRSA 及对常用氨基苷类耐药菌有较好抗菌活性。其耳、肾毒性在常用的氨基糖苷类中最低，损伤程度也轻，但也不可任意加大剂量或延长疗程。

复习思考

一、选择题

1. 氨基糖苷类药物中过敏性休克发生率最高的是（ ）

　　A. 庆大霉素　　　B. 链霉素　　　C. 新霉素　　　D. 卡那霉素　　　E. 妥布霉素

2. 氨基糖苷类药物中引起前庭功能损伤发生率最高的是（ ）

　　A. 卡那霉素　　　B. 链霉素　　　C. 新霉素　　　D. 西索米星　　　E. 妥布霉素

3. 易致肾功能损害的抗生素是（ ）

　　A. 青霉素 G　　　B. 红霉素　　　C. 氯霉素　　　D. 庆大霉素　　　E. 强力霉素

二、思考题

1. 常用的氨基糖苷类抗生素有哪些？

2. 试述氨基糖苷类抗生素的共性？

扫一扫，知答案

扫一扫，看课件

模块三十六

四环素类抗生素及氯霉素

【学习目标】

1. 掌握四环素的体内过程、抗菌谱、不良反应及注意事项；氯霉素的不良反应及注意事项。

2. 熟悉多西环素和米诺环素的特点；氯霉素的抗菌谱、临床应用。

3. 了解广谱抗生素的概念；四环素类药物的分类、作用机制；氯霉素的临床应用。

项目一 四环素类抗生素

四环素类药物是由放线菌产生的一类广谱抗菌药，氢化骈四苯是其共同的基本母核，仅取代基有所不同。四环素类具有酸、碱两性，在酸性水溶液中则较稳定，在碱性水溶液中易降解，故临床一般用其盐酸盐。

四环素类可分为天然品与半合成品两类。天然品有金霉素（chlortetracycline）、土霉素（terramycin）、四环素等；半合成品有多西环素、米诺环素和美他环素（methacycline）。金霉素性质不稳定，不良反应较多，仅限用于眼科。四环素、土霉素、米诺环素及多西环素等较常用。

【抗菌作用】

四环素类抗生素抗菌谱广，对需氧和厌氧的 G^+ 菌、G^- 菌、立克次体、支原体、衣原体、螺旋体和某些原虫均有较强的抑制作用，但对铜绿假单胞菌、病毒、真菌无效。

四环素类抗生素的抗菌谱、临床应用、作用机制等均相似。四环素类能与核糖体 30S 亚基的 A 位特异性结合，阻止氨基酰 tRNA 进入 A 位，抑制肽链延长和细菌蛋白质合成。

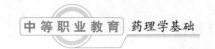

此外，四环素类可改变细菌细胞膜通透性，导致菌体内核苷酸及其他重要成分外漏，进而抑制细菌 DNA 复制。四环素类为快速抑菌剂，高浓度时有杀菌作用。

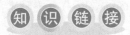 案例导入

患者，女性，7 岁，因自小反复患上呼吸道感染，经常服用四环素，发现牙齿黄染至医院就诊。

请思考：

1. 患者为什么会牙齿黄染？
2. 如何指导患者用药？

四环素

四环素（tetracycline）口服易吸收但不完全，饭后服药比空腹服用时血药浓度低 50% 左右；铁剂可使其吸收率下降 40%～90%，如需两药合用，服药时间应相隔 3 小时；胃液中酸度高及酸性药物如维生素 C 可促进四环素吸收；四环素类为金属螯合剂，故含多价阳离子的药物和食物均可妨碍其吸收。分布广泛，血浆蛋白结合率低，易渗入胸腔、腹腔、乳汁中，也可沉积于牙、骨组织中，不易透过血脑屏障，但可透过胎盘屏障。经肝浓缩排入胆汁，形成肝肠循环，胆汁中药物浓度为血药浓度的 5～20 倍。主要以原型经肾小球过滤排出，故尿药浓度较高，有利于治疗尿路感染，酸化尿液可提高疗效，碱化尿液可增加尿中排出量。肾功能不良时易蓄积。

【临床应用】

曾是治疗敏感菌感染的首选或次选药。但因一些高效低毒的抗菌药物陆续用于临床，以及四环素耐药菌株的日益增加，加上其特殊不良反应，四环素的临床应用受到限制。目前主要用于无多西环素时立克次体、支原体、衣原体、某些螺旋体感染时的临床治疗。

知识链接

细菌对四环素类抗生素产生耐药性的机制

四环素类药物之间存在交叉耐药性，耐药的机制有三个方面：主动外排系统增强导致四环素外排增加，细胞内药物浓度降低，从而产生耐药性；药物的靶点被保护，细菌产生的核糖体保护蛋白与核糖体结合后，导致四环素不能与核糖体结合，从而产生耐药性；产生了灭活或钝化四环素的酶，可对四环素类进行化学修饰。

【不良反应及注意事项】

1. 胃肠道反应　口服直接刺激胃黏膜引起上腹不适，如恶心、呕吐、腹胀、腹泻等。症状与剂量相关，减少剂量或小剂量多次服用，或与食物同服均可缓解。

2. 二重感染　正常人的口腔、鼻咽、肠道等都有多种多样的微生物寄生，菌群间彼此竞争维持相对平衡的共生状态。长期使用广谱抗生素后，可使敏感菌生长受到抑制，不敏感菌趁机在体内大量繁殖，从而引起新的感染，称为二重感染或菌群交替症。多见于老幼和体弱、抵抗力低的患者，合并应用肾上腺皮质激素、免疫抑制剂、抗代谢或抗肿瘤药物更容易诱发。常见的二重感染有两种：①真菌感染：致病菌以白色念珠菌最多见，表现为鹅口疮、肠炎，可进行抗真菌治疗；②葡萄球菌引起的伪膜性肠炎：此时葡萄球菌产生强烈的外毒素，引起肠壁坏死、体液渗出、剧烈腹泻、导致失水或休克等症状，有死亡危险，此种情况必须停药并口服万古霉素或甲硝唑治疗。

3. 对骨骼和牙齿生长的影响　主要发生在胎儿和婴幼儿，四环素很快能与沉积在新生骨骼和牙齿中的钙结合，引起牙齿荧光、恒齿永久性棕色色素沉着（俗称牙齿黄染）和牙釉质发育不全。也可引起骨骼畸形、骨质生长受到抑制和婴幼儿骨骼生长抑制，造成暂时性生长障碍。因此，妊娠期或哺乳期的妇女、8 岁以下儿童禁用。

4. 其他　长期口服或大量静脉注射给药可致肝细胞变性；肾功能不全者可加重肾功能损害，干扰蛋白质的合成而加重氮质血症（多西环素无影响）。

多西环素

多西环素（doxycycline，强力霉素）属半合成四环素类，是四环素类药物的首选。抗菌谱与四环素类似，但抗菌活性比四环素强 2 ~ 10 倍，具有强效、速效、长效的特点；食物不影响其吸收，大部分药物随胆汁经肠道排出，少量经肾排泄，肾功能减退时，粪便中排出增多，故肾功能不全者也可使用，有显著的肝肠循环，很少引起二重感染。

首选可用于立克次体感染、支原体感染、衣原体感染以及螺旋体感染、G⁺菌、G⁻菌所致的感染；还可治疗鼠疫、布鲁菌病、霍乱、幽门螺杆菌感染引起的消化性溃疡，肉芽肿鞘杆菌感染引起的腹股沟肉芽肿，以及牙龈卟啉单胞菌引起的牙周炎。此外，多西环素特别适合肾外感染伴肾衰竭者，以及胆道感染。

餐后给药可减轻胃肠道刺激症状，服药时宜用大量水，以免引起食管炎。易致光敏反应。静脉注射时，口腔异味感、舌麻木等。其他不良反应少于四环素。

米诺环素

米诺环素（minocycline，二甲胺四环素）脂溶性高，口服吸收迅速完全，仍受到金属离子影响，需分开服用，分布广泛，脑脊液中浓度较高，半衰期约为 20 小时。

米诺环素抗菌活性为同类中最强的，是长效、高效的半合成药物。对四环素或青霉素耐药的 A 群和 B 群链球菌、金黄色葡萄球菌和大肠埃希菌，对本药仍敏感。主要用于治疗酒糟鼻、痤疮和沙眼衣原体所致的性传播疾病，以及上述耐药菌引起的感染。

与有四环素类共同的不良反应，能引起可逆性前庭反应，有恶心、呕吐、眩晕、运动失调等，首剂服药可迅速出现，女性多于男性，停药后 24～48 小时可消失，用药期间不宜从事高空、驾驶和精密作业。二重感染易发生，肝肾损害少见。

项目二　氯霉素

氯霉素（chloroamphenicol）属于广谱抗生素，曾在临床广泛用于治疗各种敏感菌感染，因可致再生障碍性贫血等严重的不良反应，限制了其应用。

口服吸收良好，吸收后分布广泛，易透过屏障系统，均可达到有效浓度。氯霉素为肝药酶抑制剂，主要在肝与葡萄糖醛酸结合而失效，代谢物和约 10% 的原形药物从肾排泄。故肝、肾功能不良时，易致氯霉素蓄积中毒。

【抗菌作用】

针对病原菌的不同，氯霉素有时有杀菌作用，但大多情况下为快速抑菌剂，能对抗各种需氧和厌氧菌感染。对 G^- 菌的抗菌作用强于 G^+ 菌；对 G^+ 球菌的抗菌活性不如青霉素类和四环素类；对 G^- 菌中的伤寒沙门菌、流感嗜血杆菌、副流感嗜血杆菌、百日咳鲍特菌的作用比其他抗生素强；对立克次体感染如斑疹伤寒也有效；对厌氧菌有一定作用；对铜绿假单胞菌、分枝杆菌、真菌、衣原体、原虫、病毒等无效。与核蛋白体 50s 亚基结合，抑制肽酰基转移酶，从而抑制细菌蛋白质的合成。

【临床应用】

氯霉素曾广泛用于治疗各种敏感菌感染，后因对造血系统有严重不良反应，故对其临床应用现已做出严格控制。可用于有特效作用的伤寒、副伤寒和立克次体病等及敏感菌所致的严重感染。氯霉素在脑脊液中浓度较高，也常用于治疗其他药物疗效较差的脑膜炎患者。必要时可静脉滴注给药，也可作眼科的局部用药。

【不良反应及注意事项】

1. 抑制骨髓造血机能　为氯霉素严重的不良反应，分两种类型，①可逆性骨髓抑制：表现为贫血，或有外周血液中血细胞减少，血红蛋白降低等；发生率和严重程度与剂量或疗程有关，但停药后可恢复；②再生障碍性贫血：此反应与剂量无关，发生率虽罕见，但一旦发生很难逆转，且死亡率高。

2. 灰婴综合征　为氯霉素特有的副作用，早产儿和新生儿肝脏缺乏葡萄糖醛酸转移酶，肾排泄功能不完善，对氯霉素解毒能力差。药物剂量过大可致蓄积中毒，表现为患儿体温下降、循环衰竭、呼吸困难、进行性血压下降、皮肤苍白和发绀，故称灰婴综合征。故早产儿及出生两周以下新生儿应避免使用。

3. 其他 口服有胃肠道反应、肝损害，少数病人有过敏反应、视神经炎、视力障碍等，可致二重感染，还可见溶血性贫血。

复习思考

一、选择题

1. 儿童不宜服用四环素类，是由于该类药（   ）

    A. 影响神经系统发育　　　B. 抑制骨髓功能　　　　C. 易致灰婴综合征

    D. 影响骨、牙发育　　　　E. 易致黄疸

2. 长期服用四环素引起伪膜性肠炎，应用何药治疗（   ）

    A. 头孢菌素　　　B. 林可霉素　　　C. 土霉素　　　D. 万古霉素　　　E. 青霉素

3. 可产生"灰婴综合征"不良反应的是（   ）

    A. 氯霉素　　　B. 青蒿素　　　C. 甲硝唑　　　D. 二氯尼特　　　E. 吡喹酮

4. 氯霉素主要的严重不良反应是（   ）

    A. 抑制骨髓造血功能　　　B. 过敏反应　　　　C. 胃肠反应

    D. 二重感染　　　　　　　E. 精神病

二、思考题

1. 四环素类抗生素的临床应用有哪些？

2. 长期大剂量应用广谱抗生素易造成什么不良反应？

扫一扫，知答案

模块三十七

人工合成抗菌药

扫一扫，看课件

【学习目标】

1. 掌握喹诺酮类药物的共同特性、抗菌作用、临床应用、不良反应及注意事项。

2. 熟悉磺胺类药物的分类、抗菌作用、临床应用、不良反应及注意事项。

3. 了解其他合成抗菌药物的抗菌特点和临床应用。

项目一 喹诺酮类药物

案例导入

患者，男，45岁，突发高热，伴发冷、寒颤，继之出现腹痛、腹泻和里急后重，大便开始为稀便，很快转变为黏液脓血便，有左下压痛及肠鸣音亢进，诊断为急性细菌性痢疾。

请思考：

1. 该患者应选择哪些药物进行治疗？

2. 应如何指导患者用药？

喹诺酮类（quinolones）是含 4 - 喹诺酮基本结构人工合成的抗菌药，根据研发时间的先后及抗菌谱，将其划分为五代：1962 年研发的萘啶酸是第一代，抗菌谱窄、抗菌力弱、血药浓度低、口服吸收差、副作用多，现已不用；第二代是 1973 年合成的吡哌酸（pipemidic acid，PPA），抗菌谱扩大到部分 G⁺ 菌，对铜绿假单胞菌有效，抗菌活性也有所提高，但血药浓度低，仅限于治疗泌尿道和肠道感染；第三代具有高效、广谱、活性强、药动学特性好、细菌对本类药物与其他抗菌药物间无交叉耐受性、不良反应少等优点，是近十几年常用的药物，有诺氟沙星、环丙沙星、氧氟沙星、左氧氟沙星、洛美沙星、氟罗沙星（fleroxacin）、司帕沙星等；主要特点为在母核结构的第六位碳上引入了氟原子的衍生物，故称为氟喹诺酮类；第四代是 20 世纪 90 年代后期研发出来的，有莫西沙星、吉米沙星、加替沙星，保留了前三代的优点，增强了抗 G⁺ 菌、军团菌支原体、衣原体的活性，尤其增加了对厌氧菌的活性，与前三代相比，药动学性质更趋良好，具有吸收快、生物利用度高、进食不影响吸收、半衰期长等特点，第四代因其对目前耐药最严重的肺炎链球菌有较为显著的疗效被称为"呼吸道喹诺酮类药物"；第五代为日本药学家于 2002 年研发出新的去氟喹诺酮类药物，有奈诺沙星、佳诺沙星。

一、喹诺酮类药物的共同特性

喹诺酮类药物大多口服吸收良好，生物利用度高（诺氟沙星和环丙沙星除外），血浆蛋白结合率低、分布广、穿透力强、组织体液浓度高。氧氟沙星等可进入脑组织中，可达有效治疗浓度。少数经肝代谢或随粪便排泄，大多以原形经肾排泄，在尿中浓度高可维持杀菌水平，血浆半衰期大多相对较长。能与二、三价阳离子螯合，宜避免同时使用。

【抗菌作用】

喹诺酮类药物抗菌谱广，对 G⁺ 菌、G⁻ 菌都有良好的杀菌作用，有的对 G⁻ 菌包括铜绿假单胞菌有强大的杀灭作用，其中环丙沙星对铜绿假单胞菌的杀灭作用最强。对 G⁺ 菌，如金葡菌（包括产酶菌）、链球菌也有良好的抗菌作用。氧氟沙星等对结核杆菌、军团菌、支原体、衣原体及厌氧菌也有一定作用。喹诺酮类药物抑制 G⁻ 菌的 DNA 回旋酶，从而干扰细菌 DNA 复制而达到杀菌作用。也可抑制 G⁺ 菌的拓扑异构酶 IV，影响子代 DNA 解环链进而干扰细菌 DNA 复制。

【临床应用】

喹诺酮类药物适用于敏感菌感染。

1. 泌尿生殖道感染　包括单纯性、复杂性尿路感染，细菌性前列腺炎，淋菌性尿道炎或宫颈炎等。

2. 肠道感染　细菌性肠炎、菌痢、旅行性腹泻、消化性溃疡，也是成人伤寒的首选。

3. 呼吸道感染　敏感菌所致的肺炎、支气管炎、鼻窦炎、扁桃体炎等有效。

4. 其他　G⁻ 菌所致的骨髓炎和骨关节感染，皮肤软组织感染，外科感染，化脓性脑膜炎（左氧氟沙星、环丙沙星、培氟沙星），肠杆菌属等所致的败血症，嗜肺军团菌。左氧氟沙星也可作为二线抗结核药。

【不良反应及注意事项】

1. 胃肠道反应　最常见，可见胃部不适、恶心、呕吐、腹痛、腹泻等症状。

2. 中枢神经系统毒性　轻症者表现失眠、头昏、头痛，重症者出现精神异常、抽搐、惊厥等。可能与药物阻断了大脑中 γ - 氨基丁酸受体有关。

3. 光敏反应　表现为光照部位皮肤出现瘙痒性红斑，严重者出现皮肤糜烂、脱落。司帕沙星、洛美沙星、氟罗沙星诱发的光敏反应最常见。故使用喹诺酮类应避免接触日光及紫外线，可使用防晒霜、穿戴遮光衣物预防。

4. 心脏毒性　罕见但后果严重。可见 Q - T 间期延长、尖端扭转型室性心动过速（TdP）、室颤等，应避免与能使 Q - T 间期延长的药物合用，如胺碘酮、阿奇霉素等。

5. 软骨损害　药物可浓缩、沉积于骨髓，能损伤负重关节的软骨。儿童用药后可出现关节痛和关节水肿。孕妇、乳母及 18 岁以下儿童禁用。

6. 其他　包括跟腱炎、跟腱断裂、肝肾损害、肌肉与关节疼痛等。

二、常用氟喹诺酮类药物

诺氟沙星

诺氟沙星（norfloxacin，氟哌酸）是第一个氟喹诺酮类药，对 G^- 菌包括铜绿假单胞菌有较强的杀菌作用。主要用于敏感菌所致肠道、泌尿生殖道感染，也可外用治疗皮肤和眼部的感染。

环丙沙星

环丙沙星（ciprofloxacin）是对 G^- 杆菌的体外抗菌活性最强的喹诺酮类药物，对某些氨基糖苷类、第三代头孢菌素类耐药的菌株仍有抗菌活性。临床用于治疗敏感菌引起的呼吸道、消化道、泌尿生殖道、骨关节、皮肤软组织感染，尤其是对其他抗菌药产生耐药的 G^- 杆菌所致的感染。对于必须使用喹诺酮类药物的患儿，国外多用此药治疗。可诱发跟腱炎和跟腱断裂，老年人和运动员慎用。

氧氟沙星

氧氟沙星（ofloxacin，氟嗪酸）保留了环丙沙星的抗菌特点外，对结核分枝杆菌、沙眼衣原体和部分厌氧菌有效。在痰液、胆汁和尿液中浓度高，尿中排出量居氟喹诺酮类药物之首，脑脊液浓度高是其另一特点。临床主要用于敏感菌引起的呼吸道、胆道、泌尿生殖道、皮肤软组织及眼、耳、鼻、喉感染。可作为治疗伤寒及结核病的二线药物。

左氧氟沙星

左氧氟沙星（levofloxacin）是氧氟沙星的左旋体，体外抗菌活性是氧氟沙星的 2 倍。突出的特点是对支原体、衣原体及军团菌有良好的抗菌活性，不良反应是已上市的氟喹诺酮类药物中最少的。

洛美沙星

洛美沙星（lomefloxacin）抗菌谱广，有明显抗菌后效应（PAE）。体外抗菌作用与诺氟沙星、氧氟沙星、氟罗沙星相似，但比环丙沙星弱；体内抗菌活性比诺氟沙星与氧氟沙星强，但不及氟罗沙星。最易发生光敏反应，发生率随着用药时间延长而增加。

司帕沙星

司帕沙星（sparfloxacin）消除血浆半衰期超过 16 小时。对 G^+ 菌、厌氧菌、结核分枝杆菌、衣原体及支原体的抗菌活性优于环丙沙星和氧氟沙星；对军团菌和 G^- 菌的抗菌活性与氧氟沙星相近。易产生光敏反应、心脏毒性和中枢神经毒性，临床应严格控制使用。

莫西沙星

莫西沙星（moxifloxacin）对大多数 G^+ 菌、厌氧菌、结核分枝杆菌、衣原体及支原体具有很强的抗菌活性，强于环丙沙星、氧氟沙星、左氧氟沙星和司帕沙星。对大多数 G^- 菌的作用与诺氟沙星相近。用于呼吸道、泌尿道、皮肤软组织感染。有严重肝损伤的报道，肝功能不良者慎用，其他不良反应少。

吉米沙星

吉米沙星（gemifloxacin）同时作用于 DNA 回旋酶和拓扑异构酶Ⅳ，提高了抗菌活性，减少了耐药性。除保留对 G^- 菌的强大抗菌活性外，对包括多重耐药的肺炎链球菌在内的 G^+ 菌也有良好的抗菌活性。

加替沙星

加替沙星（gatifloxacin）对大多数 G^+ 菌、厌氧菌、结核分枝杆菌、衣原体和支原体的抗菌活性与莫西沙星相近，对大多数 G^- 菌的作用强于莫西沙星。可产生血糖紊乱和心脏毒性，已退出美国市场。禁用于糖尿病患者。

奈诺沙星

奈诺沙星（nemonoxacin）为无氟喹诺酮类新药，广谱，对 G$^+$菌、G$^-$菌、厌氧菌及非典型病原体具有杀菌作用，其中对葡萄球菌属和链球菌属，包括多重耐药的肺炎链球菌和耐甲氧西林金黄色葡萄球菌（MRSA）尤其有效。

项目二　磺胺类药物

磺胺类药物（sulfonamides，磺胺药）是广谱抑菌药，曾广泛用于临床。此后，由于耐药菌株的出现，疗效更优的抗生素及喹诺酮类药物的问世，磺胺类药物不良反应的发生，其临床应用曾一度减少。但磺胺类药物对流行性脑脊髓膜炎、鼠疫等感染性疾病疗效显著，在抗感染治疗中仍占有一定的位置。尤其是发现与甲氧苄啶有协同作用，这类药物在临床上有重新受到重视。

磺胺类药物根据临床应用和口服后吸收的难易程度可分为三类：

1. 用于全身性感染的磺胺类药物　这类磺胺类药物口服易吸收，抗菌谱及抗菌活性基本相同，主要差别在于药动学参数不同，可用于治疗全身感染。根据半衰期可分为三类：①短效类（＜10 小时），如磺胺异噁唑；②中效类（10～24 小时），如磺胺嘧啶；③长效类（＞24 小时），如磺胺多辛（sulfadoxine，SDM′）。短效和中效磺胺药抗菌力强，血中或其他体液中浓度高，临床最为常用；长效磺胺药抗菌力弱，血药浓度低，且过敏反应多见，许多国家已淘汰不用。

2. 用于肠道感染的磺胺类药物　如柳氮磺吡啶。

3. 外用磺胺类药物　如磺胺醋酰钠，磺胺嘧啶银。

一、磺胺类药物的共同特性

磺胺类药物口服吸收快率达 90% 以上，血浆蛋白结合率高（磺胺嘧啶除外），可广泛分布全身组织及细胞外液，能通过机体屏障系统。主要在肝脏代谢为无活性的乙酰化物（仍有磺胺的毒性），乙酰化物溶解度低，在中性或酸性尿液易形成结晶，主要从肾脏以原型、乙酰化物、葡糖醛酸结合物三种形式排泄。

【抗菌作用】

磺胺类药物抗菌谱广，对大多数 G$^+$菌、G$^-$菌有良好的抗菌活性，其中最敏感的是溶血性链球菌、肺炎链球菌、脑膜炎奈瑟菌、淋病奈瑟菌、鼠疫耶氏菌和诺卡菌属；对大肠杆菌、痢疾杆菌、变性杆菌、流感嗜血杆菌、肺炎杆菌，也对沙眼衣原体、疟原虫、放线菌等有抑制作用；对支原体、立克次体和螺旋体无效，甚至可刺激立克次体生长；磺胺米隆和磺胺嘧啶银对铜绿假单胞菌有效。

磺胺类药物是慢性抑菌药,它通过干扰细菌的叶酸代谢而抑制细菌的生长繁殖。与人和哺乳动物细胞不同,对磺胺类药物敏感的细菌不能直接利用周围环境中的叶酸,只能利用对氨苯甲酸(PABA)和二氢蝶啶,在细菌体内经二氢叶酸合成酶的催化合成二氢叶酸,再经二氢叶酸还原酶的作用形成四氢叶酸。四氢叶酸是一碳单位的载体,参与 DNA 前体物质——嘌呤和嘧啶的合成。磺胺药的结构和 PABA 相似,可与 PABA 竞争二氢叶酸合成酶,阻碍二氢叶酸的合成,从而影响核酸的生成,抑制细菌生长繁殖。PABA 与二氢叶酸酸合酶的亲和力比磺胺药大数千倍以上,故使用磺胺类药物时,首剂应加倍。局麻药普鲁卡因在体内也能水解产生 PABA,脓液或坏死组织中含有大量的 PABA,它们均可减弱磺胺类药物的作用。哺乳动物可利用外源性叶酸,故磺胺药对人毒性较小。

【不良反应及注意事项】

1. 肾脏损害 可产生结晶尿、血尿、管型尿、尿痛和尿闭等症状。服用磺胺嘧啶或磺胺甲噁唑时,应适当增加饮水量并同服等量碳酸氢钠以碱化尿液。

2. 过敏反应 常见药热、皮疹、荨麻疹、偶见剥脱性皮炎、血管神经性水肿等,长效制剂更易出现。磺胺类及衍生物(如降糖、利尿磺胺等)存在交叉过敏反应,有过敏史者禁用。可停药或用抗组胺药,重者宜用糖皮质激素。

3. 血液系统反应 长期用药可能抑制骨髓造血功能,导致白细胞减少症、血小板减少症甚至再生障碍性贫血,发生率极低但可致死。用药期间应定期检查血象。葡萄糖 - 6 - 磷酸脱氢酶缺乏的患者易引起溶血性贫血。

4. 神经系统反应 少数病人出现头晕、头痛、精神萎靡、步态不稳、失眠等症状,用药期间避免高空作业和驾驶。

5. 其他 可引起胃肠道反应,餐后给药或同服碳酸氢钠可减轻反应;新生儿、早产儿、孕妇和哺乳妇女不应使用磺胺类药物,以免药物竞争血浆白蛋白而置换出胆红素,致游离胆红素增加;可致肝损害甚至肝坏死,肝功能受损者避免使用。

二、常用磺胺类药

磺胺异噁唑

磺胺异噁唑(sulfafurazole,SIZ)为吸收较快,排泄也快的短效磺胺药,半衰期为 5 ~ 8 小时,乙酰化率较低。尿药浓度高,且不易形成结晶。有利于治疗泌尿道感染。

磺胺嘧啶

磺胺嘧啶(sulfadiazine,SD)口服后 3 ~ 6 小时血药浓度达峰值,半衰期为 17 小时。

抗菌力强，是血浆蛋白结合率最低药物和血脑屏障透过率最高的磺胺药，脑脊液浓度可达血浆浓度的 40%～80%。是治疗流行性脑脊髓膜炎的首选药物，轻症可口服，重症用其钠盐注射，疗效不佳或严重时，需改用或加用青霉素或氯霉素。也可用于治疗泌尿道感染。但在尿中易析出结晶，需注意对肾的损害。

磺胺甲噁唑

磺胺甲噁唑（sulfamethoxazole）为中效磺胺药，血浆半衰期为 10～12 小时。抗菌作用与 SIZ 相似。常与甲氧苄胺嘧啶制成复方新诺明，抗菌范围较广，且对伤寒杆菌有效，常用于呼吸道感染、伤寒等。蛋白结合率较高（60%～80%），脑脊液浓度不及 SD，尿中浓度虽低于 SIZ 但与 SD 接近，故也适用于治疗尿路感染。在酸性尿液中可析出结晶而损害肾，需注意碱化尿液。

柳氮磺吡啶

柳氮磺吡啶（sulfasalazine，SASP）口服难吸收，肠道浓度高。适用于菌痢、肠炎的治疗及肠道术前用药。对结缔组织有特殊的亲和力并从肠壁结缔组织中释放出磺胺吡啶而起抗菌、抗炎和免疫抑制作用。也可用于治疗非特异性结肠炎，长期服用可防止发作。因疗程长，易发生恶心、呕吐、皮疹及药热等反应。

磺胺嘧啶银

磺胺嘧啶银（sulfadiazine silver，SD－Ag）对铜绿假单胞菌作用强，且有收敛作用，刺激性小，适用于烧伤创面感染。其抗菌作用不受氨苯甲酸的影响，在坏死脓液中仍有效，适用于创伤、烧伤创面感染。

磺胺醋酰钠

磺胺醋酰钠（sulfacetamide sodium，SA－Na）其水溶液（15%～30%）接近中性，局部应用几乎无刺激性，穿透力强。用于治疗沙眼、结膜炎和角膜炎等。

项目三　其他合成抗菌药

甲氧苄胺嘧啶

甲氧苄胺嘧啶（trimethoprim，TMP）抗菌谱和磺胺类药物相似，但抗菌活性比磺胺甲噁唑（SMZ）强数十倍，对多种 G^+ 菌、G^- 菌有效。可增强多种抗生素（如磺胺药、四环素、庆大霉素、红霉素等）的抗菌作用，又称磺胺增效剂。单用易引起细菌耐药性，故极少单用。

【抗菌作用】

TMP 抑制细菌二氢叶酸还原酶，使二氢叶酸不能还原成四氢叶酸，阻止细菌核酸的合成；与磺胺类药物合用可使细菌的叶酸代谢受到双重阻断，增强磺胺药的抗菌作用达数倍至数十倍，甚至出现杀菌作用。两药合用，扩大了抗菌谱，减少细菌耐药的产生，对磺胺类药物已耐药的某些菌株也可被抑制。

【临床应用】

TMP 很少单独使用，常与 SMZ 或 SD 合用或制成复方制剂，用于呼吸道、泌尿生殖道、胃肠道感染和脑膜炎、败血症等；对伤寒、副伤寒疗效不低于氨苄西林；也可与长效磺胺类药物合用于耐药恶性疟的防治。

【不良反应及注意事项】

TMP 一般副作用较少。大剂量（0.5g/d 以上）长期应用可引起叶酸缺乏症，导致白细胞减少、血小板减少、巨幼细胞贫血。同服叶酸可对抗。

呋喃妥因

呋喃妥因（nitrofurantoin，呋喃坦啶）口服吸收迅速而完全。在体内约 50% 很快被组织破坏，其余以原形自肾排出。血浆半衰期约为 20 分钟。血药浓度很低，不适宜全身感染的治疗，但尿中浓度高。主要用于敏感菌所致急性肾炎、肾盂肾炎、膀胱炎、前列腺炎、尿道炎等尿路感染。酸化尿液可增强其抗菌活性。消化道反应较常见。剂量过大或肾功能不全者可引起严重的周围神经炎。偶见过敏反应。

呋喃唑酮

呋喃唑酮（furazolidone，痢特灵）口服不易吸收，主要用于肠道感染性疾病如肠炎、痢疾、霍乱等治疗；也可治疗胃、十二指肠溃疡，其机制与抗幽门螺杆菌、抑制胃酸分泌和保护胃黏膜有关；栓剂可用于治疗阴道滴虫病。不良反应同呋喃妥因。

甲硝唑

甲硝唑（metronidazole，灭滴灵）主要用于治疗厌氧菌引起的口腔、腹腔、女性生殖器、下呼吸道、骨和关节等部位的感染。对幽门螺杆菌感染的消化性溃疡，以及四环素耐药艰难梭菌所致的假膜性肠炎有特殊疗效。同时是治疗阿米巴病、阴道滴虫病的首选药物。用药期间和停药一周内，禁用含乙醇饮料，并减少钠盐摄入。不良反应较轻微，胃肠道反应最为常见，一般不影响治疗，停药后自行恢复。过敏反应、外周神经炎等少见。

复习思考

一、选择题

1. 喹诺酮类药物抗菌作用机制是（　　）

　　A. 抑制细菌二氢叶酸还原酶　　　　　　B. 抑制细菌转肽酶

　　C. 抑制细菌蛋白质合成　　　　　　　　D. 抑制细菌二氢叶酸合成酶

　　E. 抑制细菌 DNA 螺旋酶

2. 流行性脑脊髓膜炎（流脑）首选（　　）

　　A. 磺胺嘧啶　　　　　　B. 磺胺异噁唑　　　　　　C. 柳氮磺胺吡啶

　　D. 磺胺多辛　　　　　　E. 磺胺米隆

3. 呋喃唑酮主要用于（　　）

　　A. 全身感染　　　　　　B. 消化道感染　　　　　　C. 阴道滴虫病

　　D. 呼吸道感染　　　　　E. 尿路感染

4. 服用磺胺类药物时，同服小苏打的目的是（　　）

　　A. 促进磺胺类药物吸收　　B. 延缓磺胺类药物的排泄　C. 扩大抗菌谱

　　D. 增强抗菌活性　　　　　E. 减少不良反应

5. 下列哪一项不是甲硝唑的用途（　　）

　　A. 滴虫病　　　　　　　B. 阿米巴痢疾　　　　　　C. 厌氧菌感染

　　D. 细菌性痢疾　　　　　E. 阿米巴性肝脓肿

二、思考题

1. 喹诺酮类药物有哪些分类？说出每一类代表药物及各自的主要临床应用。

2. 磺胺类药物常见的不良反应是什么？如何预防？

扫一扫，知答案

扫一扫，看课件

模块三十八

抗真菌药和抗病毒药

【学习目标】

1. 掌握咪唑类、两性霉素 B 抗真菌药的药理作用、临床应用、不良反应及注意事项。

2. 熟悉其他抗真菌药的药理作用和临床应用。

3. 了解常用抗病毒药的药理作用。

项目一 抗真菌药

真菌感染可分为浅部和深部感染两类。前者常由各种癣菌引起，主要侵犯皮肤、毛发、指（趾）甲等，发病率高。后者常由白色念珠菌和新型隐球菌引起，主要侵犯内脏器官和深部组织，发病率虽低，但危害性大，常可危及生命。据化学结构的不同，抗真菌药分为：抗生素类、唑类、多烯类、嘧啶类及其他类抗真菌药。

📚 案例导入

女性，36 岁，左脚中趾甲板增厚、变脆、表面失去光泽，呈灰白色，根据既往足癣病史和真菌镜检阳性，诊断为甲真菌病。

请思考：

1. 该患者应选择哪些药物进行有效治疗？

2. 应如何指导患者用药？

一、抗生素类抗真菌药

灰黄霉素

灰黄霉素（griseofulvin）是从灰黄青霉菌培养液提取的难溶性抗真菌药。口服易吸收，分布全身，以脂肪、皮肤、毛发等组织含量较高，能掺入并贮存在皮肤角质层和新生的毛发、指（趾）甲角质部分。大部分经肝代谢灭活，经肾脏排泄。

【抗菌作用】

对各种皮肤癣菌有较强的抑制作用，但对深部真菌和细菌无效。其化学结构类似鸟嘌呤，能竞争性抑制鸟嘌呤进入 DNA 分子中，从而干扰真菌核酸合成，抑制其生长。

【临床应用】

灰黄霉素主要用于浅表真菌所致的头癣、体癣、股癣、甲癣等。

【不良反应及注意事项】

不良反应常见有恶心、腹泻、皮疹、头痛、白细胞减少等。不宜与巴比妥类药和抗凝药合用。

二、唑类抗真菌药

唑类抗真菌药包括咪唑类和三唑类。咪唑类有酮康唑、咪康唑和克霉唑等，主要为局部用药。三唑类有氟康唑和伊曲康唑。唑类抗真菌药都是广谱抗真菌药，对念珠菌属、着色真菌属、球孢子菌属、组织胞浆菌属和新型隐球菌等均有抗菌活性，对毛霉菌无效。唑类药物在肝脏代谢，能选择性抑制真菌细胞膜上依赖细胞色素 P450 的 14 - 去甲基代谢，导致 14 - 甲基固醇蓄积，使细胞膜麦角固醇合成受阻，膜通透性增加，真菌内重要物质外漏，导致真菌死亡。唑类较少产生耐药。多数三唑类药物的不良反应较咪唑类轻，为目前深部真菌感染的首选药。常见的不良反应有胃肠道反应、肝功能异常、内分泌紊乱、致畸等。

克霉唑

克霉唑（clotrimazole）毒性大，口服不吸收，对深部真菌作用不及两性霉素 B，有肝药酶诱导作用。不良反应多见，目前仅局部用于治疗浅部真菌病（体癣、手足癣等）或皮肤黏膜的念珠菌感染，栓剂用于白念珠菌引起的阴道炎。

咪康唑

咪康唑（miconazole）抗菌谱与克霉唑基本相同。口服吸收差，静脉给药用于治疗多种深部真菌病，但不良反应多，疗效优于克霉唑和制霉菌素。目前局部用于治疗皮肤、黏膜及指（趾）甲真菌感染。静脉给药可致血栓静脉炎、恶心、呕吐、过敏反应、发热、寒颤等。

酮康唑

酮康唑（ketoconazole）对念珠菌和表浅癣菌有强大抗菌力。口服治疗多种浅部真菌感染，如多种皮肤黏膜念珠菌病，也可用于酵母菌和皮肤真菌引起的花斑癣、皮肤真菌病及发癣等。外用有较好疗效，优于灰黄霉素、两性霉素 B 和咪康唑。有胃肠道反应，血清转氨酶升高，偶有严重肝毒性及过敏反应等。

氟康唑

氟康唑（fluconazole）抗菌谱与酮康唑近似，体外抗真菌作用不及酮康唑，但其体内抗真菌作用比酮康唑强 10～20 倍。主要用于念珠菌、隐球菌病及各种真菌引起的脑膜炎，以及艾滋病患者口腔和消化道念珠菌病。消化道反应较常见，偶见头痛、头晕、红斑、瘙痒、血管神经性水肿等。

伊曲康唑

伊曲康唑（itraconazole）脂溶性高，化学结构与酮康唑相似但抗菌谱较酮康唑更广，是治疗暗色孢科真菌、孢子丝菌和不危及生命的芽生菌、组织胞浆菌病感染的首选药物。口服用于治疗皮肤癣病，停药后药物仍可保持良好的后效应长达 6 个月之久。不良反应较酮康唑少，每日口服 200mg，剂量过大（400mg/d）时可出现胃肠道反应、头痛、皮肤瘙痒等。

三、多烯类抗真菌药

两性霉素 B

两性霉素 B（amphotericin B，庐山霉素）来源于结节链霉菌，属于多烯类深部抗真菌药。

【抗菌作用】

对多种深部真菌如新型隐球菌、白色念珠菌、皮炎芽生菌及组织胞浆菌等，有强大抑制作用，高浓度有杀菌作用。它能选择性地与真菌细胞膜的麦角固醇相结合形成孔道，从而增加膜的通透性，导致胞浆重要物质（电解质、氨基酸、核酸等）外漏而致真菌死亡。细菌的细胞膜不含固醇类物质，故本药对细菌无效。其对哺乳动物细胞膜类固醇也有作用，故对人体毒性较大。为减少其毒副作用，目前临床多用其脂质体剂型。

【临床应用】

本药主要用于全身性深部真菌感染。治疗真菌性脑膜炎时，需加用小剂量鞘内注射。口服仅用于肠道念珠菌感染，也可局部用于皮肤及黏膜真菌感染。

【不良反应及注意事项】

本药静脉滴注不良反应较多，最常见的是滴注开始或滴注后数小时可发生寒颤、高热、头痛、恶心和呕吐。其肾毒性呈剂量依赖性，约80%患者发生氮质血症，与氨基糖苷类、环孢素合用肾毒性增加。应用时应注意：①静脉滴注液应新鲜配制，滴注前常需给患者服用解热镇痛药和抗组织胺药，滴注液中加生理量的氢化可的松或地塞米松可以减轻反应；②定期做血钾、血尿常规、肝肾功能和心电图检查。

制霉菌素

制霉菌素（nystatin）为四烯类抗生素，从链丝菌分离而来。抗菌作用与两性霉素 B 基本相同，但毒性更大，不作注射用。适合肠道念珠菌感染，局部用药对口腔、皮肤、阴道念珠菌病有效。较大剂量口服可致恶心、呕吐、腹泻。局部用药刺激性小，个别阴道用药可见白带增多。

四、嘧啶类抗真菌药

氟胞嘧啶

氟胞嘧啶（flurocytosine）口服易吸收，穿透力强，分布广，能透过血脑屏障，也可进入关节腔、腹腔、房水中。氟胞嘧啶可进入真菌细胞内，转换为 5 - 氟尿嘧啶，干扰核酸及蛋白质的合成。临床主要用于念珠菌和隐球菌感染，单用易产生耐药性，与两性霉素 B 合用发挥协同作用。不良反应有胃肠道反应，一过性转氨酶升高，碱性磷酸酶升高，白细胞、血小板减少。

五、其他类抗真菌药

特比萘芬

特比萘芬（terbinafine）为丙烯胺类口服抗真菌药。脂溶性高，口服吸收好，分布广，停药后仍能长时间在毛囊、毛发和甲板等处维持高浓度。对各种浅部真菌如毛癣菌属、皮肤癣菌属有杀菌作用，对酵母菌、白色念珠菌等深部真菌有弱的抑菌作用。其作用机制为选择性抑制角鲨烯环氧化酶，抑制真菌细胞壁麦角固醇的合成，使胞壁合成受阻，从而发挥抑菌或杀菌作用。临床外用或口服用于治疗体癣、股癣、手足癣及甲癣等疗效较好。但对酵母菌、白色念珠菌引起的甲真菌病无效。不良反应发生率低且轻微，可见胃肠道反应、皮肤瘙痒、荨麻疹、皮疹，偶见肝功能损害。严重肝肾功能减退者宜减量。

项目二　抗病毒药

病毒寄生于宿主细胞内，依赖宿主细胞代谢系统进行增殖复制。在病毒基因提供的遗传信息调控下合成病毒核酸和蛋白质，然后在胞浆内装配为成熟的感染性病毒体，以各种方式自细胞释出而感染其他细胞。抗病毒药物的作用机制很多，如直接抑制或杀灭病毒、干扰病毒吸附、阻止病毒穿入细胞、抑制病毒生物合成、抑制病毒释放或增强宿主抗病毒能力等。

常用抗病毒药根据临床用途可分为广谱抗病毒药、抗疱疹病毒药、抗流感病毒药、抗肝炎病毒药、抗人类免疫缺陷病毒药。

一、广谱抗病毒药

利巴韦林

利巴韦林（ribavirin，病毒唑）为人工合成的广谱抗病毒药，对多种 DNA 或 RNA 病毒均有抑制作用。目前广泛应用于病毒性疾病的防治。用于幼儿呼吸道合胞病毒肺炎；甲型、乙型流感和副流感病毒感染；流行性出血热；单纯疱疹；麻疹、腮腺炎、水痘、带状疱疹等。不良反应发生率低，大剂量长期使用可引起白细胞减少、贫血、血清转氨酶和胆红素升高。有较强的致畸作用，孕妇禁用。

干扰素

干扰素（interferon，IFN）是一类具有高活性、多功能的诱生糖蛋白，分 α、β、γ 三种类型。干扰素是病毒进入机体后诱导宿主细胞产生的反应物质，它从细胞内释放后，作用其他细胞产生蛋白激酶、寡聚腺苷酸合成酶、磷酸二酯酶等，从而发挥抗病毒作用。具有广谱抗病毒活性，几乎能抵抗所有病毒引起的感染，如疱疹性角膜炎、带状疱疹、乙型肝炎、巨细胞病毒感染、水痘、肝炎、狂犬病等病毒引起的感染，故它是一种抗病毒的特效药。此外，干扰素对治疗乳腺癌、骨髓癌、淋巴癌等癌症和某些白血病也有一定疗效。不良反应有注射部位硬结、红斑、发热、流感样综合征、神经系统症状等，一旦出现应停药，可逐渐减轻至消失；严重会导致骨髓抑制，治疗过程中要严密观察血象变化，对症治疗，注意出血倾向。偶见甲状腺机能异常、突发性失明等。

转移因子

转移因子（transfer factor，TF）是小分子物质，不会被胃蛋白酶、胰蛋白酶分解，也不会被胃酸破坏，可以口服。使用剂量小，起效快，药效持续时间长。临床用于免疫缺陷的患者，如细菌性或霉菌性感染、病毒性带状疱疹、乙肝、麻疹、流行性腮腺炎。对恶性肿瘤可作为辅助治疗剂。无毒副作用，无过敏反应，无抗原性。局部有酸胀感，个别出现皮疹、皮肤瘙痒、痤疮增多及一过性发热等反应。

二、抗流感病毒药

奥司他韦

奥司他韦（oseltamivir）为前体药物，其活性代谢产物（奥司他韦羧酸盐）是选择性的流感病毒神经氨酸酶抑制剂。其活性代谢产物能够抑制甲型和乙型流感病毒的神经氨酸酶活性，进而抑制病毒从被感染的细胞中释放，减少了甲型或乙型流感病毒的播散。奥司他韦并不影响人体对感染产生正常的体液免疫反应。对灭活疫苗的抗体反应也不受奥司他韦治疗的影响．

临床用于成人、1 岁及 1 岁以上儿童的甲型和乙型流感治疗（奥司他韦能够有效治疗甲型和乙型流感，但是乙型流感的临床应用数据尚不多）。也可用于成人、13 岁及 13 岁以上青少年的甲型和乙型流感的预防。不良反应有恶心、呕吐、失眠、头痛、腹痛等。

金刚烷胺

金刚烷胺（amantadine）能特异性地抑制甲型流感病毒，干扰 RNA 病毒穿入宿主细胞，它还能抑制病毒脱壳及核酸的释放，可用于甲型流感的防治，但对乙型流感病毒、麻疹病毒、腮腺炎病毒和单纯疱疹病毒（herpes simplex virus，HSV）无效。不良反应有厌食、恶心、头痛、眩晕、失眠、共济失调等。

三、抗疱疹病毒药

阿昔洛韦及同类物

阿昔洛韦（acyclovir）为核苷类抗 DNA 病毒药。体外对单纯性疱疹病毒、水痘带状疱疹病毒、巨细胞病毒等均有抑制作用；对乙型肝炎病毒也有一定作用；局部滴眼治疗单纯性疱疹性角膜炎或用霜剂治疗带状疱疹等疗效均佳，对牛痘病毒和 RNA 病毒无效。抗疱疹病毒作用比碘苷强 10 倍，比阿糖腺苷强 160 倍。不良反应有偶有头晕、头痛、关节痛、胃肠道反应、皮肤瘙痒等。

伐昔洛韦（valaciclovir）是鸟嘌呤类似物类抗病毒药物，用于单纯疱疹和带状疱疹感染。它是阿昔洛韦的前药，在体内可转化为阿昔洛韦。

更昔洛韦（ganciclovir）用于预防及治疗免疫功能缺陷患者的巨细胞病毒感染，如艾滋病患者，接受化疗的肿瘤患者，使用免疫抑制剂的器官移植病人。

阿糖腺苷

阿糖腺苷（adenine arabinoside）为核苷类抗 DNA 病毒药，能抑制 DNA 复制，对疱疹病毒与痘病毒均有作用，但对巨细胞病毒则无效。临床用于治疗 HSV 脑炎、角膜炎、新生儿单纯疱疹，艾滋病患者合并带状疱疹等。静滴可出现消化道反应及血栓静脉炎，偶见血清转氨酶升高。

碘 苷

碘苷（idoxuridine，疱疹净）为碘化胸苷嘧啶衍生物，为抗病毒 DNA 病毒药，能竞争性抑制胸腺嘧啶核苷合成酶，阻止病毒 DNA 的复制。全身应用毒性大，目前仅限于局部给药用于单纯疱疹性角膜炎，也可用于水痘病毒感染。不良反应有眼部刺痛、瘙痒、眼睑水肿，偶见过敏反应。角膜炎患者长期应用可出现角膜浑浊。

四、抗肝炎病毒药

阿德福韦

阿德福韦（adefovir dipivoxil）为广谱抗病毒药，其对逆转录病毒、痘病毒、疱疹病毒和嗜肝病毒均有很强的抑制作用，快速有效降低乙肝患者血清中病毒的 DNA 水平。本药作用为抑制病毒合成，需长期服药，停药可导致病情复发，但尚未见病毒突变株和耐药性出现。本药可作拉米夫定耐药者抗病毒治疗。

阿德福韦酯口服后在体内转化为阿德福韦发挥抗病毒作用，阿德福韦是单磷酸核苷酸类似物，在体内通过细胞激酶作用被磷酸化为具有活性作用的二磷酸阿德福韦，二磷酸阿德福韦抑制 HBV－DNA 多聚酶或逆转录酶，作用机制包括竞争脱氧腺苷三磷酸底物和终止病毒 DNA 链延长。

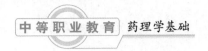

五、抗人类免疫缺陷病毒药

齐多夫定

齐多夫定（zidovudine）对病毒具有高度活性，是抗 HIV 首选药物。临床上用于艾滋病或与艾滋病有关的综合征患者。最常见的不良反应有骨髓抑制，与更昔洛韦、干扰素、利巴韦林等合用更容易出现。治疗期间要注意检查血象。

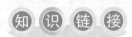

鸡尾酒疗法

鸡尾酒疗法是由美籍华裔科学家何大一于 1996 年提出，是通过三种或三种以上的抗病毒药物联合使用来治疗艾滋病。该疗法的应用可以减少单一用药产生的抗药性，最大限度地抑制病毒的复制，使被破坏的机体免疫功能部分甚至全部恢复，从而延缓病程进展，延长患者生命，提高生活质量。该疗法把蛋白酶抑制剂与多种抗病毒的药物混合使用，从而使艾滋病得到有效的控制。

鸡尾酒疗法目前已成为标准的抗艾滋病药方，它由核苷和非核苷两类抗艾滋病药物组成，患者日常服用可抑制体内病毒、维持生命。然而，这种疗法副作用较大、服用复杂、容易形成药物依赖，且成本偏高。近年来在其他疾病上，也有人将类似的联合用药疗法称为相对应的"鸡尾酒疗法"。

拉米夫定

拉米夫定（lamivudin）三磷酸盐掺入到病毒 DNA 链中，阻断病毒 DNA 的合成。对哺乳动物细胞 DNA 含量几乎无影响。临床主要与齐多夫定合用治疗艾滋病；也可用于乙型肝炎的治疗，能减轻或阻止肺的纤维化。不良反应有上呼吸道感染样症状、头痛、恶心、身体不适、腹痛和腹泻等，症状一般较轻并可自行缓解。

奈韦拉平

奈韦拉平（nevirapine）是 HIV–1 的非核苷类逆转录酶抑制剂。其与 HIV–1 的逆转录酶直接连接，并且通过使此酶的催化端破裂来阻断 RNA 和 DNA 依赖的 DNA 聚合酶活性。与其他抗逆转录病毒药物合用治疗 HIV–1 感染，单用会很快产生同样的耐药病毒。故其应与至少两种以上的其他抗逆转录病毒药物一起使用。奈韦拉平可预防 HIV–1 的母婴传播。孕妇分娩时只需口服单剂量奈韦拉平，新生儿在出生后 72 小时内亦只需口服单剂量奈韦拉平。不良反应有恶心、疲劳、发热、头痛、嗜睡、呕吐、腹泻、腹痛和肌痛。成人可见皮疹和肝功能异常。

利托那韦

利托那韦（ritonavir）为 HIV – 1 和 HIV – 2 天冬氨酸蛋白酶的口服有效抑制剂。利托那韦对齐多夫定敏感的和齐多夫定与沙喹那韦耐药的 HIV 株一般均有效。单独或与抗逆转录病毒的核苷类药物合用治疗晚期或非进行性的艾滋病病人。本药耐受性一般良好。常见的不良反应有恶心、呕吐、腹痛、腹泻、虚弱、厌食、味觉异常、感觉异常。此外，还有头痛、血管扩张和实验室化验异常，如三酰甘油（甘油三酯）与胆固醇、丙氨酸转氨酶与天冬氨酸转氨酶、尿酸值升高。本药不良反应发生率在治疗开始 2~4 周最大。

复习思考

一、选择题

1. 对甲癣有效，口服后在指甲中存留数周的是（　　）

　　A. 多黏菌素　　　B. 灰黄霉素　　　C. 水杨酸　　　　D. 制霉菌素　　　E. 两性霉素 B

2. 下列哪一种药属于广谱抗真菌药（　　）

　　A. 制霉菌素　　　B. 灰黄霉素　　　C. 两性霉素 B　　D. 伊曲康唑　　　E. 以上都是

3. 疱疹病毒感染的首选药是（　　）

　　A. 阿昔洛韦　　　B. 阿糖腺苷　　　C. 利巴韦林　　　D. 金刚烷胺　　　E. 碘苷

4. 属于广谱抗病毒的药物的是（　　）

　　A. 金刚烷胺　　　B. 碘苷　　　　　C. 阿昔洛韦　　　D. 阿糖腺苷　　　E. 利巴韦林

5. 目前能用于 HIV 阳性的药物中应除外（　　）

　　A. 齐夫多定　　　B. 司他夫定　　　C. 拉米夫定　　　D. 扎西他定　　　E. 曲氟尿苷

二、思考题

患者，男性，64 岁，患胃癌化疗期间出现低热、咳嗽、咳白色黏稠痰，X 线片发现片状阴影，痰液培养为念珠菌感染，诊断为念珠菌肺炎，应首选何种药物进行抗真菌治疗？

扫一扫，知答案

模块三十九

抗结核病药

扫一扫，看课件

【学习目标】

1. 掌握异烟肼、利福平的药理作用、临床应用、不良反应及注意事项。
2. 熟悉抗结核病药的应用原则。
3. 了解其他抗结核药的药理作用。

结核病（tuberculosis，TB）是由结核分枝杆菌引起的慢性传染病，全身各器官均可发生，但以肺结核最为多见。其主要临床症状有低热、盗汗、乏力、食欲不振、体重减轻等。肺结核常有咳嗽、胸闷、气短、咯血等呼吸系统表现。有些患者在潜伏期，甚至进展期无任何症状，偶尔体检时才发现。抗结核病药是指能够抑制或杀灭结核分枝杆菌的一类药物。

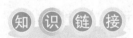

抗结核药的作用机制

抗结核药的作用机制主要为：①阻碍细菌细胞壁合成，如环丝氨酸、乙硫异烟胺；②干扰结核杆菌代谢，如对氨基水杨酸钠；③抑制 RNA 合成，如利福平；④抑制结核杆菌蛋白合成，如链霉素、卷曲霉素；⑤多种作用机制共存或作用机制未明的药物，如异烟肼、乙胺丁醇。

用于治疗结核病的药物种类很多，一般按临床应用的效果分为两类：①一线抗结核病药：本类药物疗效高、不良反应较少，患者较易耐受，一般对于普通人群都有效，常用药物有异烟肼、利福平、乙胺丁醇、链霉素、吡嗪酰胺等；②二线抗结核病药：本类药物毒性较大、疗效差，主要用于对一线抗结核病药产生耐药性或与其他抗结核病药配伍使用，常用药物有对氨基水杨酸、氨硫脲、卡那霉素、乙（丙）硫异烟胺、卷曲霉素、环丝胺酸、喹诺酮类（氧氟沙星和左氧氟沙星）、罗红霉素等。目前对结核病的治疗主要采用一线药物异烟肼、利福平、乙胺丁醇、链霉素及吡嗪酰胺等联用的疗法。

案例导入

赵女士，35 岁。因发热胸痛，咳痰有血丝一周入院，近 3 个月来有低热，午后体温增高，一般在 37.8℃ 左右，半年来有明显厌食、消瘦、夜间盗汗。经胸片检查和痰培养后医生诊断为肺结核。

请思考：

1. 应为赵女士选择哪些药物进行治疗？

2. 如何指导患者用药？

项目一　常用抗结核病药

异烟肼

异烟肼（isoniazid，INH，雷米封）口服吸收快而完全，1～2 小时血浆浓度达峰值，并迅速分布于全身体液和细胞液中，其中脑脊液、胸腹水、关节腔、肾、纤维化或干酪样病灶及淋巴结中含量较高。

【药理作用】

异烟肼对结核分枝杆菌具有高度的选择性，对生长旺盛的活动期结核杆菌有强大的杀灭作用，对静止期的结核分枝杆菌只有抑菌作用。对巨噬细胞内外的结核分枝杆菌均有杀灭作用。其抗菌机制尚未阐明，可能抑制敏感细菌分枝菌酸（mycolicacid）的合成而使细胞壁破裂。作用强度与渗入到病灶部位的浓度有关，低浓度抑菌，高浓度杀菌。单用易产生耐药性，常与其他抗结核病药联用，以提高疗效和延缓耐药性的产生。

【临床应用】

异烟肼具有杀菌力强、不良反应少、使用方便（口服）和价格低廉的特点，是各种类型结核病的首选药。治疗早期轻症肺结核和预防用药可单独使用，规范化治疗时，为防止或延缓耐药性的产生，需联合使用其他抗结核药物。对粟粒性结核和结核性脑膜炎应加大剂量，适当延长疗程，必要时注射给药。

【不良反应及注意事项】

1. 神经系统毒性　长期或大量应用者可引起周围神经炎和中枢神经症状，表现为四肢麻木、烧灼感、刺痛、肌肉震颤、步态不稳、兴奋、头痛、精神异常、惊厥等。其发生原因可能与其能使机体对维生素 B_6 的代谢和排泄增加有关，同服维生素 B_6 可以防治。癫痫和精神病患者慎用。

2. 肝毒性　异烟肼可损伤肝细胞，使转氨酶升高，出现黄疸，较大剂量或长期应用可致肝细胞坏死。与利福平合用可增强肝毒性。用药期间应禁酒和定期检查肝功能。肝功能不全者慎用。

3. 其他　偶见皮疹、粒细胞缺乏、胃肠道反应、粒细胞减少、血小板减少和溶血性贫血等。孕妇慎用。

异烟肼不良反应的产生与用药剂量及疗程有关，大剂量时可致昏迷、抽搐，甚至死亡。用药期间应及时调整剂量，以避免严重不良反应的发生。

利福平

利福平（rifampicin，RFP）为橘红色结晶粉末。口服吸收良好，服药后 1.5～4 小时血药浓度达峰值，广泛分布于全身，主要经肝脏代谢。

【药理作用】

利福平为半合成广谱抗菌药，抗菌活性强。不仅对结核杆菌及麻风杆菌有作用，也可杀灭多种 G^+、G^- 球菌，如金黄色葡萄球菌、脑膜炎奈瑟菌等，对革兰氏阴性杆菌如大肠埃希菌、变形杆菌、流感嗜血杆菌等也有抑制作用。利福平抗菌强度与其浓度有关，高浓度杀菌，低浓度抑菌。主要抑制、杀灭巨噬细胞外的结核菌。高浓度时对沙眼衣原体和某些病毒也有作用。抗菌机制为抑制细菌依赖于 DNA 的 RNA 多聚酶，阻碍 mRNA 的合成。

【临床应用】

1. 抗结核　对繁殖期结核分枝杆菌杀灭作用最强。单用易产生耐药性，主要与其他抗结核病药合用，治疗各种类型的结核病。与其他抗结核病药无交叉耐药性。

2. 抗麻风病　对麻风分枝杆菌有强大的杀灭作用。

3. 其他　用于耐药金黄色葡萄球菌及其他敏感菌引起的感染，如脑膜炎、胆道感染、沙眼、急性结膜炎及病毒性角膜炎等。

【不良反应及注意事项】

1. 消化道反应　发生率低且轻微，常见恶心、呕吐、上腹部不适、腹痛、腹泻等症状。

2. 肝毒性　长期大量使用可出现黄疸、转氨基酶升高、肝肿大、肝功能减退等。老年人、嗜酒者、营养不良者、原有肝病或其他因素造成肝功能异常者较易发生。与利福平合用可增强肝毒性。用药期间应定期检查肝脏功能，严重肝病、胆道阻塞患者禁用。

3. 流感综合征　大剂量间歇疗法后可出现发热、寒颤、头痛、疲乏、嗜睡及肌肉酸痛等类似感冒的症状。

4. 过敏反应　偶见皮疹、药热等。发生过敏反应时应立即停药。

5. 其他　偶见急性溶血、肾功能衰竭、共济失调等。

利福平宜空腹服用。与对氨基水杨酸合用时，需间隔 8～12 小时；与巴比妥类合用宜间隔 6 小时。

利福平是肝药酶诱导剂，可加速自身及许多药物的代谢，如洋地黄类、普萘洛尔、维拉帕米、巴比妥类药物、口服抗凝血药及避孕药、磺酰脲类降血糖药、糖皮质激素等。利福平与这些药合用时注意调整剂量。患者服用本药后，尿液、粪便、唾液、痰液、泪液等可呈橘红色，对健康无不良影响，可预先告诉患者不必惊慌。

对本药过敏者、妊娠早期及哺乳期妇女禁用。

利福喷丁

利福喷丁（rifapentine）为利福平的衍生物，抗菌谱性质与利福平相同，其抗结核杆菌的作用比利福平强 2～10 倍。半衰期长，每周用药 1～2 次即可，与利福平有交叉耐药性。不良反应较利福平少且轻。主要用于结核病、麻风病的治疗。同乙胺丁醇、异烟肼有协同作用。

乙胺丁醇

乙胺丁醇（ethambutol，EMB）为人工合成的抗结核病药。

【药理作用】

本药对繁殖期结核杆菌有较强的抑制作用。作用机制是与 Mg^{2+} 络合，干扰细菌 RNA 的合成，从而产生抑制结核杆菌的作用。对其他细菌无效。单用耐药性产生较慢，与其他抗结核药物无交叉耐药性。

【临床应用】

本药与异烟肼、利福平等联合用于治疗各种类型结核病，特别是对异烟肼和链霉素耐药或对氨基水杨酸钠不能耐受的患者。

【不良反应及注意事项】

1. 球后视神经炎　长期、大剂量用药可引起视力模糊、视力减退、红绿色盲和视野缩小等。发生率与剂量、疗程有关，一旦出现视觉异常应及时停药，数周至数月可自行消失。定期检查视力，一旦出现异常，应及时停药。

2. 胃肠反应　恶心、呕吐、腹泻等，与食物同服可减轻。

3. 其他　偶见过敏反应、肝功能损害和高尿酸血症，与异烟肼、利福平合用时更应注意肝毒性。痛风患者慎用，肝肾功能不全者、妊娠早期、糖尿病患者、婴幼儿及酒精中毒者禁用。

链霉素

链霉素（streptomycin，SM）是用于临床的第一个有效的抗结核病药，在体内有抑菌作用，疗效不及异烟肼和利福平，穿透力弱，不易渗入细胞内，对巨噬细胞内细菌无作用，也不易透过血脑屏障。结核杆菌对链霉素易产生耐药性，链霉素毒性较大，长期使用耳毒性发生率高，与其他抗结核药联合用于结核病急性期的治疗。

吡嗪酰胺

吡嗪酰胺（pyrazinamide，PZA）口服易吸收，体内分布广，细胞内和脑脊液中浓度较高。吡嗪酰胺在酸性环境下对结核分枝杆菌有较强的抑制和杀灭作用，单用易产生耐药性，与其他抗结核药无交叉耐药性，与异烟肼和利福平合用有协同作用，主要与异烟肼和利福平联合用于治疗各种类型的结核病。长期大量使用，可发生严重的肝脏毒性，出现转氨酶升高、黄疸、肝肿大、肝坏死。用药期间应定期检查肝功能，肝功能不全者慎用，孕妇禁用。吡嗪酰胺可抑制尿酸盐排泄而诱发痛风，痛风患者禁用。

对氨基水杨酸钠

对氨基水杨酸钠（sodium amimosalicylate）口服吸收良好，吸收后迅速分布至全身组织、体液及干酪化病灶中，在胸水中达到很高浓度（但不易进入细胞内），通过抑制二氢叶酸合成酶，干扰结核分枝杆菌叶酸的合成。与其他抗结核药无交叉耐药性，单独应用时结核杆菌能迅速产生耐药性，因此，本药需与其他抗结核药合用。与链霉素和异烟肼合用时能延缓耐药性的产生。不良反应发生率高，有胃肠道反应、过敏反应、肝肾损害等。

丙硫异烟胺

丙硫异烟胺（protionamide）为异烟酸的衍生物，其作用机制不明，与乙硫异烟胺有部分交叉耐药现象。与其他抗结核药联合用于结核病经一线药物（如链霉素、异烟肼、利福平和乙胺丁醇）治疗无效的患者。有胃肠道反应、肝肾损害及神经系统症状。孕妇、儿童禁用。

卷曲霉素

卷曲霉素（capromycin）属于多肽类抗生素，对结核杆菌有抑制作用，口服吸收差，肌注后迅速分布全身。单用本药易产生耐药性，与异烟肼、对氨基水杨酸钠及乙胺丁醇等合用疗效较好。用于复合治疗耐药的患者。

项目二　抗结核病药的应用原则

抗结核化学药物治疗是治疗结核病的主要手段，合理应用化疗药物，能提高药物疗效，降低不良反应，防止复发。合理用药是指早期、联合、适量、规律及全程用药。

1. 早期用药　此时细菌生长繁殖旺盛，代谢活跃，对药物敏感；病灶供血丰富，药物也容易渗入发挥作用；同时患者身体抵抗力也强，及早用药病变易控制，有利于治愈。

2. 联合用药　一般联合使用 2~3 种抗结核药，可延缓耐药性的产生，提高疗效，缩短疗程。但对淋巴结核或病灶极轻微、痰菌阴性又无症状的肺结核，可考虑单独使用异烟肼。而痰菌阳性，病变较大，活动性较严重的结核在有经验的专科医生指导下联合用药。疗效最好的联合为异烟肼和利福平，其次为异烟肼、利福平、吡嗪酰胺，再次是异烟肼、利福平、吡嗪酰胺、链霉素或乙胺丁醇。

3. 适量给药　药物剂量要适当，药量不足，达不到有效抑菌、杀菌浓度，疗效不好，易产生耐药性使治疗失败；剂量过大，易产生严重不良反应而使治疗难以继续。

4. 坚持全程规律用药　结核病是一种容易复发的疾病，治疗必须做到有规律长期用药，过早停药会使细菌再度繁殖或迁延，导致治疗失败。规律、全程用药、不过早停药是治疗成功的关键。抗结核用药分两个时期，一是强化阶段，开始即选用强有力的药物无间断治疗，使症状尽快消失，痰菌转阴，病情明显好转，此期需 3~6 个月。二是巩固治疗阶段，根据病情联合或单用一种药作彻底治疗，也叫根治，以巩固疗效，防止复发，此期约需 6~18 个月。

5. 全程督导治疗　世界卫生组织提出督导治疗（DOTS），是当今控制结核病的首要策略。即患者的病情、用药、复查都应在医务人员的监视之下，在全程化疗期间（一般 6~12 个月，耐药结核病疗程更长）均由医务人员指导，确保在不住院的情况下得到规范治疗。

复习思考

一、选择题

1. 各种类型结核病的首选药物是（　　）

　　A. 链霉素　　　　　　　　B. 对氨水杨酸　　　　　　　　C. 异烟肼

　　D. 乙胺丁醇　　　　　　　E. 吡嗪酰胺

2. 既属广谱抗生素，又兼有抗结核和抗麻风病作用的药物是（　　）

　　A. 异烟肼　　　B. 利福平　　　C. 乙胺丁醇　　　D. 吡嗪酰胺　　　E. 对氨水杨酸

3. 应用异烟肼时，常合用维生素 B₆ 的目的是（　　）

A. 增强疗效　　　　　B. 防治周围神经炎　　　　C. 延缓抗药性

D. 减轻肝损害　　　　E. 延长作用时间

二、思考题

1. 试述抗结核病药的应用原则。

2. 试述异烟肼的药理作用、临床应用、不良反应及注意事项。

扫一扫，知答案

模块四十

抗寄生虫药

扫一扫，看课件

【学习目标】

1. 掌握抗阿米巴病药、抗滴虫病药、抗肠蠕虫药的药理作用、临床应用、不良反应及注意事项。

2. 熟悉抗疟药的药理作用及临床应用。

3. 了解抗血吸虫病、抗丝虫病药的药理作用及临床应用。

寄生虫病是传染性疾病的重要组成部分，其病原寄生虫种类繁多，不少可在人畜之间传播，引起人畜共患寄生虫病。正确使用抗寄生虫药，可以有效控制和治愈上述疾病，维护人类健康。

📖 案例导入

患者李某，男性，35 岁。2016 年 4 月去刚果劳务，2017 年 4 月 24 日回国后发病，体温高达 39.5℃，并伴有寒颤、头痛和呕吐等症状，在国外有蚊虫叮咬史。经血涂片检查，确诊为恶性疟疾。

请思考：

1. 应为李先生选择哪些药物进行治疗？

2. 如何指导患者用药？

项目一　抗疟药

疟疾是经雌按蚊叮咬或输入带疟原虫者的血液而感染疟原虫所引起的虫媒传染病，临床以间歇性寒颤、高热，继之大汗后缓解为特点，可出现贫血、脾肿大及多器官损害。根据临床表现分为良性疟和恶性疟。寄生于人体的疟原虫有四种：间日疟原虫、三日疟原虫、卵形疟原虫和恶性疟原虫，分别引起间日疟、三日疟、卵形疟和恶性疟。我国常见的是间日疟和恶性疟，间日疟易复发，恶性疟可引起凶险发作，危及生命。抗疟药是一类用来预防或治疗疟疾的药物。不同生长阶段的疟原虫对抗疟药敏感性不同，了解疟原虫的生活史以及抗疟药的作用环节，可以更好地发挥抗疟药的作用。

一、疟原虫的生活史与抗疟药的作用环节

1. 人体内无性生殖阶段

（1）红细胞外期　受感染疟的雌性按蚊叮咬人时，子孢子随唾液进入人体，随血流侵入肝细胞，在肝细胞内繁殖形成大量裂殖体。此期无临床症状，为疟疾潜伏期，一般为6~14天。

间日疟原虫和卵形疟原虫一部分子孢子侵入肝脏后，可进入数月的休眠期称之为休眠子，再度被激活，成为良性疟治疗后复发的根源。恶性疟原虫和三日疟原虫无休眠子，故无此类复发现象。

（2）红细胞内期　红细胞外期的裂殖子胀破肝细胞释出，进入血流侵入红细胞，并破坏红细胞分解血红蛋白，释放疟色素及其他代谢产物，刺激机体引起寒颤、高热等症状，即疟疾发作。释放出的裂殖子可再侵入其他正常红细胞，引起临床症状的反复发作。

2. 按蚊体内的发育　按蚊叮咬吸入疟原虫感染者血液时，红细胞内发育的各期疟原虫随血液进入按蚊胃，雌、雄配子体结合成合子，进一步发育产生子孢子，移行至唾液腺内，成为疟疾的传染源。

二、常用抗疟药

（一）主要用于控制疟疾症状的药

氯喹

氯喹（chloroquine）是人工合成的4-氨喹啉类衍生物。
【药理作用】
氯喹对各种疟原虫的红细胞内期裂殖体均有较强的杀灭作用，能迅速有效地控制疟疾的临床发作，具有起效快、高效、作用持久的特点。氯喹的抗疟作用机制尚未完全阐明，一般认为，氯喹进入体内后能迅速浓集在有疟原虫的红细胞内，而弱碱性的氯喹能形成对蛋白分解酶不利的环境，抑制疟原虫分解血红蛋白，减少疟原虫生存必需氨基酸的供应。其次，氯喹也能抑制血红素聚合酶活性，使有毒的血红素转化为疟色素受阻，从而减少对人体的伤害。

【临床应用】

1. 抗疟原虫　能杀灭红细胞内期各种疟原虫，疗效高、起效快、作用持久，是控制疟疾临床症状的首选药。对红外期疟原虫无效。

2. 抗肠道外阿米巴病　可杀灭阿米巴大滋养体，在肝内浓度是血浆浓度的数百倍，常用于治疗阿米巴肝脓肿。

3. 抗免疫　大剂量氯喹能抑制免疫反应，对类风湿性关节炎、系统性红斑狼疮等疾病有一定疗效。

【不良反应及注意事项】

1. 一般反应　氯喹不良反应少且轻微，偶有轻度头晕、头痛、胃肠道反应、耳鸣、烦躁、皮疹等，停药后迅速消失。

2. 其他　长期大剂量应用可见角膜浸润，表现为视力模糊，少数可影响视网膜，引起视力障碍，应定期进行眼科检查；也可引起肝肾损害等，用药期间定期检查肝功能。大剂量或快速静脉给药时，可致低血压，剂量过大也可引起严重心律失常。有致畸作用，孕妇禁用。6-磷酸葡萄糖脱氢酶缺乏患者易发生溶血。

奎　宁

奎宁（quinine）对各种疟原虫的红细胞内期裂殖体均有杀灭作用，能有效控制临床症状。其抗疟机制和氯喹相似，但在疟原虫中浓集不及氯喹，抗疟活性不及氯喹。用于抗氯喹恶性疟的治疗。不良反应严重，常见有金鸡纳反应，表现为耳鸣、头痛、恶心、呕吐、腹痛、腹泻、视力和听力减退等，停药后一般能恢复。剂量过大或静脉滴注速度过快时，可致低血压、心律失常和严重的中枢神经系统紊乱，如谵妄和昏迷。少数患者应用小剂量即引起急性溶血。静脉滴注时应减慢滴速，并密切观察患者心脏和血压变化。

青蒿素

青蒿素（artemisinin）是从黄花蒿及其变种大头黄花蒿中提取的一种倍半萜内酯类过氧化物。是中国根据中医"青蒿截疟"的记载而自主研制的新型抗疟良药。具有口服吸收良好、安全、低毒、高效及不良反应少等优点。

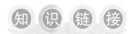

抗疟药近代史

疟疾是危害人类健康最大的疾病之一，人类对付疟疾的最有力的药物均源于两种植物提取物，一是法国科学家19世纪初从植物金鸡纳树皮上提取出的奎宁，二是我国科学家20世纪70年代从青蒿中提取的青蒿素。2001年，世界卫生组织向恶性疟疾流行的所有国家推荐以青蒿素为基础的联合疗法。复方青蒿素制剂是目前最有效的抗疟药之一，治愈率可达95%。

【药理作用】

青蒿素对各种疟原虫红细胞内期裂殖体有快速的杀灭作用，对红细胞外期疟原虫无效，易透过血脑屏障。目前普遍认为青蒿素类化合物抗疟作用属于氧化性机制，可以分为两个过程，即青蒿素经活化后产生自由基，进而氧化性自由基与疟原虫蛋白络合形成共价键，使疟原虫蛋白失去功能，从而导致虫体的死亡。

【临床应用】

青蒿素主要用于治疗间日疟、恶性疟的症状控制，也可用于耐氯喹或多药耐药的虫株感染，可抢救凶险型恶性疟，如脑型、黄疸型等。青蒿素的代谢及排泄均快，维持有效血药浓度时间短，难以彻底杀灭疟原虫，治疗后近期复发率较高，可与伯氨喹合用减少复发。疟原虫对仅含青蒿素的抗疟药易产生耐药性，而复方青蒿素制剂对治疗疟疾的有效率可达95%，且疟原虫产生耐药性的可能性极小。

【不良反应及注意事项】

1. 一般反应　偶有轻度皮疹、恶心、呕吐、腹泻、转氨酶升高等，但不严重。

2. 心脏损害　剂量过大可致心脏传导阻滞。

3. 溶血性贫血　用药期间应定期检查血象。

妊娠早期妇女慎用。

（二）主要用于控制远期复发和传播的药

伯氨喹

伯氨喹（primaquine）是人工合成8－氨基喹啉类衍生物。

【药理作用】

对继发性红外期疟原虫和各种疟原虫的配子体均有较强的杀灭作用，与红细胞内期抗疟药合用可根治良性疟，减少耐药性的产生；可杀灭人体血液中的各种疟原虫配子体，控制疟疾的传播。抗疟机制尚不完全明确，可能与干扰疟原虫DNA的合成有关。

【临床应用】

伯氨喹主要用于根治良性疟，是防止疟疾复发和控制疟疾传播的首选药，常与氯喹或乙胺嘧啶合用。

【不良反应及注意事项】

1. 胃肠道反应　毒性比其他抗疟药大，每日剂量超过52.8mg时，易发生恶心、呕吐、腹痛等胃肠道反应，停药后可自行恢复。偶可发生腹绞痛。

2. **高铁血红蛋白血症** 主要表现为发绀。

3. **急性溶血性贫血** 先天性红细胞 6 - 磷酸葡萄糖脱氢酶（G - 6 - PD）缺乏的特异质患者可发生急性溶血性贫血及高铁血红蛋白血症，出现发绀、胸闷、缺氧等严重的毒性反应，一旦出现异常，应及时停药。先天性 6 - 磷酸葡萄糖脱氢酶缺乏患者禁用。

孕妇、哺乳期妇女及糖尿病患者慎用。

（三）主要用于病因性预防的药

乙胺嘧啶

乙胺嘧啶（pyrimethamine，息疟定）口服后胃肠道吸收完全，但较缓慢，服后约 4 小时达到峰浓度。

【药理作用】

乙胺嘧啶为二氢叶酸还原酶抑制药，主要作用是阻止二氢叶酸还原酶转变为四氢叶酸，从而阻碍核酸的合成，对疟原虫酶的亲和力远大于对人体酶的亲和力，从而抑制疟原虫的增殖，对发育成熟的裂殖体无效，临床起效缓慢，常用于病因性预防。乙胺嘧啶一般不单独使用，常与磺胺类或砜类药物合用起到双重阻断作用，增强疗效，又可减少抗药性的产生。

【临床应用】

乙胺嘧啶对疟原虫的原发性红外期子孢子有抑制作用，可阻止其向红内期发展，是病因性预防的首选药；对人体内配子体无作用，但当含有乙胺嘧啶的血液被吸入蚊体内后，乙胺嘧啶能阻止疟原虫在蚊体内的有性生殖，在疟疾流行区可用于群众性预防，以阻断疟疾的传播。口服吸收慢而完全，作用持久，一周服药一次。

【不良反应及注意事项】

治疗量不良反应较轻，偶可见皮疹。

1. **巨幼红细胞性贫血** 长期大剂量应用时可干扰人体的叶酸代谢，出现巨幼红细胞性贫血，可用甲酰四氢叶酸钙治疗。因有甜味，易被儿童当作糖果误服中毒。

2. **急性中毒** 过量可引起恶心、呕吐、发热、发绀、惊厥，甚至死亡。

严重肝肾功能障碍患者慎用，孕妇禁用。

项目二 抗阿米巴病药及抗滴虫病药

一、抗阿米巴病药

阿米巴病（amebiasis）是由溶组织内阿米巴原虫引起的具有传染性的寄生虫病。按其寄生的部位及临床表现可分为肠阿米巴病和肠外阿米巴病。肠阿米巴病典型临床表现有黏液血便等痢疾症状，称为阿米巴痢疾。肠外阿米巴病以阿米巴性肝脓肿和肺脓肿最常见。溶组织内阿米巴原虫的发育过程包括包囊、小滋养体和大滋养体。包囊是阿米巴病传播的根源，大滋养体为致病因子。

抗阿米巴病药主要作用于滋养体，多种药物对包囊无直接作用。根据药物作用部位，将抗阿米巴病药分为：①抗肠内、肠外阿米巴病药，常用的有甲硝唑、替硝唑等；②抗肠内阿米巴病，常用的有氯喹、依米丁等；③抗肠外阿米巴病药，常用的有二氯尼特、巴龙霉素等。

甲硝唑

甲硝唑（metromidazole，灭滴灵）为硝基咪唑类衍生物。口服吸收迅速完全，体内分布广泛，易通过血脑屏障，经肝代谢，肾排泄。

【药理作用】

甲硝唑作用机理未明，可能由于甲硝唑的甲基被还原后生成细胞毒性还原物，抑制DNA合成，促进DNA降解，从而干扰病原体的生长繁殖，最终导致细胞死亡。

【临床应用】

1. 抗厌氧菌作用　甲硝唑对厌氧杆菌和球菌有杀灭作用，可用于厌氧菌感染引起的败血症、骨髓炎、产后盆腔炎，也可与其他抗菌药合用防治手术时厌氧菌感染。

2. 抗阿米巴作用　甲硝唑对肠内、肠外阿米巴滋养体均有强大杀灭作用，是治疗急性阿米巴痢疾和肠内肠外阿米巴病的首选药。因在肠内浓度低，对肠内小滋养体及包囊无明显影响，对无症状的包囊携带者无治疗作用。

3. 抗滴虫作用　甲硝唑是阴道毛滴虫感染的首选药。口服给药可以杀死阴道分泌物、精液和尿液中的阴道毛滴虫，对男女感染患者均有效。已婚患者，配偶双方应同时使用。

4. 抗蓝氏贾弟鞭毛虫作用　甲硝唑是治疗蓝氏贾弟鞭毛虫作用最有效的药物，有效率在90%以上。

【不良反应及注意事项】

常见不良反应有胃肠反应，如恶心、呕吐、腹泻等；部分患者可出现神经系统反应，如头晕、眩晕、肢体麻木、共济失调等，甲硝唑抑制乙醛脱氢酶，如用药期间饮酒，可引起乙醇代谢物过多，可引起戒酒硫样反应，如面红、头痛、恶心、血压下降等现象，使用本药和停药一周内禁止饮用含酒精的饮料或药品。孕妇禁用，动物实验有致畸，致癌作用。

依米丁

依米丁（emetine，吐根碱）为茜草科吐根属植物提取的异喹啉生物碱。

【药理作用】

依米丁主要作用于肠道和肝脏组织的阿米巴原虫，对溶组织内阿米巴滋养体有直接杀灭作用。其作用机制为抑制肽酰基－tRNA 的移位反应，抑制肽链的延长，阻碍蛋白质的合成，从而干扰溶滋养体的分裂与繁殖。治疗浓度时对包囊无杀灭作用，不能消除其传播感染能力。

【临床应用】

依米丁对肠壁和肠外滋养体有杀灭作用，用于急性阿米巴痢疾急需控制症状者及阿米巴肝脓肿。对肠腔内阿米巴滋养体和包囊无效，不宜用于慢性阿米巴痢疾及无症状的包囊携带者。

【不良反应及注意事项】

1. 胃肠道反应　常见的有恶心、呕吐、腹痛、腹泻等。

2. 神经肌肉阻断作用　表现为肌无力、疼痛、肌肉震颤等。

3. 局部刺激　肌注可出现肌痛、硬结或坏死。一般采用深部皮下注射。

4. 心脏毒性　常表现为血压下降、心前区疼痛、心动过速、心律失常，甚至心力衰竭等。注射前、后 2 小时需卧床休息，检查心脏与血压有无改变。如有心电图变化，应立即停药，否则易致急性心肌炎而引起死亡。

排泄缓慢，易蓄积中毒，不宜长期连续使用。孕妇、儿童，有心、肝、肾功能减退者禁用。

二氯尼特

二氯尼特（diloxanide）为目前最有效的杀包囊药，单用对无症状的包囊携带者有良好疗效。对急性阿米巴痢疾用甲硝唑控制症状后，再用本药可杀灭肠腔内包囊，有效防止复发。对肠外阿米巴病无效。口服吸收迅速，不良反应轻，偶见恶心、呕吐和皮疹等。大剂量可致流产，但无致畸作用。

巴龙霉素

【药理作用】

巴龙霉素（Paromomycin）为氨基糖苷类广谱抗生素，抗菌谱与新霉素相似。主要通过抑制蛋白质合成直接杀灭阿米巴滋养体，也可通过抑制共生菌群的代谢，间接抑制肠道阿米巴原虫的生存与繁殖。

【临床应用】

因其口服吸收少，肠腔内浓度高，临床主要用于治疗急性阿米巴痢疾。

【不良反应及注意事项】

1. 消化道反应　偶有恶心、呕吐、腹泻等。长期口服可引起消化不良综合征。

2. 耳毒性及肾毒性　肌注毒性反应强，可造成肾及听神经的损害，不宜使用。

3. 二重感染　长期口服可引起起肠腔内菌群失调，导致二重感染。

肝肾功能不全，肠道溃疡，孕妇、老年人，以及听力下降者慎用。对巴龙霉素或其他氨基糖苷类抗生素过敏的患者禁用。

二、抗滴虫病药

抗滴虫药用于治疗阴道毛滴虫所引起的阴道炎、尿道炎和前列腺炎。甲硝唑是目前治疗阴道滴虫的首选药物。替硝唑为甲硝唑的衍生物，也是高效低毒的抗滴虫药。

乙酰胂胺

乙酰胂胺（acetarsol）为毒性较大的胂制剂，外用治疗阴道滴虫病。对耐甲硝唑滴虫感染也有良好疗效，可局部给药。该药有局部刺激作用，可使阴道分泌物增多，月经期间忌用。阴道毛滴虫可通过性直接传播和使用公共浴厕等间接传播，夫妻应同时治疗。

项目三　抗血吸虫病药和抗丝虫病药

一、抗血吸虫病药

血吸虫病是由血吸虫成虫寄生于人体所引起的地方性疾病。寄生于人体的血吸虫主要有三种：日本血吸虫、曼氏血吸虫和埃及血吸虫，分布于亚洲、非洲、拉丁美洲等国家。我国流行的是日本血吸虫，疫区主要分布于长江流域及其以南地区。血吸虫病的病变主要由虫卵引起，虫卵沉着在宿主的肝及结肠肠壁等组织，引起的肉芽肿和纤维化是血吸虫病的主要病变，严重危害人类的健康，药物治疗是消灭该病的主要措施之一。

吡喹酮

吡喹酮（Praziquantel）为广谱抗血吸虫和绦虫药物，是治疗血吸虫病的首选药。具有高效、低毒、疗程短、代谢快、口服有效等优点。吡喹酮可改变虫体细胞膜的通透性、使虫体皮层损害、引起宿主免疫反应等促使虫体死亡。不良反应轻，口服后可出现恶心、腹痛、腹泻、头痛、眩晕、嗜睡等，服药期间避免危险性作业。虫体被杀死后释放出的抗原物质可引起发热、嗜酸粒细胞增多、皮疹等，偶可引起过敏性休克，需注意观察。孕妇禁用。

二、抗丝虫病药

丝虫病是丝虫寄生于人体淋巴系统引起的慢性寄生虫病。早期主要表现为淋巴管炎和淋巴结炎，晚期出现淋巴管阻塞所引起的一系列症状和体征。目前乙胺嗪是治疗丝虫病的首选药物。

乙胺嗪

乙胺嗪（diethylcarbamazine，海群生）口服吸收迅速，分布于各组织。大部分在体内氧化失活，以原形和代谢物经肾排泄。酸化尿液可加速排泄。

【药理作用】

乙胺嗪对微丝蚴的作用显著，大剂量长期疗程也能杀丝虫成虫。因本药抗成虫作用弱，需连续多年反复治疗才能根治。

【临床应用】

乙胺嗪主要用于丝虫病的治疗，是治疗丝虫病的首选药。流行区全民防治时常用其制成的药盐（用乙胺嗪掺拌入食盐中，供流行区居民连续服用，以达到普治的目的）。

【不良反应及注意事项】

乙胺嗪毒性极低，不良反应轻微，偶可引起食欲减退、恶心、呕吐、头晕、头痛、乏力、失眠、关节痛等。严重感染患者，因大量微丝蚴和成虫死亡后释放出的异体蛋白引起的过敏反应较明显，用地塞米松可缓解症状。有活动性肺结核、严重心脏病、肝脏病、肾脏病、急性传染病及孕妇、哺乳期妇女应暂缓治疗。

项目四 抗肠蠕虫药

肠蠕虫病是常见的一类寄生虫病，可引起消化功能紊乱及其他并发症，对人体危害很大。在肠道寄生的蠕虫有线虫、绦虫和吸虫。在我国主要以线虫感染（如蛔虫、蛲虫、钩虫、鞭虫等）最为普遍。抗肠蠕虫药是驱除或杀灭肠道蠕虫的药物。随着高效、低毒、光谱抗肠蠕虫药的不断问世，多数肠蠕虫病得到了有效治疗和控制。

一、常用抗肠蠕虫药

常用抗肠蠕虫药比较见表 40 - 1。

表 40 - 1　常用抗肠蠕虫药比较

药物	主要抗虫谱					主要不良反应及注意事项
	蛔虫	蛲虫	钩虫	鞭虫	绦虫	
甲苯咪唑 （mebendazole）	*	*	*	*	+	剂量过大可见转氨酶升高、粒细胞减少等。孕妇、哺乳期妇女、两岁以下幼儿、肝肾功能不全者禁用
阿苯达唑 （albendazole，丙硫咪唑）	*	*	*	+	+	偶见转氨酶升高。脑囊虫治疗注意颅内高压。孕妇、哺乳期妇女、两岁以下幼儿、肝肾功能不全者禁用
左旋咪唑 （levamisole，驱钩蛔）	+		+			剂量过大可见粒细胞减少，肝功能减退等。妊娠早期、肝肾功能不全者禁用
噻嘧啶 （pyrantel，抗虫灵）	+	+	+			偶见转氨酶升高。肝功能不全者慎用，孕妇及两岁以下幼儿禁用
哌嗪 （piperazine，驱蛔灵）	+	+				剂量过大可引起神经症状，如嗜睡、眩晕、眼球震颤、共济失调、肌肉痉挛等。孕妇、肝肾功能不全、神经系统疾病患者禁用
吡喹酮 （praziquantel）					*	不良反应轻，可出现恶心、腹痛、腹泻、头痛、眩晕、嗜睡等，偶可引起过敏性休克
氯硝柳胺 （niclosamide，灭绦灵）					+	不良反应少且轻微，仅见恶心、腹痛、头晕、乏力、皮肤瘙痒等。可与甲氧氯普胺（灭吐灵）合用，防止虫卵因呕吐逆流入胃及十二指肠引起囊虫病

注：+ 为可选用药物；* 为可作首选药。

二、抗肠蠕虫药的用药须知

1. 常用的抗寄生虫药对成虫效果较好，对虫卵、幼虫的消灭则不彻底，1 ~ 3 个月后又可发育为成虫，故 3 个月或半年后需要再服一次抗寄生虫药，以根治寄生虫感染。

2. 蛔虫感染较严重的患者服抗蛔虫药后可引起蛔虫游走，造成腹痛或口吐蛔虫，甚至可引起窒息，应及时就医。两岁以下幼儿禁用。

3. 蛲虫感染的家庭成员或集体生活的儿童患者应一起治疗，才能彻底根除。治疗期间衣服、被单应煮沸，患儿不穿开裆裤睡觉。

4. 空腹服药可增加药物与虫体的直接接触，增强疗效。

复习思考

一、选择题

1. 主要用于疟疾病因性预防的药物是（ ）

 A. 乙胺嘧啶　　　B. 奎宁　　　　　C. 氯喹　　　　　D. 青蒿素　　　　E. 伯氨喹

2. 通过抑制疟原虫的二氢叶酸还原酶，阻碍核酸合成的药物是（ ）

 A. 氯喹　　　　　B. 青霉素　　　　C. 青蒿素　　　　D. 伯氨喹　　　　E. 乙胺嘧啶

3. 目前临床治疗血吸虫病的首选药物是（ ）

 A. 伯氨喹　　　　B. 吡喹酮　　　　C. 氯喹　　　　　D. 氯硝柳胺　　　E. 乙胺嘧啶

4. 下述药物中使用后应避免从事高空作业、驾驶汽车等有危险性的机械操作的是

（ ）

 A. 乙胺嘧啶　　　B. 噻嘧啶　　　　C. 吡喹酮　　　　D. 青蒿素　　　　E. 哌嗪

二、思考题

1. 患者，女，35 岁，外出旅游回家后出现白带增多及外阴瘙痒，入院诊断为滴虫性阴道炎。

请问：

（1）此患者应首选何种药物治疗？

（2）使用该药物应注意什么事项？

2. 使用甲苯咪唑驱除蛔虫时应注意哪些事项？

扫一扫，知答案

模块四十一

抗恶性肿瘤药

扫一扫，看课件

【学习目标】

1. 掌握抗恶性肿瘤药物的不良反应和防治措施。

2. 熟悉常用抗恶性肿瘤药物的分类和各类代表药；细胞增殖周期非特异性药物和周期特异性药物的概念。

3. 了解恶性肿瘤特点；抗肿瘤药物的作用机制；常用抗肿瘤药物的应用原则。

恶性肿瘤是一类严重危害人类健康的常见病、多发病，其病因及病理机制尚不完全清楚，防治效果十分不理想。目前临床对恶性肿瘤的治疗主要采用药物治疗（化疗）、手术和放射治疗（放疗）等综合措施。抗恶性肿瘤药是一类具有抑制肿瘤细胞活化、分裂及增殖作用的药物。化疗在综合治疗中占据重要地位，不仅可以缓解症状，延长生存率，预防肿瘤的复发和转移，而且对某些肿瘤如白血病、淋巴瘤等部分病例也可治愈。由于大多数抗恶性肿瘤药物对肿瘤细胞选择性较低，在杀灭肿瘤细胞的同时，也损伤正常细胞，产生严重不良反应，因此在保护机体免疫功能的前提下，应采用合理的用药方案，以提高药物疗效，减少不良反应和延缓耐药性的产生。

📖 **案例导入**

患者王某，男，53 岁，因进行性吞咽困难 1 个月，2 日前无明显诱因出现吞咽困难症状加重入院。经检查诊断为食管癌。术后医生给予氟尿嘧啶等药物化疗。一个疗程后出现明显脱发、血性腹泻等表现。

请思考：

1. 患者出现脱发及血性腹泻的原因是什么？

2. 使用抗恶性肿瘤药应注意哪些事项？

项目一 抗恶性肿瘤药的基本作用与分类

一、细胞增殖周期与抗恶性肿瘤药的作用环节

细胞增殖周期是指细胞从一次分裂结束到下一次分裂完成。肿瘤细胞按其分裂能力分为增殖期细胞、静止期细胞和无增殖力细胞三类。细胞增值周期与抗肿瘤药作用环节示意图见图 41 - 1。

（一）增殖期细胞群

此类细胞按指数分裂增殖，代谢活跃，增殖迅速，是肿瘤组织生长快、局部浸润和向远处转移的根源。增殖期细胞对多数药物的敏感性较高。按其增殖过程将增殖期细胞分为四期：

1. G_1 期（DNA 合成前期）　指细胞分裂结束到开始合成 DNA 之前的这段时期，此期 mRNA、蛋白质及酶合成旺盛，为合成 DNA 做准备，此期时间较长，约占细胞周期的1/2。多种烷化剂、抗肿瘤抗生素能杀灭此期细胞。

2. S 期（DNA 合成期）　主要合成 DNA，同时也合成 RNA 和蛋白质，为细胞分裂做准备，约占细胞周期的1/4。抗代谢药物能干扰 DNA 复制而杀灭此期细胞。

3. G_2 期（DNA 合成后期）　DNA 合成已经完成，继续合成与有丝分裂有关的 RNA、蛋白质和其他物质，为细胞分裂做准备，约占细胞周期的1/5。烷化剂和抗肿瘤抗生素对此期细胞有效。

4. M 期（有丝分裂期）　此期蛋白质合成减少，RNA 的合成停止，约占细胞周期的1/20，细胞含有两倍的 DNA，经有丝分裂后一个细胞平均分裂成两个 G_1 期子细胞。长春碱类、秋水仙碱等可抑制有丝分裂，从而阻止 M 期的进行。

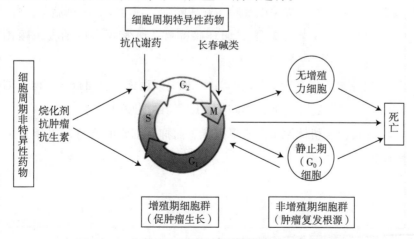

图 41 - 1　细胞增殖周期与抗肿瘤药作用环节示意图

（二）静止期细胞群（G_0 期）

此类细胞有增殖能力，但暂时处于休眠状态，当增殖期细胞群被药物杀灭后，G_0 期细胞可进入增殖状态。此类细胞对药物敏感性低，是肿瘤复发的主要根源。

（三）无增殖力细胞群

此类细胞很少，不能进行分裂增殖，最终老化或分化。

二、抗恶性肿瘤药的分类

（一）根据药物化学结构和来源分类

1. 烷化剂　如氮芥、环磷酰胺等。

2. 抗代谢药类　如甲氨蝶呤、氟尿嘧啶等。

3. 抗生素类　如丝裂霉素、博莱霉素、放线菌素等。

4. 植物类　如长春碱类、紫杉醇等。

5. 激素类　如肾上腺皮质激素、雌激素、雄激素等。

6. 其他（铂类、酶）　如顺铂、卡铂等。

（二）按细胞增殖周期分类

1. 细胞增殖周期非特异性药物　指对增殖周期各期包括 G_0 期都有杀伤作用的药物。如抗肿瘤抗生素、烷化剂及激素类药物。

2. 细胞增殖周期特异性药物　指仅对某一期增殖期细胞有杀伤作用的药物。

（1）作用于 S 期的药物　主要有羟基脲、阿糖胞苷、甲氨喋呤、巯基嘌呤、氟尿嘧啶等。

（2）作用于 M 期的药物　主要有长春新碱、长春碱、秋水仙碱等。

（三）按作用机制分类

1. 干扰核酸合成的药物　如甲氨喋呤、氟尿嘧啶、巯嘌呤、阿糖胞苷、羟基脲等。

2. 影响 DNA 结构和功能的药物　如环磷酰胺、噻替派、白消安、顺铂和丝裂霉素等。

3. 干扰转录过程和阻止 RNA 合成的药物　如放线菌素 D、阿霉素、博来霉素等。

4. 干扰蛋白质合成的药物　如长春碱类、L-门冬酰胺酶。

5. 激素类　通过改变机体原来激素平衡状态而抑制细胞的增殖，如肾上腺皮质激素、性激素及拮抗药等。

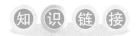

恶性肿瘤的国际分期

恶性肿瘤的国际分期，是指按照国际抗癌联盟所提出的 TNM 分类法进行分期。T 是 tumor（肿瘤）的首字母，代表肿瘤原发灶的情况，随着肿瘤体积的增加和邻近组织受累范围的增加，依次用 $T_1 \sim T_4$ 来表示。N 是 node（淋巴结）的首字母，指区域淋巴结（regional lymph node）受累情况。淋巴结未受累时，用 N_0 表示。随着淋巴结受累程度和范围的增加，依次用 $N_1 \sim N_3$ 表示。M 是 metastasis（转移）的首字母，指远处转移（通常是血道转移），没有远处转移者用 M_0 表示，有远处转移者用 M_1 表示。在此基础上，用 TNM 三个指标的组合划出特定的分期。根据 TNM 分期，人们可以清楚地归纳出癌症患者的临床分期，判断预后，并指导医生为患者制订出相应的最佳治疗方案。

项目二 抗恶性肿瘤药物主要不良反应及用药注意事项

一、近期毒性反应

1. **胃肠道反应** 最为常见。胃肠道黏膜上皮细胞增殖旺盛，对化疗药极为敏感，患者可出现食欲减退、恶心、顽固性呕吐、腹痛、腹泻、便秘，严重者可发生肠黏膜坏死、出血甚至穿孔。餐时服用可减轻，必要时应用镇吐剂减轻患者的不适。

2. **骨髓抑制** 是肿瘤化疗的最大障碍之一，表现为红细胞、白细胞、血小板减少及全血细胞下降，严重时可发生再生障碍性贫血。化疗期间应注意预防出血和感染，定期检查血象，必要时暂停用药。

3. **皮肤、黏膜损害** 大多数抗肿瘤药物都损伤毛囊上皮细胞，引起不同程度的脱发，一般停药后可再生；也可引起口腔溃疡，化疗期间要使用消毒液漱口，保持口腔清洁。

4. **免疫抑制** 可抑制机体免疫功能，使机体抵抗力下降，易诱发严重感染，是化疗失败的原因之一。

5. **特有的毒性反应** 出现较晚，发生在长期大量用药后，常累及重要脏器。

抗恶性肿瘤药特有的毒性反应及用药注意事项见表 41 - 1。

表 41 - 1　抗恶性肿瘤药特有的毒性反应及用药注意事项

特有的毒性反应	好发药物	用药期间注意事项
心脏毒性	柔红霉素、多柔比星、三尖杉酯碱	注意监测心功能，可使用心肌细胞保护剂预防。严重心脏病患者禁用
肝脏毒性	甲氨蝶呤、羟基脲、环磷酰胺、鬼臼毒素类	注意观察有无肝肿大、黄疸等临床症状，定期检查肝功能，出现肝功能减退时应减量或停药。肝功能严重损害者禁用
神经毒性	长春新碱、紫杉醇、门冬酰胺酶	出现头痛、头晕、失眠、肌肉疼痛或震颤、共济失调、精神错乱等临床症状时应减量或停药。精神病、癫痫患者慎用
呼吸系统毒性	博来霉素、白消安、环磷酰胺	注意观察有无咳嗽、呼吸困难等临床症状，注意胸部 X 线检查，一旦发现肺炎样病变，应立即停药，并给予泼尼松或地塞米松抗炎治疗。有肺部疾患者禁用
肾和膀胱毒性	环磷酰胺、顺铂	注意观察有无蛋白尿、管型尿、血尿等，嘱咐患者多饮水，必要时给予利尿药加速药物的排出。定期检查肾功能。肾功能严重损害者禁用
过敏反应	博来霉素、紫杉醇、门冬酰胺酶	观察有无头痛、发热、皮疹等过敏症状，一旦出现，立即停药并对症治疗。用药前询问过敏史，对药物有过敏史者禁用
组织坏死和血栓性静脉炎	丝裂霉素、多柔比星	刺激性强的药物静脉注射时应缓慢，并避免漏出血管

二、远期毒性反应

1. 致突变、致癌　多数抗肿瘤药可损伤 DNA 和干扰 DNA 复制导致基因突变，诱发新的肿瘤（第二原发恶性肿瘤）。

2. 不育和致畸　多数抗肿瘤药可损伤生殖细胞和胚胎，导致男性不育、女性永久性卵巢功能障碍和闭经、孕妇引起流产或畸胎。

项目三　常用抗恶性肿瘤药

一、干扰核酸生物合成的药物（抗代谢药）

抗代谢类药与机体核酸代谢物质如叶酸、嘌呤碱、嘧啶碱等的化学结构类似，可发生特异性的拮抗作用，干扰核酸的生物合成，阻止肿瘤细胞的分裂增殖。主要作用于 S 期，属于细胞周期特异性药物。根据作用靶位不同，分为五类：

（一）二氢叶酸还原酶抑制剂（抗叶酸药）

甲氨蝶呤

甲氨蝶呤（methotrexate，MTX）口服、肌肉注射或静脉注射均有效。

【药理作用】

甲氨蝶呤化学结构与二氢叶酸相似，竞争性抑制二氢叶酸还原酶，阻止叶酸还原为四氢叶酸，抑制脱氧胸苷酸合成，继而抑制 S 期 DNA 合成，也可干扰 RNA 和蛋白质合成。

【临床应用】

甲氨蝶呤主要用于治疗儿童急性淋巴细胞性白血病和绒毛膜上皮癌，对恶性葡萄胎、乳腺癌、头颈部及消化道肿瘤也有疗效。鞘内注射可用于治疗中枢神经系统白血病。

【不良反应及注意事项】

1. 消化道反应 常见口腔炎、胃炎和腹泻等，严重时可导致出血或溃疡。

2. 骨髓抑制 可致白细胞和血小板减少，严重者可出现全血下降。用药期间应严格检查血象，大剂量用药时需配合使用甲酰四氢叶酸钙（亚叶酸钙），减轻其毒性反应。

3. 肝、肾损害 长期或大量一次应用可导致肝、肾损害。肝、肾功能不全患者慎用。

4. 其他 妊娠早期应用可致流产、畸胎，少数患者有生殖功能减退。偶见色素沉着、脱发、局限性肺炎、骨质疏松性骨折、皮疹及剥脱性皮炎等。对本药过敏者、妊娠早期及哺乳期妇女禁用。

（二）胸苷酸合成酶抑制剂（抗嘧啶药）

氟尿嘧啶

氟尿嘧啶（fluorouracil，5 - FU）口服吸收不规则也不完全，生物利用度低，需静脉给药。

【药理作用】

氟尿嘧啶在细胞内转变为 5 - FU 脱氧核苷酸，与脱氧尿苷酸（dUMP）竞争性结合并抑制脱氧胸苷酸合成酶，阻止脱氧胸苷酸（dTMP）合成，从而影响 DNA 合成，导致细胞死亡。

【临床应用】

氟尿嘧啶对多种肿瘤有效，特别是对消化道肿瘤（食管癌、胃癌、肠癌、胰腺癌）及乳腺癌疗效较好，对卵巢癌、宫颈癌、绒毛膜上皮癌、膀胱癌等也有效。

【不良反应及注意事项】

常见不良反应有胃肠道反应、骨髓抑制、脱发等，出现血性腹泻应立即停药。可致光敏反应，应注意避强光及紫外线。刺激性大，注射部位可致静脉炎。

（三）嘌呤核苷酸合成抑制剂（抗嘌呤药）

巯嘌呤

巯嘌呤（mercaptopurine，6 - MP）结构与次黄嘌呤和腺嘌呤相似，体内转变为硫代肌苷酸，抑制肌苷酸转变为腺苷酸和鸟苷酸，干扰腺嘌呤和鸟嘌呤的合成，从而抑制 DNA 合成。对 S 期细胞作用最显著，对 G_1 期有延缓作用。主要用于治疗儿童急性淋巴细胞性白血病，对绒毛膜上皮癌、恶性葡萄胎、恶性淋巴瘤和多发性骨髓瘤也有疗效。常见胃肠道反应及骨髓抑制，偶见肝、肾损害。本药毒性反应出现缓慢，白细胞计数一旦急剧下降，应立即停药。

（四）核苷酸还原酶抑制剂

羟基脲

羟基脲（hydroxycarbamide，HU）能阻止胞苷酸还原为脱氧胞苷酸，从而抑制 DNA 合成，杀伤 S 期细胞。主要用于治疗慢性粒细胞白血病；对黑色素瘤有暂时缓解作用；也可作为同步化疗药物以提高肿瘤对化疗或放疗的敏感性。主要不良反应为骨髓抑制，并有轻度胃肠道反应。可致畸胎，妊娠期妇女禁用。肾功能不良者慎用。

（五）DNA 聚合酶抑制剂

阿糖胞苷

阿糖胞苷（cytarabine，AraC）能抑制 DNA 多聚酶，阻止 DNA 合成，也可掺入 DNA 及 RNA 中，干扰 DNA 复制和 RNA 功能。一般静脉给药，主要用于治疗成人急性粒细胞、单核细胞白血病及恶性淋巴瘤。主要不良反应为骨髓抑制和胃肠道反应，可致肝损害，注意检查肝功能。静脉注射可致静脉炎。

二、影响 DNA 结构与功能的药物

（一）烷化剂

烷化剂具有活泼的烷化基团，能与 DNA 或蛋白质分子中的氨基、巯基、羟基、羧基和磷酸基等基团起烷化作用，破坏 DNA 的结构和功能。

环磷酰胺

环磷酰胺（cyclophosphamide，CTX）口服吸收良好，抗癌作用强、抗癌谱广。

【药理作用】

环磷酰胺为氮芥与磷酰胺基结合而成的化合物。与其他烷化剂相比，其选择性高、抗瘤谱广、毒性较低，是临床上常用的烷化剂。在体内分解为活性产物磷酰胺氮芥，与 DNA 发生烷化交叉联结，影响 DNA 功能。

【临床应用】

环磷酰胺主要用于恶性淋巴瘤，疗效显著；对多发性骨髓瘤、急性淋巴细胞白血病、

卵巢癌、神经母细胞瘤、乳腺癌、肺癌和卵巢癌等也有效，也可作为免疫抑制剂用于自身免疫性疾病及器官移植的排斥反应。

【不良反应及注意事项】

常见不良反应有骨髓抑制、恶心、呕吐、脱发等，消化道反应较轻；脱发发生率较高，可达30%～60%；骨髓抑制较严重。大剂量应用时其代谢产物丙烯醛经泌尿道排泄可刺激膀胱黏膜致出血性膀胱炎，同时应用巯乙磺酸钠可预防，碱化尿液及多饮水可减轻毒性。用药期间应注意观察小便困难和出血情况，必要时应减量或换药。

噻替派

噻替派（thiotepa，TSPA）抗瘤谱广、选择性高，不良反应较轻。主要用于治疗乳腺癌、卵巢癌、肝癌、膀胱癌、恶性黑色素瘤等。主要不良反应为骨髓抑制，可引起白细胞及血小板减少。局部刺激性小，可做静脉注射、肌肉注射、动脉内注射和腔内注射。可引起迟发性骨髓抑制，禁用于急性白血病。

白消安

白消安（busulfan，马利兰）对粒细胞系统有选择性抑制作用，是治疗慢性粒细胞性白血病的首选药，对慢性粒细胞性白血病急性病变无效。主要不良反应为骨髓抑制和胃肠道反应。偶见闭经或睾丸萎缩。久用可致肺纤维化，定期检查肺功能。

（二）铂类配合物

顺 铂

顺铂（cisplatin，DDP）抗瘤谱广，对非精原细胞性睾丸瘤最有效，与博来霉素及长春碱联合化疗，可以根治；对头颈部鳞状细胞瘤、卵巢癌、肺癌、鼻咽癌、淋巴瘤、膀胱癌等也有效。主要不良反应有消化道反应、耳毒性、肾毒性、骨髓抑制、周围神经炎。儿童和听力不佳者慎用。因肾毒性严重，用药期间应多饮水，静脉补液及使用利尿剂可减轻。

（三）破坏 DNA 的抗生素类

丝裂霉素

丝裂霉素（mitomycin C，MMC）抗瘤谱广，可用于胃癌、肺癌、乳腺癌、慢性粒细胞性白血病、恶性淋巴瘤等的治疗。主要不良反应为骨髓抑制和消化道反应，偶见心脏毒性，严重者可猝死，心功能不全者慎用。在酸性溶液中疗效降低，局部刺激性大，忌漏出血管外。

博莱霉素

博莱霉素（bleomycin，BLM）主要用于各种鳞状上皮癌的治疗，也可用于淋巴瘤的联合治疗。与顺铂及长春碱合用治疗睾丸癌，可达根治效果。不良反应较轻，几乎无骨髓抑制作用，肺毒性是其最严重的不良反应，可发展到纤维化。用药期间注意胸部 X 线检查，一旦发现肺炎样病变，应立即停药，并给予泼尼松或地塞米松抗炎治疗。老年人及有肺部疾患者慎用。

三、干扰转录过程和阻止 RNA 合成的药物

放线菌素 D

放线菌素 D（dactinomycin，DACT，更生霉素）抗瘤谱较窄，对恶性葡萄胎、绒毛膜上皮癌、恶性淋巴瘤、骨骼肌肉瘤及神经母细胞瘤等疗效较好。与放疗联合应用，可提高肿瘤对放射线的敏感性。可引起骨髓抑制、口腔炎、脱发、皮炎等。

多柔比星

多柔比星（doxorubicin，adriamycin，ADM，阿霉素）抗瘤谱广，疗效高。主要用于耐药的急性淋巴细胞白血病或粒细胞白血病、恶性淋巴肉瘤等。常见不良反应有骨髓抑制、胃肠道反应、脱发等。最严重的不良反应为心脏毒性，可引起心肌退行性病变和心肌间质水肿，用药期间应做心电图监护，注意给药剂量和给药速度，给予右雷佐生，可预防心脏毒性的发生。

柔红霉素

柔红霉素（daunorubicin，rubidomycin，DNR，正定霉素）与多柔比星同属蒽环类抗生素，作用相似，但心脏毒性较大。主要用于耐药的急性淋巴细胞白血病或粒细胞白血病，但缓解期短。主要不良反应为骨髓抑制、消化道反应和心脏毒性。小儿、老年人、有心脏病史及肝肾功能不全者慎用。

四、干扰蛋白质合成的药物

长春碱类

长春碱（vinblastin，VLB）及长春新碱（vincristin，VCR）是从夹竹桃科长春花（Vinca roseal）中提取的生物碱，作用于 M 期，抑制细胞的有丝分裂，妨碍纺锤丝的形

成。对有丝分裂的抑制作用，长春碱作用强于长春新碱。长春碱对恶性淋巴瘤疗效好，主要用于急性白血病、何杰金氏淋巴瘤及绒毛膜上皮癌。长春新碱对小儿急性淋巴细胞白血病疗效较好，起效较快，常与强的松合用作为诱导缓解药。长春碱可引起骨髓抑制。长春新碱对骨髓抑制不明显，但对外周神经损害较重，可引起四肢麻木、腱反射迟钝或消失、眼睑下垂、声带麻痹、外周神经炎等，应严格控制剂量，必要时给予维生素 B$_6$ 防治。两药刺激性大，注射时勿漏出血管外。

高三尖杉酯碱

高三尖杉酯碱（homoharringtonine）是从三尖杉属植物的枝、叶和树皮中提取的生物碱。对 S 期作用明显，可抑制蛋白合成的起始阶段，使核糖体分解，蛋白质合成及有丝分裂停止。对急性粒细胞白血病疗效较好，也可用于急性单核细胞白血病和慢性粒细胞白血病、恶性淋巴瘤的治疗。主要不良反应有骨髓抑制、胃肠反应和心脏毒性。大剂量给药可引起心率加快、心肌缺血等，故只作缓慢静脉滴注用。

五、激素类

乳腺癌、前列腺癌、宫颈癌、卵巢肿瘤和甲状腺癌等的发生都与相应激素失调有关。用激素或其拮抗剂调节体内激素平衡，可抑制这些肿瘤生长，而且无骨髓抑制等不良反应。但激素作用广泛，副作用较多，用时仍需特别注意。

糖皮质激素类

常用制剂有泼尼松、泼尼松龙、地塞米松等，可抑制淋巴组织，迅速减少血液中的淋巴细胞，对急性淋巴细胞白血病和恶性淋巴瘤的疗效较好，作用快、短暂，易产生耐药性。常与其他抗肿瘤药合用治疗霍奇金淋巴瘤及非霍奇金淋巴瘤，对其他肿瘤无效，可能因抑制机体免疫功能而促使肿瘤扩散或并发感染，应用时需注意。

雌激素类

常用乙烯雌酚和炔雌醇等，可抑制下丘脑及脑垂体，减少促间质细胞激素的分泌，从而使睾丸间质细胞及肾上腺皮质分泌的雄激素减少，也可直接对抗雄激素对前列腺癌组织的促生长作用。主要用于前列腺癌和绝经 5 年以上乳腺癌的治疗。绝经前的乳腺癌患者禁用。

雄激素类

常用制剂有二甲基睾丸酮、丙酸睾丸酮及甲睾酮等，可使雌激素生成减少，还可直接对抗催乳素对乳腺癌的促进作用。主要用于晚期乳腺癌，对有骨转移者疗效较好。可致女性患者男性化、肝损坏。前列腺癌患者禁用。

他莫昔芬

他莫昔芬为合成的抗雌激素类药，可与雌激素竞争性结合雌激素受体，抑制雌激素依赖性肿瘤生长。主要用于乳腺癌和卵巢癌，对雌激素受体阳性患者疗效较好。长期应用可致月经失调，出现闭经、阴道出血等。妊娠期妇女禁用。

项目四 常用抗肿瘤药物的应用原则

目前临床常用的抗肿瘤药选择性低、毒性大、易产生耐药性，需根据抗肿瘤药物的作用机制、肿瘤细胞的增殖动力学知识及抗肿瘤谱合理选药，采用大量、序贯或联合用药方案，以提高疗效，降低毒性，延缓耐药性的产生。

一、大剂量间歇疗法

适合早期健康状况较好的患者。采用机体所能耐受的最大剂量，一次给药即能杀灭大量增殖期癌细胞；间歇给药，还可诱导 G_0 期细胞进入增殖期，既提高疗效、减少耐药性发生，又有利于造血、免疫系统等正常组织的修复。

二、序贯疗法

即按一定顺序，先后使用几种不同的药物进行治疗。

1. 对增殖缓慢的肿瘤　其 G_0 期细胞较多，先用周期非特异性药物，如烷化剂等，杀灭增殖期细胞，诱导 G_0 期细胞进入增殖周期；再选用周期特异性药物如抗代谢药将其杀灭。

2. 对增殖较快的肿瘤　如急性白血病，先用杀灭 S 期或 M 期的周期特异性药物，如长春新碱等，再用周期非特异性药物杀灭残留的其他各期细胞。

三、联合用药

1. 作用于不同时期的药物联合应用　分别杀灭不同时期的肿瘤细胞，使疗效增强。

2. 不同作用机制的抗肿瘤药物联合应用　既可产生协同作用，增强疗效，又可避免交叉耐药现象。如甲氨蝶呤与巯嘌呤的合用。

3. 主要毒性不同的抗肿瘤药联合应用　可减少毒副作用的叠加。如泼尼松、长春新碱、博来霉素的骨髓抑制作用较小，可与骨髓抑制作用较大的环磷酰胺、噻替派、白消安等合用。

4. 与可减轻抗肿瘤药物毒性的救援剂联合应用　可延缓或降低毒性反应的发生。如甲酰四氢叶酸钙可减轻甲氨蝶呤的骨髓毒性。

四、根据抗肿瘤谱针对性选药

不同的肿瘤对不同的抗肿瘤药物敏感性不同，根据抗肿瘤谱选药，可缩短疗程，提高疗效，减少不良反应的发生。如消化道肿瘤宜用氟尿嘧啶、噻替派、环磷酰胺、丝裂霉素等，鳞癌可用博来霉素、消卡芥、甲氨蝶呤等，肉瘤可用环磷酰胺、顺铂、阿霉素等。

复习思考

一、选择题

1. 主要作用于 S 期细胞的药物是（　　）

　　A. 环磷酰胺　　　B. 噻替派　　　C. 甲氨蝶呤　　　D. 长春新碱　　　E. 白消安

2. 主要作用于 M 期细胞的药物是（　　）

　　A. 甲氨蝶呤　　　B. 长春新碱　　　C. 氟尿嘧啶　　　D. 环磷酰胺　　　E. 巯嘌呤

3. 烷化剂中易发生出血性膀胱炎的药物是（　　）

　　A. 环磷酰胺　　　B. 噻替派　　　C. 羟基脲　　　D. 阿糖胞苷　　　E. 顺铂

二、思考题

1. 小明，9 岁，因急性淋巴细胞性白血病入院，医嘱给予环磷酰胺和长春新碱联合化疗 8 天。

请问：

（1）小明可能出现的最严重的不良反应是什么？

（2）使用抗恶性肿瘤药物应注意哪些事项？

2. 常用抗肿瘤药物的不良反应有哪些？

扫一扫，知答案

模块四十二

作用于免疫系统的药物

扫一扫，看课件

【学习目标】

1. 掌握常用作用于免疫系统药物的临床应用。
2. 熟悉常用免疫抑制剂的药理作用和不良反应。
3. 了解影响免疫功能药物的分类及作用特点。

项目一 免疫抑制剂

免疫抑制剂是对机体的免疫反应具有抑制作用的药物，能抑制免疫细胞（T 细胞、B 细胞和巨噬细胞等）的增殖和功能或影响抗体形成，从而抑制免疫反应。临床主要用于治疗自身免疫性疾病和抑制器官移植排异反应。

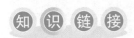

自身免疫性疾病

人体的免疫系统包括细胞免疫和体液免疫，正是由于这些免疫系统的存在，才能保护机体不受自然界各种因素的损害。正常情况下免疫系统只对侵入机体的外来物，如细菌、病毒、寄生虫及移植物等产生反应，消灭或排斥这些异物。但在某些因素影响下，机体的组织成分或免疫系统本身出现了异常，导致免疫系统误将自身成分当成外来物攻击。这时免疫系统会产生针对机体自身成分的抗体及活性淋巴细胞，破坏自身组织脏器而导致疾病。常见的自身免疫性疾病有：系统性红斑狼疮、类风湿关节炎、甲状腺功能亢进、原发性血小板紫癜、自身免疫性溶血性贫血及多种皮肤病等。

一、免疫抑制剂的分类

临床常用的免疫抑制药可分为六大类：

1. 糖皮质激素类　如泼尼松、甲泼尼龙等。
2. 神经钙蛋白抑制剂　如环孢素和他克莫司等。
3. 抗增殖与抗代谢药　如硫唑嘌呤等。
4. 增殖信号抑制剂　如西罗莫司等。
5. 抗体类　如抗淋巴细胞球蛋白等。

二、常用的免疫抑制剂

糖皮质激素类

糖皮质激素对免疫反应的许多环节都有抑制作用，其机制尚未明了。主要用于器官移植排异反应、自身免疫性疾病及过敏反应。常用的有地塞米松、泼尼松、泼尼松龙等。

环孢素

环孢素（ciclosporin，环孢霉素 A）从真菌代谢产物中提取而得到的含 11 个氨基酸的环状多肽，具有潜在的免疫抑制活性，对急性炎症反应无作用。

可静脉注射也可口服给药。口服吸收慢且不完全，在肝脏中代谢，随胆汁排出，有肝肠循环，存在明显的个体差异。作用在 T 细胞活化过程中的信号转导通路，通过抑制神经钙蛋白而抑制 T 细胞的生长与分化。首选用于器官移植后的排异反应，也可用于其他药物无效的自身免疫性疾病。

不良反应严重程度与用药剂量、血药浓度有关，但有可逆性。肾毒性为主要的严重不良反应，发生率高。肾功能不全者慎用，不适合与氨基糖苷类抗生素等同样具有肾毒性的药物联用。用药早期多见肝损害，减少剂量可缓解，应定期检查肝功能。继发性感染多是病毒性感染，其他如诱发肿瘤、神经系统功能损害、厌食、多毛症、牙龈增生等。

他克莫司

他克莫司（tacrolimus）是一种强效免疫抑制性大环内酯类抗生素。作用机制与环孢素相似，抑制淋巴细胞的增殖，抑制 T 和 B 淋巴细胞的活化，抑制 B 细胞产生抗体的能力。可口服，也可静脉注射给药。用于器官移植的排异反应疗效比环孢素好，也可用于自身免疫性疾病的治疗。

不良反应与环孢素相似。静脉注射时神经毒性发生率高，也可引发急慢性肾毒性、高血糖、高脂血症等，多毛症发生率较低，减量或停药后可减轻或消失。

硫唑嘌呤

硫唑嘌呤（azathioprine）干扰嘌呤代谢的所有环节，通过抑制嘌呤核苷酸合成而抑制细胞 DNA、RNA 及蛋白质的合成，发挥抑制 T、B 淋巴细胞及 NK 细胞的作用，同时抑制细胞免疫和体液免疫反应。

可用于肾移植时的排异反应，多与糖皮质激素合用或加用抗淋巴细胞球蛋白疗效较好。也可用于治疗类风湿关节炎、系统性红斑狼疮、自身免疫性溶血性贫血等自身免疫性疾病。由于不良反应较多且严重，一般不作为首选药，只在单用糖皮质激素类药物不能控制时应用。

长期大剂量使用可引起严重的骨髓抑制，还可引起胃肠道反应、中毒性肝炎等。肝功能损害患者禁用。

西罗莫司

西罗莫司属于大环内酯类免疫抑制剂，与他克莫司结构相似但作用机制不同。和循环血液中的亲免蛋白 FK－结合蛋白 12 结合形成复合物，发挥阻止哺乳动物雷帕霉素靶蛋白的作用，抑制白介素驱动的 T 细胞增殖。

临床用于预防器官移植的排异反应及多种自身免疫性疾病。不良反应主要有骨髓抑制、肝脏毒性、胃肠道反应等。

案例导入

患者，男，55 岁，近几个月常感觉疲乏无力、全身不适、低热、体重降低。近两周开始出现关节晨僵、疼痛、肿胀等典型的关节症状。到医院检查后确诊为类风湿关节炎。

请思考：

1. 可采用什么药物治疗？

2. 患者平常需要注意哪些问题？

抗淋巴细胞球蛋白

采用人的淋巴细胞免疫动物获取抗淋巴细胞血清，通过提纯得到的抗淋巴细胞球蛋白，是一种细胞毒抗体，属于强免疫抑制剂，对 T、B 细胞均有破坏作用，主要作用于 T 细胞，对细胞免疫有较强的抑制作用。

用于防治器官移植的排异反应，特别是肾脏移植的患者，可与硫唑嘌呤、泼尼松合用减少皮质激素用量、提高移植的成功率。也可用于自身免疫性疾病。与环孢素合用是再生障碍性贫血的一线免疫抑制治疗方法。

静脉滴注可见发热、寒颤，偶见关节痛、血小板减少、低血压、心率增快、呼吸困难、注射部位疼痛及血栓性静脉炎等。可引起过敏，用药前需做皮试，过敏体质患者禁用。长期应用降低机体的免疫监护功能，可能导致癌症发生。

项目二　免疫增强药

免疫增强药是指能增强机体免疫应答，用于纠正免疫缺陷、抗感染及治疗肿瘤的辅助药物。

卡介苗

卡介苗又称结核菌苗，是牛结核分枝杆菌的减毒活菌苗，可刺激多种免疫活性细胞增生，增强机体非特异性免疫功能，能增强与其合用的各种抗原的免疫原性，加速诱导免疫应答反应，提高细胞和体液免疫功能。

用于预防结核病，还可作为急性白血病、恶性淋巴瘤、肺癌的辅助治疗，膀胱癌术后灌洗以预防肿瘤复发。

不良反应较多，可引起注射部位红肿、硬结、溃疡及发生过敏反应，剂量大可降低免疫功能，甚至促进肿瘤的生长。

左旋咪唑

左旋咪唑是广谱驱虫药，后发现其具有免疫调节作用。对正常人和动物的抗体形成无影响，但免疫功能低下时可使受抑制的巨噬细胞和 T 细胞功能恢复正常。

可用于降低免疫缺陷患者的感染发病率、延长缓解期、降低复发率、延长寿命，对鳞状上皮癌的疗效较好，可减轻抗癌药物所致的骨髓抑制、出血、感染。可改善多种自身免疫性疾病症状。

不良反应发生率低，主要有消化道反应、神经系统反应和变态反应，长期用药可出现粒细胞减少症，偶见肝功能异常。

干扰素

干扰素在特定诱生剂的作用下，由细胞基因组控制产生的一类糖蛋白，现采用 DNA 重组技术生产。

小剂量增强细胞和体液免疫，大剂量则有抑制作用，其抗肿瘤作用在于既可抑制肿瘤细胞的生长（抗增殖作用），又可调节免疫作用。干扰素是广谱抗病毒药，用于病毒性疾病，如尖锐湿疣、单纯疱疹性结膜炎、带状疱疹、乙型和丙型肝炎、HIV。干扰素也可用于肿瘤，对肾细胞癌、黑色素瘤、乳腺癌、慢性白血病、艾滋病并发的卡波西肉瘤有效，对肺癌、胃肠道肿瘤及某些淋巴瘤无效。

主要用于免疫功能低下或免疫缺陷所致的复发性或慢性感染，或用于肿瘤化疗、放疗、手术后的辅助用药，还可用于自身免疫性疾病，如类风湿关节炎、红斑狼疮等。

不良反应较少，常见发热，其他有头晕、恶心、呕吐、腹痛、乏力等，偶见白细胞、血小板计数减少等。

白细胞介素 - 2

白细胞介素 - 2 与相应细胞的白细胞介素 - 2 受体特异结合而产生免疫增强和免疫调节作用。主要功能是诱导 T 细胞增殖、激活 B 细胞产生抗体、活化巨噬细胞、增强 NK 细胞、杀伤细胞的活性及诱导干扰素活性。

白细胞介素 - 2 用于控制肿瘤发展，如肾细胞癌和恶性黑色素瘤等；还可用于病毒性疾病，如乙肝；用于免疫缺陷病，如艾滋病、自身免疫性疾病。常出现流感样症状、胃肠道反应、神经系统症状、肾功能减退、水肿、血压升高等不良反应，减少剂量可使症状减轻。

转移因子

转移因子是从健康人体白细胞提取的一种多核苷酸和低分子量多肽，无抗原性，是细胞免疫促进剂。可以将供体的细胞免疫信息转移给未致敏受体而使之获得供体样的细胞免疫功能。作用可持续 6 个月，也可起佐剂作用，但不促进抗体形成。本药不会被胃蛋白酶、胰蛋白酶、胃酸破坏，可口服给药。

用于先天性或获得性细胞免疫缺陷病，某些抗菌药难以控制的病毒性或真菌感染，对恶性肿瘤可作为辅助治疗。不良反应较少，少数患者可出现皮疹，注射部位产生疼痛。

复习思考

选择题

1. 环孢素的药理作用是（　　）

　　A. 抑制 B 淋巴细胞活化　　　　　　　　B. 抑制 NK 细胞活性

　　C. 抑制 T 淋巴细胞活化　　　　　　　　D. 抑制巨噬细胞功能

E. 抑制 T 和 B 淋巴细胞活化

2. 既有抗病毒作用又有抗肿瘤作用的免疫调节剂是（　　）

　　A. 硫唑嘌呤　　B. 阿昔洛韦　　C. 干扰素　　D. 环磷酰胺　　E. 二脱氧肌苷

3. 环磷酰胺的不良反应不含（　　）

　　A. 恶心呕吐　　　　　B. 血压升高　　　　　C. 骨髓抑制

　　D. 胃肠道黏膜溃疡　　E. 脱发

4. 抗淋巴细胞球蛋白的用途不包括（　　）

　　A. 抗病毒感染　　　　B. 预防肾移植排斥反应　　C. 白血病

　　D. 多发性硬化病　　　E. 重症肌无力

扫一扫，知答案

模块四十三

消毒防腐药

扫一扫，看课件

【学习目标】

1. 掌握常用消毒剂防腐药的临床应用。
2. 熟悉常用消毒防腐药的使用方法及注意事项。
3. 了解常用消毒防腐药的给药方法。

项目一 概 述

消毒药是指能迅速杀灭环境中病原微生物的药物。理想的消毒药应能杀灭所有的细菌、芽孢、霉菌、滴虫及其他感染的微生物而不伤害人体组织，但目前的消毒药抗菌谱都有一定限制且对人体有较强的损害作用。

防腐药是指能抑制病原微生物生长繁殖的药物。对细菌的作用较慢，但对人体组织细胞的伤害也较小，适用于皮肤、黏膜及伤口的防腐，有些可用于食品和药剂中。

消毒药低浓度时抑菌防腐，防腐药高浓度时杀菌消毒，并无严格界线，因此统称为消毒防腐药。消毒防腐药在抗病原微生物浓度时同时损害人体细胞，只能将刺激性较弱的药外用，称为外用消毒药。而将那些作用强烈、对组织有剧烈作用的消毒药，用于器械、用具、周围环境及排泄物的消毒，称为环境消毒药。

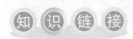

影响消毒防腐药作用的因素

1. 药物的浓度 药物浓度越高，抗菌作用就越强，但治疗时还必须考虑对组织的刺激性和腐蚀性。

2. **作用时间**　作用时间越长，抗菌作用越能得到充分发挥。

3. **药液的温度**　温度每升高10℃杀菌效力增强一倍。

4. **环境中的有机物**　大多数防腐消毒药都可因脓、血及其他有机物而减弱抗菌能力，在用药前必须充分清洁被消毒对象，以便充分发挥药物的作用。

5. **微生物的种类**　不同种类的微生物对药物的敏感性有很大差异，如多数防腐消毒药对繁殖期细菌抗菌作用较好而对芽孢作用很小。因此对不同的微生物应选用不同的药物。

根据化学消毒药的不同结构分为：

1. 酚类消毒药　如苯酚、甲酚等。

2. 醇类消毒药　如75%乙醇等。

3. 醛类消毒药　如甲醛溶液等。

4. 酸类消毒药　如醋酸、苯甲酸等。

5. 氧化剂　如过氧化氢、过氧乙酸等。

6. 卤素类消毒剂　如碘伏、含氯石灰等。

7. 重金属类　如红汞、硝酸银等。

8. 表面活性剂　如苯扎溴铵等。

9. 染料类　如甲紫等。

项目二　常用消毒防腐药

苯　酚

苯酚能抑制和杀死多种细菌，对芽孢和病毒无效。但同时会破坏组织细胞的蛋白质，因此主要用于环境的消毒。因对蛋白质的穿透性很强，受环境中有机物的影响较小，适用于排泄物、分泌物的消毒。3%～5%溶液用于环境、器械等的消毒，0.5%～1%水溶液或2%软膏用于皮肤止痒，1%～2%苯酚甘油溶液用于中耳炎。低浓度时有麻痹感觉神经末梢的作用，高浓度时有腐蚀作用应避免用于伤口，不可与生物碱、铁盐、铝凝胶等配伍。避光、密闭保存。

甲　酚

甲酚抗菌作用强，2%溶液用于皮肤等消毒，3%～5%溶液用于器械消毒，5%～15%溶液可用于环境及排泄物消毒。因有臭味，不适宜用于食具与厨房消毒。浓度大于2%对皮肤和黏膜有刺激性。

乙　醇

75%乙醇溶液灭菌力最强，用于皮肤和器械消毒。20%～50%溶液用于皮肤涂搽降温及防治褥疮。有强刺激性，禁用于伤口、黏膜消毒，大面积涂搽可导致体温过低。

甲　醛

甲醛易挥发，35%～40%甲醛水溶液俗称福尔马林，具有防腐杀菌性能，可用来浸制生物标本、给种子消毒等，但是由于使蛋白质变性的原因易使标本变脆。2%溶液用于器械消毒，加水蒸发用于环境消毒。由于有强刺激性，应避免对黏膜和呼吸道的刺激。

醋　酸

醋酸熏蒸或喷雾消毒，0.5%～2%溶液冲洗感染创面，0.1%～0.5%溶液冲洗治疗滴虫阴道炎，2%～3%溶液冲洗口腔，按照 $2mL/m^3$ 加热消毒环境。

苯甲酸

苯甲酸常与水杨酸制成复方溶液，用于体癣、手足癣，每100mg食物中加入本药0.1mg用于食物防腐。禁与铁盐、重金属盐配伍。

过氧化氢

当过氧化氢（俗称双氧水）与皮肤、口腔和黏膜的伤口、脓液或污物相遇时，立即分解生成氧。这种尚未结合成氧分子的氧原子具有很强的氧化能力，与细菌接触时能破坏细菌菌体杀死细菌，杀灭细菌后剩余的物质是无任何毒害、无任何刺激作用的水，不会形成二次污染。因此，双氧水是伤口消毒理想的消毒剂。

3%双氧水用于清除创伤、松动痂皮尤其是厌氧菌感染的伤口，2%～3%双氧水经常会作为冲洗药物用于口腔医学，1%的双氧水用于化脓性、坏死性组织的局部冲洗。但不能用浓度大的双氧水进行伤口消毒，因有刺激性可灼伤皮肤及患处形成疼痛性"白痂"。连续漱口可出现舌头肥厚，停药可恢复。

过氧乙酸

过氧乙酸是广谱、速效、高效灭菌剂，对病毒、细菌、真菌及芽孢均能迅速杀灭，广泛应用于各种器具及环境消毒。0.3%～0.5%溶液用于器械浸泡消毒，洗手时用0.2%溶液浸泡1分钟消毒。0.1%～0.4%溶液对房屋、家具、门窗等进行喷洒消毒。20%成品熏蒸（$1～3g/m^3$）用于实验动物室及无菌室消毒。使饮水或污水含0.01%过氧乙酸，消毒0.5～1小时可获较好效果。过氧乙酸刺激性、腐蚀性较强，不可直接用手接触。对金属有腐蚀性，不可用于金属器械的消毒。贮存放置可分解，注意有效期限，应贮存于塑料桶内，凉暗处保存，远离可燃性物质。

碘 伏

碘伏也称为强力碘、碘附。刺激性小，无腐蚀性。手术部位皮肤消毒用 0.5% 溶液，治疗炎症或溃疡用 5%～10% 软膏或栓剂，食具消毒用 0.05% 碘伏溶液浸泡 5 分钟。对碘过敏者慎用，烧伤面积大于 20% 者不宜使用。避光密闭保存。

含氯石灰

含氯石灰也称漂白粉，是目前应用最广泛的含氯消毒剂。杀菌作用快而强，杀菌谱广，对细菌繁殖体、病毒，真菌孢子及芽孢都有一定的杀灭作用。一般应用其混悬乳、澄清液或干粉。饮水消毒可在每立方米水中加漂白粉 6～10g，30 分钟后可饮用，水消毒后有轻度臭味。粪便和污水的消毒可按 1:5 的用量边搅拌边加入漂白粉。1%～2% 澄清液常用来消毒食具、玻璃器皿和非金属用具。0.5% 澄清液可浸泡消毒无色衣物。有漂白作用，不能消毒有色衣物。漂白粉对皮肤有刺激性，浓度高时可引起炎症和坏死。对金属也有腐蚀作用，也不宜用作金属物品的消毒。在密闭、干燥的容器内保存。

红 汞

2% 红汞水溶液俗称红药水，适用于小创面、皮肤外伤的消毒。汞离子解离后与蛋白质结合而起到杀菌作用。对细菌芽孢无效，防腐作用较弱，不易穿透完整皮肤，但对皮肤的刺激较小。红汞与碘反应可生成有毒的碘化汞造成汞中毒，不能与碘酒同时使用。

案例导入

几天前，王女士的小孩在玩耍时不慎摔倒，手掌被擦破皮出了血。伤口看上去并不是很严重，王女士决定自己到药店买点药来处理。她买了双氧水擦涂在孩子的伤口上，不料刚涂上去孩子就一个劲儿地喊疼，王女士有些担心，最后还是把孩子送到医院处理。到了医院，王女士发现，医护人员在给孩子处理伤口时，孩子却没喊疼。

请思考：

1. 医护人员给孩子处理伤口时用什么药消毒？

2. 请分析两种消毒剂使用时孩子出现不同反应的原因？

硝酸银

硝酸银稀溶液对皮肤有收敛作用，高浓度有腐蚀作用。1%～2% 溶液用于预防新生儿淋菌性眼炎，0.5% ~1% 溶液用于急性期结膜炎、沙眼，0.5% 溶液制成的敷料用于Ⅱ度和清创后的Ⅲ度大面积烧伤，10% ~20% 溶液或硝酸银棒局部使用腐蚀生长过快的肉芽组织、鸡眼和疣。用后应立即用生理盐水冲洗以免损伤组织。稀释和配置需用蒸馏水，避光保存。

苯扎溴铵

苯扎溴铵也称新洁尔灭，是阳离子表面活性剂，具有广谱杀菌作用和去垢效力。其作用部位在细胞膜，可改变细菌细胞膜的通透性使菌体胞浆物质外渗，阻碍其代谢而起杀菌作用。可杀灭细菌繁殖体及某些病毒和真菌，不能杀灭细菌芽孢。对人体组织刺激性小，毒性小，作用迅速。能湿润和穿透组织表面，并具有除垢、溶解角质及乳化作用。食具和器械消毒用 0.1% 溶液，黏膜和创面消毒用 0.01% ~0.05% 溶液，外科手术前洗手用 0.05% ~1% 溶液浸泡 5 分钟。

甲 紫

甲紫也称龙胆紫、结晶紫，俗称紫药水，属于三苯甲烷类染料消毒剂。和微生物酶系统发生氢离子的竞争性对抗，使酶成为无活性的氧化状态而发挥杀菌作用。主要对革兰氏阳性菌如葡萄球菌、白喉杆菌、绿脓杆菌、白念珠菌、表皮癣菌有杀灭作用，对其他革兰氏阴性菌和抗酸菌几乎无作用。无刺激性，1% ~2% 溶液外涂治疗皮肤、黏膜、创伤感染、烫伤及真菌感染。不宜长期、大面积破损时使用。脓血和坏死组织等可降低效果。

....

复习思考

选择题

1. 下面哪种药物对清除脓块、血痂、坏死组织有作用（ ）
   A. 乙醇　　　　B. 碘伏　　　　C. 甲紫　　　　D. 过氧化氢　　　　E. 苯扎溴铵

2. 乙醇在哪种浓度下杀菌力最强（ ）
   A. 30%　　　　B. 50%　　　　C. 70%　　　　D. 75%　　　　E. 95%

3. 遇碘毒性会增强的是哪种药物（ ）
   A. 乙醇　　　　B. 甲紫　　　　C. 红汞　　　　D. 过氧化氢　　　　E. 苯扎溴铵

扫一扫，知答案

模块四十四

盐类及酸碱平衡调节药

扫一扫，看课件

【学习目标】

1. 掌握根据适应证合理选择药物、防治不良反应。

2. 熟悉盐类及酸碱平衡调节药的作用、临床应用和不良反应。

3. 了解盐类及酸碱平衡调节药的禁忌证。

项目一 盐 类

氯化钠

氯化钠（sodium chloride）是一种电解质补充药物。钠和氯是机体重要的电解质，主要存在于细胞外液，对维持正常的血液和细胞外液的容量和渗透压起着非常重要的作用。正常血清钠浓度为 135～145mmol/L，占血浆阳离子的92%，总渗透压的90%，因此血浆钠量对渗透压起着决定性作用。正常血清氯浓度为 98～106mmol/L，人体中钠、氯离子主要通过下丘脑、垂体后叶和肾脏进行调节，维持体液容量和渗透压的稳定。

可用于低钠综合征（如出汗过多、剧烈吐泻大面积烧伤、大量出血却无法输血时维持血容量、高效能利尿药的作用及慢性肾上腺皮质功能不全等）各种原因导致的失钠失水；外用冲洗眼、鼻、手术野及清洗伤口；注射药物的溶剂或稀释剂；高温作业时以0.1～0.2% 的溶液做口服饮料。

输液过多过快可致水钠潴留，引起水肿、血压升高、心率加快、胸闷、呼吸困难，甚至急性左心衰竭。过多过快给予低渗氯化钠可致溶血、脑水肿等。已有酸中毒的患者大量应用时可引起高氯性酸中毒，应使用碳酸氢钠生理盐水或乳酸钠生理盐水。

水肿性疾病、肾功能不全、高血压、低钾血症患者慎用。

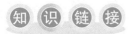 知 识 链 接

水电解质紊乱

水和电解质广泛分布在细胞内外，参与体内多种重要的功能和代谢活动，对正常生命活动的维持起着非常重要的作用。体内水和电解质的动态平衡是通过神经、体液的调节实现的。当水电解质紊乱得不到及时的纠正，可使全身各系统特别是心血管系统、神经系统的生理功能和机体的物质代谢活动发生相应的障碍，严重时常可导致死亡。临床常见的水和电解质代谢紊乱有高渗性脱水、低渗性脱水、等渗性脱水、水肿、水中毒、低钾血症和高钾血症。

氯化钾

钾参与酸碱平衡的调节，糖、蛋白质的合成以及二磷酸腺苷转化为三磷酸腺苷需要一定量的钾参与。钾参与神经及其支配器官间、神经元间的兴奋过程，并参与神经末梢递质（乙酰胆碱）的形成。心脏内钾的含量可影响其活动，低钾时心脏兴奋性增高，临床血钾过低的患者以心律失常为主。钾是维持骨骼肌正常张力所必需的离子，不足时表现为肌无力，抽搐。

氯化钾主要用于低钾血症（多由严重吐泻不能进食、长期应用排钾利尿剂或肾上腺皮质激素所引起）的防治，也可用于强心苷中毒引起的阵发性心动过速或频发室性期外收缩；也可用于缺钾引起的室性心律失常、恶性室性心律失常（如扭转型室速、室颤）。

口服氯化钾有强烈刺激性，易引起胃部不适，宜稀释或餐后给药；静脉滴注氯化钾浓度较高时可引起静脉炎或静脉痉挛，可能引起血钾过高，导致心房、心室内传导阻滞，窦性停搏等；可抑制心脏，诱发或加重房室传导阻滞，重度房室传导阻滞或室内传导阻滞患者慎用；静脉滴注氯化钾时应密切观察心电图变化，如出现高血钾改变 T 波高尖、QRS 增宽应立即停药，可静脉注射碳酸氢钠或乳酸钠对抗高血钾的毒性作用。应避免静脉注射本药。

案例导入

医生为正在输葡萄糖的患者补开了一支 10% 氯化钾 10mL，护士抽吸钾液并消毒瓶塞，将钾液注入正在补液的吊瓶内后离开，几分钟后患者出现面色苍白、心慌胸闷、胸痛，很快昏迷。经抢救后病人好转。

请思考：

1. 用药后出现上述症的原因可能是什么？
2. 配置氯化钾需要注意哪些问题？

钙 盐

钙盐是指由钙离子和酸根离子化合而成的盐类。临床上常用的钙盐类药物主要有葡萄糖酸钙、磷酸氢钙、乳酸钙和氯化钙等。其中乳酸钙主要是口服给药，葡萄糖酸钙比氯化钙刺激性小，安全性好。

钙盐可降低毛细血管的通透性，减少渗出，发挥抗炎抗过敏作用；也可维持神经肌肉的正常兴奋性；促进骨骼与牙齿的发育；拮抗镁离子的作用；参与凝血及对抗氨基糖苷类主要用于治疗急性血钙缺乏症、防治慢性营养性钙缺乏症、抗炎、抗过敏，以及作为镁中毒时的拮抗剂。

静脉注射全身有发热感，注射过快可致心律失常甚至心搏骤停，故宜缓慢注射；可增加强心苷的毒性，故应用强心苷期间或停用强心苷一周内禁用钙盐静脉注射；该药有强烈的刺激性不可皮下或肌肉注射，并避免漏出血管外而引起剧痛及组织坏死。

口服补液盐

可以补充钠、钾和体液，调节水及电解质的平衡。对急性腹泻脱水疗效显著，常作为静脉补液后的维持治疗使用。浓度过高可出现恶心、刺激感，应注意用药浓度。腹泻停止后立即停用。服用时应少量多次，每 3 ~ 5 分钟口服 10 ~ 20mL，4 ~ 6 小时内服完所需补液量，一般不超过 3000mL。

项目二　酸碱平衡调节药

一、纠正酸中毒药

碳酸氢钠

碳酸氢钠（sodium bicarbonate）俗称小苏打，呈弱碱，可用于消化性溃疡，口服后和胃酸迅速中和，用于胃酸过多引起的症状；可碱化尿液，使尿酸、磺胺类药物不易在尿中形成结晶，也可在酸性药物中毒时加速毒物排泄，增强氨基糖苷类抗生素治疗泌尿系统感染的疗效；静脉给药可作为代谢性酸中毒的首选；降低血钾，用于心脏复苏纠正缺氧性酸中毒时所造成的高钾血症，能缓解钾离子对心脏的抑制，使心肌收缩性和应激性增高。

对组织有刺激性，注射勿漏出血管。过量使用可引起代谢性碱中毒而出现低血钾，用药期间应监测血钾浓度和体液 pH 值。内服时产生大量二氧化碳可增加胃内压力，刺激溃疡面，可能产生穿孔的溃疡患者禁用。充血性心力衰竭、急慢性肾功能不全、低血钾或伴有二氧化碳潴留者慎用。

乳酸钠

乳酸钠（sodium lactate）在肝脏中代谢为二氧化碳和水，在碳酸酐酶作用下生成碳酸，解离为碳酸氢根离子用于治疗代谢性酸中毒。由于作用慢且不稳定现已少用，仅在高钾血症或普鲁卡因胺、奎尼丁等引起的心律失常伴有酸中毒时使用。过量可引起碱血症，伴有休克、缺氧。肝及心功能不全、乳酸性酸中毒者禁用。

氨丁三醇

氨丁三醇（trometamol）为有机胺，碱性较强，能与碳酸的氢离子结合形成碳酸氢盐。因此既能纠正代谢性酸血症，亦能纠正呼吸性酸血症。它能透入细胞内，故可在细胞内外同时起作用。本药很快以原形由尿排出，有碱化尿液及渗透性利尿作用。适用于忌钠情况下的酸血症，如肾衰、心衰、脱水等。可用于治疗巴比妥及水杨酸类中毒，也用于脏器移植后缺血性细胞内酸中毒的纠正。用于纠正呼吸性酸中毒时必须同时给氧。

静滴时应避免外漏，以免刺激局部组织。偶可出现静脉痉挛和静脉炎。可引起呼吸抑制及低血糖症，将 0.2mol/L 氨丁三醇和 0.1mol/L 碳酸氢钠溶液混合后静滴可避免呼吸抑制。忌用于慢性呼吸性酸其症患者。肾功能不全者慎用，无尿者忌用。静滴时应对血液中二氧化碳、碳酸氢盐、葡萄糖、电解质进行监测。

二、纠正碱中毒药

氯化铵

氯化铵（ammonium chloride）被吸收后，氯离子进入血液和细胞外液与氢结合成盐酸使尿液酸化，用于重度代谢性碱中毒应用足量氯化钠注射液；可酸化尿液，使尿液的 pH 降低，可用于有机碱类药物（氨茶碱）过量的中毒；对黏膜的化学性刺激可反射性地增加痰量，使痰液易于排出，适用于干咳及痰不易咳出的患者。

口服氯化铵可引起胃肠道反应，过量可致高氯性酸中毒、低钾及低钠血症，肝功能不全时因肝脏不能将铵离子转化为尿素而发生氨中毒。消化道溃疡、严重肝、肾功能不全者禁用。

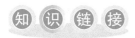

酸碱平衡紊乱

正常人血液的酸碱度即 pH 值始终保持在一定的水平，其变动范围很小，这是因为机体有一套调节酸碱平衡的机制。疾病过程中，尽管有酸碱物质的增减变化，一般不易发生酸碱平衡紊乱，只有在严重情况下，机体内产生或丢失的酸碱过多而超过机体调节能力，或机体对酸碱调节机制出现障碍时，进而导致酸碱平衡失调。尽管机体对酸碱负荷有很大的缓冲能力和有效的调节功能，但很多因素可以引起酸碱负荷过度或调节机制障碍导致体液酸碱度稳定性破坏，这种稳定性破坏称为酸碱平衡紊乱。

单纯性酸碱平衡紊乱可分为代谢性酸中毒、呼吸性酸中毒、代谢性碱中毒和呼吸性碱中毒。

复习思考

选择题

1. 静脉补液后作为维持治疗可选用的药物是（　　）

　　A. 氯化钠　　　　B. 口服补液盐　　C. 碳酸氢钠　　　　D. 乳酸钠　　　　E. 氯化铵

2. 用于纠正急性代谢性酸中毒的主要药物是（　　）

　　A. 氯化钠　　　　B. 乳酸钠　　　　C. 氯化钾　　　　D. 碳酸氢钠　　　　E. 口服补液盐

3. 由于剧烈呕吐引起的代谢性碱中毒最好选择（　　）

　　A. 噻嗪类利尿剂　　　　　　B. 三羟基氨基甲烷　　　　　　C. 碳酸酐酶抑制剂

　　D. 抗醛固酮药　　　　　　　E. 静注 0.9% 生理盐水

扫一扫，知答案

模块四十五

维生素类药

扫一扫，看课件

维生素是人和动物营养、生长所必需的有机化合物，在体内的含量很少，但对新陈代谢、生长发育、健康有非常重要的作用，大部分需要从食物中获得。若长期缺乏某种维生素，可引起生理机能障碍而发生某种疾病。适量摄取维生素可以保持身体强壮健康，过量摄取维生素却会导致中毒。现阶段发现的维生素有几十种，如维生素 A、维生素 B、维生素 C 等。按溶解性分为水溶性和脂溶性两类。

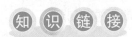

维生素缺乏的原因

1. **摄入不足** 食物过于单一、储存不当、烹饪破坏等均可引起维生素摄入不足。

2. **吸收利用降低** 患有消化系统疾病或摄入脂肪量过少会影响脂溶性维生素的吸收。

3. **需要量增高** 妊娠和哺乳期妇女、儿童、特殊工种、特殊环境下的人群等。

4. **抗生素的不合理使用** 可导致维生素的需要量增加。

项目一　水溶性维生素

维生素 B₁

维生素 B_1（vitamin B_1，硫胺素）在瘦肉、肝脏、粗粮中含量高。成人每日需要量为 1mg，缺乏时会引起脚气病。以 Na^+ 依赖性主动转运方式从胃肠道吸收，肌肉注射吸收快而完全，摄入量过多时会以硫胺或嘧啶的形式从尿中排出。

维生素 B_1 缺乏常见于营养不良和慢性酒精中毒综合征患者，主要表现为神经系统和心血管系统症状。同时胆碱酯酶活性增强，乙酰胆碱水解加速，可导致神经传导障碍，出现浮肿、胃肠功能障碍、食欲不振等。可用于高热、甲亢、乙醇中毒引起的维生素 B_1 缺乏和辅助治疗脚气病、心肌炎、神经炎、肝炎、消化不良等。

大量使用可出现头疼、疲倦、食欲减退、腹泻、心律失常、浮肿等，注射给药可发生过敏反应，孕妇过量服药可造成产后出血不止。

维生素 B₂

维生素 B_2（vitamin B_2，核黄素）在鸡蛋、牛奶、内脏、绿叶蔬菜、谷物中含量高。遇光、碱和加热可被破坏。在消化道以 Na^+ 依赖性载体的转运机制吸收，由于很少能贮存在组织中，容易引起缺乏症，大部分从尿中排出。

维生素 B_2 参与生物氧化和递氢作用，缺乏时可导致物质代谢障碍，多表现在口、眼、外生殖器等部位皮肤黏膜交界处的炎症。可继发贫血、网状红细胞减少。如果还有其他 B 族维生素缺乏，还可发生神经系统症状、白内障和角膜血管增生。可用于防治维生素 B_2 缺乏症，如口角炎、唇炎、舌炎、角膜炎、结膜炎、阴囊炎、脂溢性皮炎等。空腹服药吸收不完全。

维生素 B₆

维生素 B_6（vitamin B_6，吡多辛）在肝脏、谷物、酵母中含量高。因人体肠道内的细菌可以合成，较少发生单纯性维生素 B_6 缺乏。易于经胃肠道吸收，可被肝脏醛氧化酶氧化成 4 - 吡哆酸从尿中排出。

维生素 B_6 作为辅酶参与脱羧、氨基转运、脱氢、合成等氨基酸代谢过程。缺乏时主要表现为皮肤和神经系统症状，长期缺乏也可引起痉挛发作。用于治疗维生素 B_6 缺乏症，辅助用于防治大量长期使用异烟肼、肼屈嗪治疗时引起的周围神经炎及失眠不安等中枢症状，妊娠呕吐、放射病、抗癌药和麻醉药引起的恶心呕吐，防治婴儿惊厥，也可用于贫血和中毒性粒细胞缺乏症，大剂量用于治疗维生素 B_6 依赖性先天性代谢病。

很少引起急性毒性反应，长期大剂量使用可引起神经毒性反应。

<h2 style="text-align:center">维生素 C</h2>

维生素 C（vitamin C，抗坏血酸）在新鲜水果和绿叶蔬菜中含量丰富。人体所需维生素 C 不能自身合成，必须从食物中获取。口服经胃肠道吸收，由肾脏排泄。成人每日摄入 45mg 即可预防坏血病。

维生素 C 是羟化酶和酰胺酶的辅酶，参与氨基酸代谢、神经递质合成、组胺分解、有机药物或毒物的转化等代谢过程，也可促进叶酸向甲酰四氢叶酸的转化，促进铁吸收和免疫球蛋白形成，络合有毒的重金属离子而解毒，降低毛细血管通透性，增强机体对感染的抵抗力和对亚硝胺等致癌物质的解毒能力。

用于防治坏血病、感染性疾病、肿瘤，还可用于肝胆疾病，促进创伤愈合，治疗老年性白内障和黄斑变性，重金属慢性中毒等。

维生素 C 毒性很低，但大剂量使用时可引起多系统不良反应。口服大剂量可妨碍离子的吸收，因此大剂量使用时应静脉滴注。长期大量使用突然停药可出现坏血病症状。

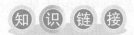

<h3 style="text-align:center">坏血病与维生素 C 的发现</h3>

2000 多年前，古罗马帝国的军队渡过突尼斯海峡远征非洲。士兵们长途跋涉，接连病倒，他们的脸色由苍白变为暗黑、浑身青紫、两腿肿胀、关节疼痛、双脚麻木而不能行走，纷纷栽倒在沙漠中。这正是希腊"医学之父"Hippocrates 所描述的坏血病的综合症状。

15 ～ 16 世纪，欧洲远洋商船、军舰上的海员们也因坏血病遇到更为悲惨的遭遇。1497 年葡萄牙领航员达·伽马绕好望角航行，在航行中 160 名航员中有 100 人因坏血病丧生。一直到 18 世纪，事情有了转机。英国一位名叫林达的船医发现，给坏血病患者补充柑橘类水果，可明显改善症状。之后，航海家、船员们携带大量水果出航，使坏血病得到了有效的预防。到了二十世纪，预防坏血病的物质，终于被研究出来。匈牙利化学家乔吉尔成功地从柠檬中分离出维生素 C，命名为抗坏血酸，因此获得诺贝尔奖。

项目二 脂溶性维生素

维生素 A

维生素 A（vitamin A，视黄醇）是最早被发现的维生素。口服后极易吸收，主要在肝脏中贮存，几乎全部在体内被代谢。β–胡萝卜素是 VitA 的前体，在动物肠黏膜内可转化为活性 VitA。主要经由尿、粪排泄，而乳汁中仅有少量排泄。

维生素 A 构成视觉细胞内感光物质，缺乏可导致夜盲症和角膜软化，可维持上皮组织结构的完整，诱导细胞和组织生长分化，抑制肿瘤形成，增强机体免疫力等。

维生素 A 可用于防治夜盲症、干眼病等，对吸收贮藏不良性疾病需要长期使用维生素 A，对感染、烫伤、皮肤病、烧伤化脓性感染有一定疗效，可辅助治疗急性早幼粒细胞白血病，预防食管癌、口腔癌、上皮癌等。一般剂量无毒性反应发生，但长期大量使用可引起毒性反应。

📖 案例导入

豆豆今年一岁，出生后一直人工喂养，未添加辅食，近来出现夜惊、烦躁、多汗等症状。到医院检查发育营养中等、方颅、鸡胸、O 型腿。

请思考：

1. 豆豆可能患有什么疾病？

2. 该如何治疗？

维生素 D

维生素 D（vitamin D）是类固醇衍生物，由人体皮肤自身合成，常与维生素 A 共存于鱼肝油中，也存在于肝脏、蛋黄、乳汁中。注射和口服均容易吸收，经肝脏代谢，胆汁排泄，少量经肾脏排泄。

维生素 D 能促进钙和磷酸盐在小肠的吸收，是骨骼发育不可缺乏的营养素。也可通过受体依赖或受体非依赖途径影响细胞内信号通路的基因表达，调节细胞的增殖和分化。

维生素 D 可用于防治佝偻病、骨软化症、婴儿手足抽搐症、骨质疏松症，也可用于补充治疗皮肤科疾病，辅助治疗肿瘤等。长期使用可因过量而中毒，应避免长期大量服药，需同时服用钙剂。

维生素 E

维生素 E（vitamin E）是具有抗不孕作用的脂溶性维生素，也称为生育酚，在麦胚油、豆油、玉米油中含量丰富。人工合成为消旋混合物，对热稳定，可被紫外线和氧化剂破坏。

维生素 E 口服经空肠吸收，胆汁可促进吸收。经肝脏代谢，胆汁排泄。维生素 E 可增强抗氧化能力，维持生物膜正常结构。提高组织对低氧的耐受性，增加氧的利用率。促进精子生成和活动、促进卵泡生成与发育、促进黄体孕酮分泌，进而增强生殖功能。

维生素 E 主要用于习惯性流产等妇科疾病、男女不育症、心血管系统疾病、贫血、进行性肌营养不良和皮肤科疾病的辅助治疗，也可用于改善衰老症状。

维生素 E 不良反应少见，但长期大量服药可引起恶心、呕吐、眩晕、视力模糊、口角炎、皮肤皱裂、胃肠功能紊乱，小儿可致脱水，妇女可引起月经过多、闭经、性功能紊乱等。

复习思考

选择题

1. 脚气病是由于缺乏哪种维生素引起的（　　）

    A. 维生素 B_1 B. 维生素 B_2 C. 维生素 B_6 D. 维生素 C   E. 维生素 E

2. 具有促进生长、维持上皮组织正常功能作用的药物是（　　）

    A. 维生素 D   B. 维生素 A   C. 维生素 E   D. 叶酸   E. 维生素 C

3. 长期大量服用维生素 C 突然停药，可出现（　　）

    A. 皮肤角化症   B. 过敏性休克   C. 颅内压增高

    D. 蛋白尿   E. 坏血病症状

4. 对钙磷代谢及小儿骨骼生长有重要影响的是（　　）

    A. 维生素 A   B. 维生素 D   C. 维生素 C

    D. 葡萄糖酸亚铁   E. 维生素 E

扫一扫，知答案

实践教学内容（供选用）

实验一　药物的一般知识

一、药典与药品管理

药典是国家颁布的有关药物规格标准的法规文件。主要收载常用而有确切疗效的药物和制剂，作为药物生产检验和使用的依据，凡是药典中所收载的药物称为"法定药物"，未被收载的药物称"非法定药物"。为提高药品质量，保障人民用药安全，满足防治疾病和保健的需要，我国制定并推行了国家基本药物制度。国家基本药物是指国家从临床应用的各类药物中，经过科学评价而遴选出的具有代表性的药品，由国家药品监督管理部门公布。其特点是疗效确切、不良反应较小、质量稳定、价格合理、使用方便。国家保证其生产和供应，在临床中建议医疗机构首选使用。

按照药品的药理性质、临床应用范围及安全性等特性，将药品分为处方药和非处方药两类。处方药（POM）是指必须凭执业医师处方可购买、调配后使用的药品；这类药物通常都具有一定的毒性及其他潜在的影响，必须在医生指导下使用。非处方药（OTC）是指经过国家药品监督管理部门按一定原则遴选认定，不需凭执业医师处方，消费者可自行判断、购买和使用的药品。这类药毒副作用较少、较轻。国家实施药品分类管理，对推进医疗制度改革，促进药品管理与国际模式接轨具有重要意义。

二、药物的制剂

为了应用、携带和便于保存，将原料药适当加工制成具有一定形态和规格的制品。制剂的形态差异，称为剂型。

（一）固体剂型

1. 片剂（tablets）　是指药物与适宜的辅料混匀压制而成的片状固体制剂。有圆片状、异形片状。主要供内服。味苦、易被氧化及具有刺激性的药物，常在片剂外包一层糖衣或薄膜衣。对一些易被胃液破坏或需要在肠内释放的药物，在片剂外应包一层肠溶衣，称为肠溶片。

2. 散剂（powder） 是指一种或多种药物与适宜的辅料经粉碎、筛分、均匀混合制成的干燥粉末状制剂，又有粉剂之称。可供口服或外用。易潮解的药物不易制成粉剂。

3. 颗粒剂（granules） 是指药物或药材提取物与适宜的辅料或药材细粉制成的具有一定粒度的干燥颗粒状制剂，供口服用。可直接吞服或冲入水中饮服，中药颗粒剂俗称为冲剂。分为可溶颗粒剂、混悬颗粒剂、泡腾颗粒剂、肠溶颗粒剂、缓释颗粒剂、控释颗粒剂等。

4. 胶囊剂（capsules） 是指药物填充于空心硬胶囊或密封于软质囊材中制成的固体制剂，主要供口服用，也可用于直肠、阴道等。随着自动胶囊充填机的问世，胶囊剂得到了很大发展和广泛应用，目前国内外生产的药品剂型中，胶囊剂仅次于片剂和注射剂居第三位。

5. 丸剂（pill） 是指将药物细粉或药材提取物加适宜的黏合剂或其他辅料制成的球形或类球形制剂，主要供内服。

6. 栓剂（suppository） 是指药物与适宜基质混合制成的专供腔道给药的制剂。其形状因用途而各异，常温下为固体，塞入腔道后能迅速软化或熔化，逐渐释出药物而显效，如小儿退热栓、甘油明胶栓等。

7. 膜剂（pellicles） 是指药物与适宜的成膜材料经加工制成的膜状制剂。可适用于口服、舌下、眼结膜囊内、口腔、阴道、体内植入、皮肤和黏膜创伤、烧伤或炎症表面等各种途径和方法给药，以发挥局部或全身作用。

（二）半固体剂型

1. 软膏剂（ointments） 是指药物与适宜基质（如凡士林、羊毛脂、植物油等）混合制成的膏状半固体外用制剂。多用于皮肤、黏膜，具有杀菌、消炎、收敛、防止皮肤干燥和皲裂的作用。另有一种灭菌软膏专供眼科使用，称为眼膏剂，如红霉素眼膏。

2. 乳膏剂（creams） 是指药物溶解或分散于乳状液型基质中形成均匀的半固体外用制剂。

3. 糊剂（pasta） 是指大量固体粉末（一般含固体粉末25%以上）均匀地分散在适宜的基质中所组成的半固体外用制剂。

（三）液体剂型

1. 溶液剂（solution） 是指非挥发性药物的澄清溶液（氨溶液等除外），供内服或外用。溶剂多为水，也可用乙醇或油为溶剂，如硝酸甘油溶液用乙醇作溶剂、维生素 D_2 溶液用油作溶剂。内服溶液剂一般是装在带刻度的瓶中，标签上写明用药的格数和次数等，外用溶液应在瓶签上注明"不能内服"或用外用瓶签。

2. 注射剂（injection） 是指药物与适宜的溶剂或分散介质制成的供注入体内的灭菌溶液、乳状液或混悬液，以及供临用前配制或稀释成溶液或混悬液的粉末或浓溶液的无菌制剂。灭菌溶液、混悬液或干燥粉末，常封装在安瓿中备用，又称"安瓿剂"或"针剂"。供输注用容量大的注射剂多密封在玻璃或塑料瓶内，如葡萄糖、氯化钠注射液。

3. 糖浆剂（syrup） 是指含有药物的浓蔗糖水溶液，供口服用。糖浆剂中的药物可以是化学药物，也可以是药材提取物，如止咳糖浆。

4. 酊剂（tincture） 是指药物用规定浓度的乙醇提取或溶解制成的澄清液体制剂，亦可用流浸膏稀释制成，或用浸膏溶解制成，如碘酊。

5. 合剂（mist） 是指主要以水为分散介质，含有两种或两种以上药物（化学药物或中药提取物）的内服液体制剂。

6. 其他 如洗剂、搽剂、涂剂、滴眼剂、滴耳剂、滴鼻剂、灌肠剂等。

（四）气体剂型

1. 气雾剂（aerosol） 是指药物与适宜的抛射剂装在耐压严封具有特制阀门系统容器中的制剂。气雾剂可分为吸入气雾剂、非吸入性气雾剂。

2. 喷雾剂（sprays） 是指含药溶液、乳状液或混悬液填充于特制的装置中，使用时借助手动泵的压力、高压气体、超声振动或其他方法将内容物呈雾状物释出，用于肺部吸入或直接喷至腔道黏膜、皮肤及空间消毒的制剂。喷雾剂可分为吸入喷雾剂、非吸入性喷雾剂及外用喷雾剂。

（五）药物新剂型

1. 缓释和控释给药系统是近年来发展最快的新型给药系统，缓释制剂是指用药后能在较长时间内持续释放药物以达到长效作用的制剂。控释制剂是指药物能在预定的时间内自动以预定速度释放，使血药浓度长时间恒定维持在有效浓度范围的制剂。它们在释药规律与血药浓度上有一定的区别。很多文献对缓、控释给药系统及缓、控释制剂未加以严格区分，统称缓控释制剂。按给药途径分为口服缓控释给药系统、透皮缓控释给药系统、植入缓控释给药系统、注射缓控释给药系统等。缓控释制剂的优点：①减少给药次数；②血药浓度平稳，毒副作用小，疗效高；③增加药物治疗的稳定性；④避免某些药物对胃肠道的刺激性。

2. 固体分散技术是将难溶性药物高度分散在另一种固体载体（或称基质）中的固体分散体系。固体分散体系中难溶性药物通常是以分子、胶态、微晶或无定形状态高度分散在另一种固体载体材料之间，主要特点是可提高难溶性药物的溶出速率和溶解度，以提高药物的生物利用度。

3. 脂质体制备技术是将药物包封于类脂双分子层形成的薄膜中间所制成的超微型球

状载体。脂质体广发用于抗癌药物载体，具有淋巴定向性和使抗癌药物在靶区滞留性的特点；还可以增加药物的稳定性，降低药物毒性和延长药物在体内滞留的时间，起到缓释作用。

4. 其他　如微囊和微球、纳米囊和纳米球、纳米如和亚纳米乳。

三、药物制剂的外观检查

制剂的外观检查是指对药物制剂用肉眼通过观察药品的外观性状，颜色及味道的变化进行的简单识别。医护人员在领取和使用制剂前，都要进行外观质量的一般检查，如有破损、变质、标签不明等不宜使用。

（一）固体剂型

固体剂型外观完整光洁、色泽均匀，如有变色、潮解、虫蛀、破裂、黏连、异味等，不可服用。栓剂如变软后难以应用。

（二）液体剂型

液体剂型如有絮状物、沉淀、变色、异味、霉点等，表明药品变质，不能使用。其中溶液剂和注射剂必须澄清透明、无沉淀、无异物。注射剂的瓶体必须标签清楚、无裂痕、封口严密方可使用。

（三）半固体剂型

半固体剂型外观检查药品质地均匀、无霉变、无变色、酸败等，否则不能使用。

四、药品的批号、有效期和失效期

（一）药品批号

药品批号是指按同一原料、同一辅料、同一生产工艺、同一生产日期所得药品的编号。一般采用 6 位或 8 位数字表示。① 6 位数字表示：前 2 位表示年份，中间 2 位表示月份，后 2 位表示日期。如 170701；② 8 位数字表示：前 4 位表示年份，后 4 位表示生产的月日，如 20170218.

（二）药品有效期

药品有效期是指药品在规定的储存条件下，能够保持药品质量的期限，指的是药品有效的终止日期。国家药品监督管理局规定从 2001 年 12 月 1 日起生产的所有药品必须制定和标明有效期，否则按劣药论处，并规定有效期最长不得超过 5 年。凡超过有效期的药品，不能使用。有效期的识别可直接通过标明的有效期的年月判断，如某药有效期为 2017 年 4 月，即表示此药品在 2017 年 4 月 30 日之前有效，5 月 1 日后无效；也可通过批号来推算，如某药生产批号为 20160205，有效期为 3 年，则表示此药品可使到 2019 年 2 月 4 日止。

（三）药品失效期

药品失效期是指药品在规定的储存条件下，质量到该期限达不到原定标准的要求，是药品失效不能使用的日期。若某药品的失效期为2015年10月，则该药仅可使用到2015年9月30日，10月1日起失效。

五、特殊管理药品

根据《中华人民共和国药品管理法》规定，国家对麻醉药品、精神药品、医疗用毒性药品、放射性药品。实行特殊的管理办法，严格控制使用。这些药品管理不善或使用不当极易造成中毒或产生依赖性，危害人民健康，威胁社会治安。

（一）麻醉药品

麻醉药品是指连续使用后易产生身体依赖性的药品。例如，临床上常用于镇痛的吗啡、杜冷丁等。麻醉药品也称为成瘾性的毒性药品。麻醉剂包括全身麻醉药如麻醉乙醚，和局部麻醉药如普鲁卡因等。麻醉剂与药事管理中的麻醉药品不同，它们虽有麻醉作用，但不成瘾。经诊断确需使用麻醉药品止痛的危重病人，可由卫生行政部门指定的医疗单位发给《麻醉药品专用卡》，患者凭专用卡到指定的医疗单位按规定开方配药。

（二）精神药品

精神药品是指直接作用于中枢神经系统，使之兴奋或抑制，连续使用能产生依赖性的药品。精神药品在临床中多用来治疗或改善异常的精神活动，使紊乱的思维、情绪和行为转归常态。依据精神药品使人产生的依赖性和危害人体健康的程度，将其分二类。一类精神药品：咖啡因、强痛定等，要求按麻醉药品的管理办法管理；二类精神药品：地西泮、苯巴比妥等，按精神药品管理办法管理。

（三）医疗用毒性药品

医疗用毒性药品（简称毒性药品）是指毒性剧烈，治疗剂量与中毒剂量相近，使用不当会致人死亡的药品，如三氧化二砷、士的宁等。

（四）放射性药品

放射性药品是指用于临床诊断或者治疗的放射性核元素制剂或者其标记化合物。例如 ^{131}I、^{60}Co 等。放射性药品与一般药品或麻醉药品，精神药品和毒性药品不同之处，在于它含有放射性同位素，能释放射线。

实验二 家兔及小白鼠的捉拿和给药方法

【目的】

学会常用实验动物的捉持和给药方法。

【材料】

家兔、小白鼠、5mL 注射器、1mL 注射器、5 号针头、小白鼠灌胃器。

【方法】

一、家兔的捉拿和给药方法

（一）捉拿法

一手抓住兔颈背部皮肤将兔轻轻提起，另一只手托住臀部，使兔呈蹲坐姿势。

（二）给药法

1. 灌胃法　两人合作，一人坐好将兔躯体夹于两腿之间，左手紧握双耳固定头部，右手抓住两前肢固定前身，使兔头稍向后仰；另一人将木或竹制开口器横放于兔口中，将兔舌压于下面，以 8 号或适当的导尿管涂以液体石蜡，经开口器中央小孔，沿上颚壁慢慢插入食管 15～18cm。为避免误入气管，可将导尿管外口端放入清水杯中，无气泡逸出方可注入药液，再注入少量清水以保证管内药液全部进入胃内。药液量一般不超过 10～20mL。灌毕，慢慢拔出导尿管并取出开口器。

2. 静脉注射　将兔置于兔固定器中，选择一条较明显的耳部边缘静脉，去毛并用酒精棉球涂擦，使血管扩张（见实验图 2-1）。左手拇指和中指夹住耳尖，食指在耳下作垫，右手持注射器，针头经皮下进入血管。注射时若无阻力或见全条血管立即变白且无发生隆起现象，说明针头在血管内，可将药液缓慢注入。注射完毕，用棉球压住针眼，拔去针头，继续压迫数分钟止血（见实验图 2-2）。药液量一般为 0.2～2.0mL/kg。

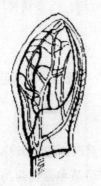

实验图 2-1　家兔耳缘静脉分布

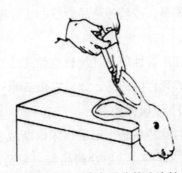

实验图 2-2　家兔耳缘静脉注射

3. 腹腔注射法　两人合作，一人将家兔仰卧固定在实验台上，另一人左手提起加兔腹部皮肤，右手持注射器，与腹壁呈 45°角，经下腹部向头端刺入腹腔。为防止损伤内脏，进针时角度不易过大，部位不易太高，刺入不能太深。药液注射量一般为 5.0mL/kg。

4. 肌肉注射法　两人合作，一人固定家兔，另一人将注射器针头刺入家兔后肢外侧肌肉内注入药液。一侧药液注射量一般为 1.0mL/kg。

5. 皮下注射法　两人合作，一人将家兔固定在实验台上，另一人左手将家兔背部或后肢皮肤提起，右手持注射器，将针头刺入皮下注入药液。药液注入量为 0.5mL/kg。

二、小白鼠的捉拿和给药方法

（一）捉持法

右手提鼠尾，将其放在鼠笼盖或其他粗糙面上，右手向后方轻拉鼠尾，使小鼠前肢固定在粗糙面上。趁其不备时迅速用左手拇指和食指捏其双耳间颈背部皮肤，无名指、小指和掌心夹其背部皮肤，翻转小鼠使其腹部向上平卧于掌心，然后用无名指和小指夹住鼠尾将其固定于手中，见实验图 2－3。

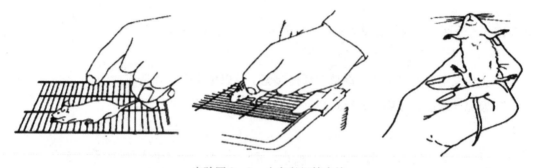

实验图 2－3　小白鼠捉持方法

（二）给药法

1. 灌胃法　左手捉持小鼠，腹部朝上，右手持有灌胃针头的注射器，经口角插入口腔，使灌胃管与食管成一直线，再沿上颚壁缓慢插入食管，稍感有阻力时（大约灌胃管插入 1/2），如动物无挣扎，呼吸无异常，即可注入药液。如遇阻力应抽出灌胃管重新插入，若药液误注气管，小鼠可立即死亡。一次灌注药量为 0.1～0.3mL/10g。操作宜轻柔，防止损伤食管，见实验图 2－4。

2. 腹腔注射法　左手捉持小鼠，腹部向上，右手将注射器针头刺入皮肤，其部位是距离下腹部腹白线稍向左或右的位置。使注射器针头与皮肤呈 45°角刺入腹肌，通过腹肌进入腹腔后抵抗消失，即可缓慢注入药液。为防止损伤内脏，进针时角度不易过大，部位不易太高，刺入不能太深。小鼠的一次注药量为 0.1～0.2mL/10g，见实验图 2－4。

3. 皮下注射法　两人合作，一人把小鼠头与鼠尾牵向两端并固定，另一人左手提起背部皮肤，右手持注射器沿右侧肋缘下刺入皮下，若针头容易向左右摆动即可注入药液。拔针时左手捏住针刺部位，防止药液外漏。一人操作可把小鼠放在金属网上，左手拉鼠尾，小鼠以其习性向前移动，此时右手持注射器从头端向尾部刺入背部皮下。注药量为 0.1～0.3mL/10g。

4. 肌肉注射法　两人合作，一人固定小鼠，另一人将注射器针头刺入小鼠后肢外侧

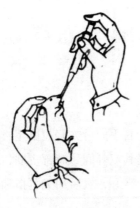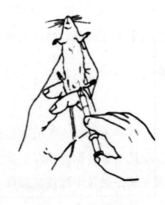

实验图2-4　小白鼠灌胃法及腹腔注射法

肌肉内注入药液，药液注射量为每腿不超过0.1mL，每只不超过0.4mL。

【注意事项】

1. 捉持家兔时不可用单手握持双耳提起兔子，以免家兔挣扎造成损伤。

2. 家兔耳缘静脉穿刺时，宜选择远端进针，保留有效血管。

实验三　药物理化性质对药物作用的影响

【目的】

熟悉药物不同理化性质对药物作用的影响。

【材料】

小白鼠、5%硫酸钡溶液、5%氯化钡溶液、天平、小鼠笼、1mL注射器。

【方法】

取小白鼠2只，分别称重标记为甲、乙，观察其正常活动。甲鼠腹腔注射5%硫酸钡溶液0.1mL/10g，乙鼠腹腔注射5%氯化钡溶液0.1mL/10g。注射后将小鼠放入笼中，观察两鼠反应有何不同。

【记录】

鼠号	体重（g）	药物	用量（mL）	用药后				
				大小便	活动情况	呼吸（次/分钟）	惊厥	死亡
甲		5%硫酸钡溶液						
乙		5%氯化钡溶液						

【注意事项】

1. 硫酸钡为难溶性盐，用时应先摇匀。

2. 腹腔注射的部位要正确，进针不要过深，以免损伤内脏。

【思考题】

药物不同理化性质对药物作用有何影响？

实验四　不同给药剂量对药物作用的影响

【目的】

观察药物不同剂量对药物作用的影响。

【材料】

小白鼠、2.5%尼可刹米溶液、天平、小鼠笼、1mL 注射器。

【方法】

取小白鼠 2 只，分别称重标记为甲、乙，观察其正常活动。甲鼠腹腔注射 2.5%尼可刹米溶液 0.3mL/10g，乙鼠腹腔注射 2.5%尼可刹米溶液 0.1mL/10g。注射后将小鼠放入笼中，观察两鼠反应有何不同。

【记录】

鼠号	体重（g）	药物	用量（mL）	用药后		
				活动情况	惊厥	死亡
甲		2.5%尼可刹米溶液（0.3mL/10g）				
乙		2.5%尼可刹米溶液（0.1mL/10g）				

【注意事项】

1. 抽取的药量要准确。

2. 腹腔注射的部位要正确，进针不要过深，以免损伤内脏。

【思考题】

药物剂量对药物作用有何影响？

实验五　不同给药途径对药物作用的影响

【目的】

观察不同给药途径对药物作用的影响。

【材料】

小白鼠、10%硫酸镁溶液、天平、小鼠笼、烧杯、小鼠灌胃器、1mL 注射器。

【方法】

取小白鼠 2 只，分别标记为甲、乙，观察其正常活动。甲鼠腿部肌肉注射 10% 硫酸镁溶液 0.1mL/10g，乙鼠以相同剂量灌胃。注射后将小鼠放入烧杯中，观察两鼠反应有何不同。

【记录】

鼠号	体重（g）	药物	用量（mL）	给药途径	活动情况	翻正反射消失时间	大便
甲		10% 硫酸镁		肌肉注射			
乙		10% 硫酸镁		灌胃			

【注意事项】

1. 肌肉注射勿将药液注射到皮下。

2. 灌胃时动作要轻柔，从嘴角进入，防止损伤食道。

【思考题】

试述药物不同给药途径对药物效应的影响。

实验六　给药速度对药物作用的影响

【目的】

观察静脉注射给药速度对药物作用的影响，理解其临床意义。

【材料】

家兔 2 只、5% 氯化钙注射液、注射器（10mL）1 支、6 号针头 1 个、消毒棉球。

【方法】

取家兔 2 只，称重，编号甲、乙，观察正常活动（呼吸、心跳、活动等）。甲兔由耳缘静脉快速注射（5～10 秒内完成）5% 氯化钙溶液 5mL/kg，乙兔由耳缘静脉慢速注射（4～5 分内完成）5% 氯化钙溶液 5mL/kg。观察用药后的变化。

【记录】

家兔	体重	药物及用量	给药速度	用药前情况	用药后变化
甲					
乙					

【注意事项】

1. 兔耳缘静脉注射时，沿耳背后缘走行，将覆盖在静脉皮肤上的毛拔去或剪去，可用水润湿局部，将兔耳略加搓揉或用手指轻弹血管，使兔耳血流增加，并在耳根压迫耳缘静脉，以使其血管怒张，便于操作。

2. 耳缘静脉注射时，务必排净针管中的气泡，避免空气栓塞导致家兔死亡。

【思考题】

（1）氯化钙有哪些药理作用和临床应用？

（2）给药速度的快慢对临床用药有何指导意义？

实验七　药物的局部作用和吸收作用

【目的】

1. 掌握药物的局部作用、吸收作用、兴奋作用、抑制作用和药物对抗作用的概念。

2. 熟悉这些药物的药理作用及临床应用。

3. 学会观察并判断药物的局部作用、吸收作用、兴奋作用、抑制作用及对抗作用。

【材料】

小白鼠1只、电子天平1台、1mL注射器2支、5号针头2个、3.5%盐酸普鲁卡因注射液、0.3%戊巴比妥钠注射液。

【方法】

1. 小白鼠1只，称重，观察正常活动，用针刺测定其左、右脚痛觉情况。

2. 两人合作，一人捉鼠并拉直右后肢，另一人在其股骨粗隆下端坐骨神经周围注射3.5%盐酸普鲁卡因0.1g/只。

3. 1分钟后观察比较小白鼠给药前后左、右后肢活动情况，仔细检查痛觉变化情况并做记录。

4. 继续观察小白鼠全身情况的变化，当出现抽搐并比较明显时，即刻腹腔注射0.3%戊比妥钠0.1mL/只，并观察小白鼠有何变化。

【记录】

	后肢痛觉反射		后肢活动		全身情况	
	左	右	左	右	抽搐	肌张力
用药前						
用普鲁卡因后						
用戊比妥钠后						

【注意事项】

1. 小组组长实验前按人数分好各项工作，各组员各司其职，分工协作，共同完成本次实验。

2. 提前计算并抽取 0.3% 戊巴比妥钠注射液，当抽搐明显时迅速腹腔注射，解救小白鼠。

【讨论】

根据实验结果，以小组为单位，分析讨论实验过程中出现的哪些表现是药物的局部作用、吸收作用、兴奋作用、抑制作用和药物对抗作用。

实验八　药物的相互作用——药物的配伍禁忌

【目的】

1. 掌握配伍禁忌的概念与临床常用药物之间的配伍禁忌。

2. 通过观察下列药品的配伍变化，深刻理解配伍禁忌的临床意义。

3. 学会观察禁忌配伍的药物配伍结果，认识药物在体外配伍时出现的各种反应，并能做出正确判断。

【材料】

0.01% 去甲肾上腺素、10% 氢氧化钠、5% 维生素 C、1% 和 6% 盐酸四环素、5 万 U/mL 苄青霉素钾、2.5% 盐酸氯丙嗪、1% 苯巴比妥钠溶液、2mL 试管 4 支。

【方法】

1. 取 4 支试管，标号。

2. 分别按下图加入药液。

【记录】

药品	标号	滴数	加进药品	滴数	结果
0.01% 去甲肾上腺素	甲	10	10% 氢氧化钠	3	
6% 盐酸四环素	乙	5	5% 维生素 C	10	
1% 盐酸四环素	丙	10	5 万 U/mL 苄青霉素钾	5	
2.5% 盐酸氯丙嗪	丁	5	1% 苯巴比妥钠	5	

【注意事项】

1. 严格按步骤完成实验操作。

2. 滴加药液要准确无误，以免影响实验结果。

【讨论】

分析讨论药物配伍禁忌的临床意义。

实验九　简单制剂调配操作练习

【目的】

1. 树立严谨认真的态度，培养细心严谨的工作作风，提高动手操作能力。

2. 掌握浓溶液稀释的计算方法和配制方法。

3. 学会倾倒溶液的基本方法和注意事项。

【材料】

100mL 量杯 1 个、500mL 量杯 1 个、玻棒 1 根、95% 乙醇、5% 苯扎溴胺（新洁尔灭）溶液 10mL、蒸馏水。

【方法】

1. 配制 75% 乙醇溶液 100mL。

首先，根据公式 $C_1 V_1 = C_2 V_2$，求得配制 75% 乙醇溶液 100mL 所需 95% 乙醇的毫升数；其次，取 100mL 量杯 1 个，倒入所需要的 95% 乙醇，然后加入适量的蒸馏水至 100mL，搅拌后即得。

2. 稀释 5% 苯扎溴铵 10mL 为 0.1% 的溶液。

首先，根据稀释公式，求出 5% 苯扎溴铵 10mL 要配成 0.1% 的溶液需加蒸馏水的毫升数；其次，取 5% 苯扎溴铵 10mL 倒入 500mL 的量杯中，加入所需的蒸馏水即得。

【记录】

	单位（mL）	计算过程
需 95% 乙醇的毫升数		
需蒸馏水的毫升数		

【注意事项】

1. 倾倒溶液时，取下瓶盖，倒放在桌上，以免药品被污染。

2. 标签应向着手心，以免残留液流下而污染或腐蚀标签。

3. 将瓶口紧靠量筒口边缘，缓缓地注入溶液，倾注完毕，盖上瓶盖，标签向外，放回原处（防污染、打翻、挥发）。

4. 用量筒定量液体的取用时，视线与刻度线及量筒内液体凹液面的最低点保持水平，减小误差。

实验十 红霉素的溶解性实验

【目的】

1. 观察红霉素在不同溶媒中的溶解情况。

2. 掌握选择溶媒的重要性，加深对配伍禁忌的理解。

【材料】

乳糖酸红霉素粉针剂、0.9%氯化钠注射液、5%葡萄糖溶液、灭菌注射用水、5mL注射器。

【方法】

1. 将乳糖酸红霉素粉针剂编号为甲、乙、丙，再将0.9%氯化钠注射液、5%葡萄糖溶液、灭菌注射用水各10mL分别加入甲、乙、丙三瓶内。

2. 充分摇动，观察有何区别。

3. 记录结果并进行有关讨论。

【记录】

乳糖酸红霉素瓶号	溶媒	溶解情况
甲	0.9%氯化钠注射液	
乙	5%葡萄糖溶液	
丙	灭菌注射用水	

【讨论】

1. 从实验结果可以观察出哪些情况属于配伍禁忌？

2. 应用红霉素时应注意哪些问题？

实验十一 去甲肾上腺素的缩血管作用

【目的】

观察去甲肾上腺素对血管的收缩作用，了解其临床意义。

【材料】

小白鼠（或蟾蜍）1只、0.01%酒石酸去甲肾上腺素溶液、蛙板、大头针、手术剪、镊子、滴管、棉球。

【方法】

1. 取小白鼠（或蟾蜍）1只，颈椎脱臼处死，固定于蛙板上。

2. 用剪刀沿其腹壁的一侧打开腹腔，找出肠系膜。观察正常肠系膜血管，然后在肠系膜上滴 0.01% 酒石酸去甲肾上腺素溶液 1 滴，约 3 分钟后，再观察血管变化（粗细和颜色）。

【记录】

观察项目	给药前	给药后
血管粗细		
血管颜色		

【思考题】

1. 去甲肾上腺素有哪些药理作用？

2. 分析去甲肾上腺素收缩血管的机制及临床用药注意事项。

实验十二　毛果芸香碱与阿托品对家兔腺体和瞳孔的影响

【目的】

1. 观察毛果芸香碱与阿托品对瞳孔的影响，以及对唾液分泌的影响，分析两药的作用机制，并思考其临床用途。

2. 练习家兔滴眼和量瞳的方法。

【材料】

家兔 1 只、兔固定器 1 个、量瞳尺 1 把、手电筒 1 个、剪刀 1 把、台秤 1 台、眼科滴管 2 支、1% 硝酸毛果芸香碱溶液、1% 硫酸阿托品溶液。

【方法】

1. 取健康家兔 1 只，放入兔固定器上固定，剪去两眼的睫毛，在自然光照强度下，用量瞳尺测量双眼瞳孔的直径，并记录。

2. 用手电筒照射两侧眼睛，观察两侧瞳孔对光反射是否存在。

3. 将家兔的下眼睑拉成环状并按压其鼻泪管，以防药液流入鼻腔被吸收，向左、右两眼分别滴入 1% 硝酸毛果芸香碱溶液及 1% 硫酸阿托品溶液各 3 滴，使药液停留约 1 分钟后手松开。

4. 计时 15 分钟后，在同样光照条件下，再次量双侧瞳孔的直径，检查对光反射情况并记录。比较用药前后这两方面有何不同。

5. 家兔称重，选择一侧耳缘静脉，注射 1% 硝酸毛果芸香碱溶液 0.2mL/kg，计时，观察并记录家兔唾液分泌情况；10 分钟后耳缘静脉注射 1% 硫酸阿托品溶液，计时，观察并记录家兔唾液分泌的情况。

【记录】

兔眼	药物	用药前			用药后		
		瞳孔直径	对光反射	唾液分泌	瞳孔直径	对光反射	唾液分泌
左眼	毛果芸香碱						
右眼	阿托品						

【注意事项】

测量瞳孔时不能刺激角膜，光源强度及照射角度要一致，否则会影响瞳孔的大小。

【思考题】

以实验结果为例说明协同作用与拮抗作用的临床意义。

实验十三　传出神经系统药对家兔动脉血压的影响

【目的】

观察传出神经系统药对兔动脉血压的影响及药物之间的相互作用。

【材料】

家兔1只、台秤1台、止血钳2把、消毒棉签、75%乙醇、剪刀1把、眼科剪刀1把、0.1mg/mL肾上腺素、0.1mg/mL去甲肾上腺素、0.05mg/mL异丙肾上腺素、10mg/mL酚妥拉明、20%乌拉坦、生物信号采集系统。

【方法】

1. 麻醉、固定动物：取兔1只，称重，20%乌拉坦耳缘静脉注射（5mL/kg）麻醉，仰卧位固定于手术台上，建立耳缘静脉给药通道。

2. 动物手术：在颈部沿气管正中切开皮肤5~7cm，用止血钳依次分离皮下组织，暴露出气管。在气管的两侧分离一侧颈总动脉，穿两根丝线备用。

3. 动脉插管：结扎颈总动脉远心端，用动脉夹夹闭近心端以阻断血流，用眼科剪刀剪一个"V"型切口。将动脉插管由向心方向插入，并用线结扎固定。

4. 调节仪器，描记一段正常的血压曲线。

5. 观察项目：耳缘静脉分别注射以下药物观察药物对血压的影响。

① 0.1mg/mL盐酸肾上腺素溶液按0.1mL/kg缓慢注入。

② 0.1mg/mL重酒石酸去甲肾上腺素溶液按0.1mL/kg缓慢注入。

③ 0.05mg/mL硫酸异丙肾上腺素溶液按0.1mL/kg缓慢注入。

④ 10mg/mL甲磺酸酚妥拉明溶液按0.2mL/kg缓慢注入。

⑤ 5 分钟后，依次重复①②③。

【注意事项】

1. 本实验中若以酚苄明（2mg/kg）代替酚妥拉明注射后需经 20~30 分钟才能显效。

2. 本实验可以用犬或者猫进行，用家兔也可以。但家兔对药物的耐受性较差，且有些反应不典型。

【思考题】

1. 证明肾上腺素、去甲肾上腺素、异丙肾上腺素及酚妥拉明对心血管作用的异同?

2. 本实验如何验证乙酰胆碱的 M 样作用和 N 样作用?

实验十四　有机磷酸酯类中毒及解救

【目的】

1. 观察有机磷酸酯类中毒的表现

2. 比较阿托品与碘解磷定对有机磷中毒解救的效果。

【材料】

家兔 2 只、台秤 1 台、注射器（2mL、5mL、10mL）、量瞳尺 1 把、卫生纸适量、消毒棉签、75% 乙醇、5% 敌百虫溶液、0.5% 硫酸阿托品注射液、2.5% 碘解磷定注射液。

【方法】

1. 取健康家兔 2 只，称重、标记、编号。观察其正常活动，记录以下指标：活动情况、呼吸频率、瞳孔直径、唾液分泌、大小便、肌张力及肌肉震颤。

2. 用 5% 敌百虫溶液按 2mL/kg 量分别对家兔进行耳缘静脉注射，观察上述各项指标的变化情况（一般用药后 10~15 分钟出现中毒症状，如果没有症状，追加 1/3 剂量）。

3. 等中毒症状明显后，立即给 1 号家兔耳缘静脉注射 0.5% 硫酸阿托品注射液 1.0mL/kg，2 号家兔耳缘静脉注射 2.5% 碘解磷定注射液 2.0mL/kg。观察中毒症症状缓解、消失情况。

【记录】

家兔编号	用药种类	活动情况	呼吸频率	唾液分泌	瞳孔直径	大小便	肌震颤
1	给药前						
	敌百虫						
	阿托品						
2	给药前						
	敌百虫						
	碘解磷定						

【注意事项】

1. 所使用的敌百虫是有机磷农药，能透过皮肤吸收。在实验过程中，应充分注意自我保护，戴好防护手套，防止接触中毒。

2. 敌百虫注射时，一定要固定好家兔。如敌百虫溅到皮肤上，用清水洗，忌用肥皂清洗。

3. 如所给敌百虫不能引起动物显著的毒性反应，可适当追加 1/3 剂量。

4. 当中毒症状明显后，及时注射阿托品或碘解磷定，以防止酶老化。可提前准备好解救药。

【思考题】

根据本次实验结果，分析有机磷酸酯类的中毒机制，比较阿托品、解磷定的解救效果并掌握两药的作用原理。

实验十五　局麻药的表面麻醉作用

【目的】

比较普鲁卡因和丁卡因的表面麻醉强度。

【材料】

家兔 1 只、1% 盐酸普鲁卡因溶液、1% 盐酸丁卡因溶液，兔固定箱 1 个、剪刀 1 把、滴管 2 支。

【方法】

1. 取健康家兔 1 只，用兔固定箱固定，剪去家兔的双眼睫毛。

2. 用兔须触及两眼角膜的上、中、下、左、中、右 6 次，观察并记录正常眨眼反射情况。如测试 6 次，若有 2 次不眨眼，则记录为 2/6，以此类推。

3. 用拇指和食指将下眼睑拉成杯状并用中指压住鼻泪管，左眼滴入 1% 盐酸丁卡因溶液 3 滴，右眼滴入 1% 盐酸普鲁卡因溶液 3 滴。

4. 滴药 10 分钟后，再测两眼的眨眼反射，比较两眼的差别。

【记录】

兔眼	药物	眨眼反射	
		给药前	给药 10 分钟后
左	1% 盐酸丁卡因溶液		
右	1% 盐酸普鲁卡因溶液		

【注意事项】

刺激角膜用的兔须应用同一根的同一端，刺激强度尽量一致，且兔须不可触及眼睑，以免影响实验结果。

【思考题】

1. 什么是表面麻醉？

2. 普鲁卡因和丁卡因的表面麻醉强度有何不同？

实验十六　氯丙嗪的降温作用

【目的】

观察氯丙嗪的降温作用及其作用特点。

【材料】

小白鼠4只、0.08%氯丙嗪溶液、生理盐水、液体石蜡、天平、鼠笼、5mL注射器、温度计。

【方法】

1. 取体重相近小白鼠4只，称重并编号为甲、乙、丙、丁后分为两组，置于小鼠笼内观察各鼠一般活动状态。

2. 左手戴上手套，手掌轻轻按住鼠背，以食指和大拇指轻提鼠尾暴露肛门，右手拿涂有液体石蜡的温度计插入小白鼠肛门内约2cm左右，3分钟后取出读数，每隔2分钟测1次，共测3次取平均值。

3. 甲、乙两鼠腹腔注射0.08%盐酸氯丙嗪溶液0.1mL/10mg，甲鼠置于室温下，乙鼠放入冰箱内；丙、丁鼠腹腔注射生理盐水0.1mL/10mg，丙鼠置于室温下，丁鼠放入冰箱内。

4. 用药后15、30、45分钟再各测一次体温，并观察小白鼠的活动情况。

【记录】

鼠号	体重	药物	用量（mg）	条件	体温（℃）			
					给药前	给药后15分钟	给药后30分钟	给药后45分钟
甲		0.08%盐酸氯丙嗪		室温				
乙		0.08%盐酸氯丙嗪		冰箱				
丙		生理盐水		室温				
丁		生理盐水		冰箱				

【注意事项】

1. 室温影响实验结果，必须在30℃以下进行实验。

2. 测体温时，勿使小白鼠过度骚动，要固定好。每只小白鼠最好固定用一支体温表且每次插入深度和时间要一致。

【思考题】

氯丙嗪降温作用的特点及其临床意义是什么？

实验十七　镇痛药的镇痛作用

【目的】

1. 通过实验掌握镇痛药的镇痛作用。

2. 学会小白鼠的腹腔注射，会观察扭体反应的指标。

【材料】

小白鼠4只、天平、烧杯、镊子、1mL注射器、0.2%盐酸哌替啶溶液、注射生理盐水、0.6%醋酸溶液。

【方法】

取小白鼠4只，分为甲乙两组，每组2只，称重并观察正常活动。甲组腹腔注射0.2%盐酸哌替啶溶液0.1mL/10g作为实验组，乙组腹腔注射生理盐水溶液0.1mL/10g作为对照组。给药后30分钟，每只小鼠分别腹腔注射0.6%醋酸溶液0.2mL/10g，观察记录每组出现扭体反应的小鼠数。统计全班结果，填入下表并计算出药物镇痛百分率。

【记录】

组别	鼠数/只	药物	扭体反应鼠数	无扭体反应鼠数	镇痛百分率（%）
甲	2	盐酸哌替啶 + 醋酸			
乙	2	生理盐水 + 醋酸			

$$药物镇痛百分率 = \frac{实验组无扭体反应鼠数 - 对照组无扭体反应鼠数}{对照组有扭体反应鼠数} \times 100\%$$

【注意事项】

1. 注意观察扭体反应，反应指标为腹部收缩凹陷、后肢伸展、躯体扭曲、臀部抬高。

2. 腹腔注射0.6%醋酸溶液后，要注意观察扭体反应，镇痛百分率的计算是统计全班的实验结果进行计算。

【思考题】

根据实验结果讨论哌替啶在临床上有何用途？用药时应注意的事项有哪些？

实验十八　中枢抑制药的抗惊厥作用

【目的】

观察苯巴比妥钠、地西泮的抗惊厥作用，联系其临床应用。

【材料】

小白鼠 3 只、托盘天平 1 台、1mL 注射器 3 支、大烧杯、0.5% 苯巴比妥钠溶液、2.5% 尼可刹米溶液、0.9% 氯化钠注射液。

【方法】

取大小相近的小白鼠 3 只，称重编号。甲鼠腹腔注射 0.5% 苯巴比妥钠溶液 0.1mL/10g，乙鼠腹腔注射 0.5% 地西泮溶液 0.1mL/10g，丙鼠腹腔注射 0.9% 氯化钠注射液作对照，20 分钟后，三只鼠分别腹腔注射 2.5% 尼可刹米溶液 0.2~0.3mL/10g，随即放入大烧杯内，观察三鼠有无惊厥发生，并记录惊厥出现的速度和程度有何不同？

【记录】

鼠号	体重（g）	药物及剂量（mL）	用药前反应	用药后反应
甲		0.5% 地西泮溶液		
乙		0.5% 苯巴比妥钠		
丙		0.9% 氯化钠注射液		

【注意事项】

（1）本实验也可选用 2% 苯甲酸钠咖啡因溶液 0.2mL/10g，腹腔注射。

（2）观察三鼠有无惊厥发生，以后肢强直为惊厥指标。

（3）腹腔注射 2.5% 尼可刹米溶液药量注意准确。

【思考题】

比较苯巴比妥钠和地西泮作用有何异同。

实验十九　尼可刹米对呼吸抑制的解救

【目的】

观察尼可刹米对吗啡所致的呼吸抑制的解救作用。

【材料】

家兔 1 只、婴儿秤、兔固定箱、橡皮管、记纹鼓、万能杠杆、双凹夹、玛利氏气鼓、玻璃罩、Y 形玻璃管、描笔、5mL 注射器、10mL 注射器、胶布、1% 盐酸吗啡溶液、5%

尼可刹米溶液。

【方法】

取家兔 1 只，称重，放入兔固定器内，用带有橡皮膜的玻璃罩，将兔的口鼻罩住，玻璃罩的下端连接 Y 形玻璃管，管口一端的橡皮管与马利氏气鼓相连，另一端的橡皮管与外界通气，以供家兔呼吸，用双凹夹调节通气量，描记一段正常呼吸曲线后，由家兔耳静脉注射 1% 盐酸吗啡溶液 1～2mL/kg。继续记录呼吸曲线，观察呼吸，当呼吸明显抑制时，立即由耳静脉缓慢注射 5% 尼可刹米溶液 1mL/kg，记录呼吸曲线的变化情况。

【记录】

描记呼吸曲线。

【注意事项】

1. 用双凹夹适当调节好通气量，呼吸平稳后开始记录呼吸曲线。

2. 吗啡的注射速度应根据呼吸情况调节，宜先快后慢。

3. 尼可刹米的注射速度要缓慢，否则会引起家兔惊厥。

【思考题】

吗啡引起的呼吸抑制为什么可用尼可刹米解救，使用时注意事项有哪些？

实验二十　镁盐的急性中毒及解救

【目的】

1. 观察镁盐的急性中毒症状及钙盐的解救作用，并理解其临床意义。

2. 熟悉家兔耳缘静脉注射法。

【材料】

家兔 1 只、台秤、干棉球、酒精棉球、5mL 注射器、10mL 注射器、10% 硫酸镁注射液、5% 氯化钙注射液。

【方法】

取家兔 1 只，称体重，观察正常活动及肌张力后，由耳静脉注射 10% 硫酸镁溶液 2.0mL/kg。注意观察家兔情况的变化，当家兔出现行动困难，肌肉松弛无力，低头卧倒，呼吸困难时，立即由耳静脉缓缓注射 5% 氯化钙 4～8mL，直至立起正常活动为止。（抢救后可能再次出现麻痹，应再次给予钙剂）

【记录】

动物	用药情况	观察指标		
		四肢肌张力	耳朵颜色	呼吸情况
家兔	给药前 用硫酸镁后 用氯化钙后			

【注意事项】

1. 在给镁盐的时候要注意观察家兔的表现，防止过量死亡。

2. 用氯化钙解救的时候一定要及时，而且要缓慢注射。

【思考题】结合实验结果，讨论硫酸镁中毒会出现哪些反应，如何处理？

实验二十一 利尿药和脱水药对家兔尿量的影响

【目的】

1. 观察呋塞米、甘露醇对家兔的利尿作用，并联系临床应用。

2. 练习家兔的捉拿、固定法和兔耳缘静脉注射法。

【材料】

雄性家兔 2 只（2kg～3kg）、磅秤、兔解剖台、导尿管、量筒、胶布、液体石蜡、5mL 注射器、1% 呋塞米溶液、20% 甘露醇溶液、生理盐水。

【方法】

1. 取健康雄性家兔 2 只，称重并编号。

2. 将家兔仰卧固定于兔解剖台上，用灌满生理盐水并用液体石蜡润滑过的导尿管，从尿道插入膀胱 10～12cm，见有尿液滴出即可。将导尿管用胶布固定于家兔身体上，以防滑脱。轻压家兔下腹部，使膀胱内的积尿排尽。

3. 在导尿管下接量筒，观察用药前两只家兔的每分钟尿液滴数和 30 分钟尿量，并作记录。然后甲兔耳缘静脉注射 1% 呋塞米溶液 0.5mL/kg，乙兔耳缘静脉注射 20% 甘露醇溶液 5mL/kg。收集给药后每分钟尿液滴数和 30 分钟尿量，与用药前进行比较。

【记录与分析】

兔号	药物	给药前尿量（mL）	给药后尿量（mL）
		30 分钟	30 分钟
甲	呋塞米		
乙	甘露醇		

【注意事项】

1. 家兔在实验前 24 小时应充分喂食富含水的蔬菜以及充足的饮水，或按照 40mL/kg 灌水。

2. 插入导尿管时动作宜轻缓，以免损伤尿道口，影响实验。若反复刺激尿道口可能出现红肿，局部涂抹 1% 丁卡因溶液。

【思考题】

1. 实验中观察到两药的利尿特点有何不同？

2. 呋塞米、甘露醇的临床应用及不良反应有哪些？

实验二十二　药物的体外抗凝作用比较

【目的】

观察并比较枸橼酸钠、肝素及双香豆素的体外抗凝血作用。

【材料】

家兔 1 只、试管、1mL 刻度吸管（或 1mL 注射器）、10mL 注射器、9 号针头、秒表、恒温水浴箱、玻璃棒、生理盐水、4% 枸橼酸钠溶液、4U/mL 肝素溶液、0.25% 双香豆素混悬液、3% 氯化钙溶液。

【方法】

取 4 支试管，分别加入生理盐水、4% 的枸橼酸钠溶液、4U/mL 肝素溶液、0.25% 双香豆素混悬液各 0.1mL，从家兔心脏穿刺取血约 4mL，迅速向每支试管加入兔血 0.9mL，充分混匀后放入 37℃ 水浴中。每隔 30 秒将试管轻轻倾斜，观察血液流动性一次，直到试管倒置血液不流动为止，记录时间。对血液不凝的试管，则分别加入 3% 氯化钙溶液 0.1mL 混匀，再次观察是否凝血，并记录时间。

【记录】

试管号	药物	血凝时间（秒）	3%氯化钙溶液	血凝时间（秒）
1	生理盐水			
2	4U/mL 肝素溶液			
3	4% 的枸橼酸钠溶液			
4	0.25% 双香豆素混悬液			

【注意事项】

1. 试管管径需均匀、清洁、干燥。

2. 心脏穿刺取血动作要迅速，以免血液在注射器内凝固。

3. 试管内加入兔血后需立即与药液混匀，避免产生气泡。

4. 试管倾斜时动作要轻揉，以免加速血液凝固。

【思考题】

通过实验分析枸橼酸钠、肝素及双香豆素的抗凝作用特点及临床应用。

实验二十三　强心苷的强心作用

【目的】

1. 观察强心苷对离体蟾蜍心脏作用的影响。

2. 学会离体蟾蜍心脏的实验方法。

【材料】

蟾蜍或青蛙 1 只、探针、图钉、蛙板、小镊子、眼科小剪刀、大剪刀、1mL 注射器、小烧杯、滴管、铁架、蛙心夹、双凹夹、蛙心套管、长柄木夹、干棉球、线、生物信号采集分析系统。

【方法】

取健康蟾蜍或青蛙 1 只，使其头朝下、从枕骨大孔将探针插入，并向前进入颅腔，左右摆动破坏脑组织后，再将探针向后左右摆动用以破坏脊髓，动物随即全身瘫软，用图钉将蟾蜍背位固定于蛙板上，逐层剪去皮肤和胸骨，使心脏暴露，用镊子小心提起心包膜，用眼科小剪刀将其剪开。于主动脉干分支处下穿一线，打一松结备用，然后在主动脉左侧分支上剪一个"V"形切口，将盛有少量任氏液的蛙心套管从该切口插入主动脉，当套管达到主动脉球后，即转向左后方，同时左手用镊子轻轻将动脉球向套管移动的相反方向提起，右手小指或无名指轻推心室，使套管进入心室。若见到血液随心室搏动而冲入套管，表明套管进入心室，将主动脉上备用的松结扎紧，并固定于套管的玻璃小钩上，以免心脏向下突出。用吸管吸去套管内的血液，换以新鲜任氏液，而后将左右两根主动脉剪断，用吸管吸去套管内的剩余血液，并以任氏液连续换洗至溶液无色为止，套管内保持 2mL 的任氏液。

将蛙心套管固定于试管架上，用一蛙心夹轻轻夹住心尖，通过肌力换能器输入生物信号采集分析系统，稳定一段时间后，先记录一段正常的心搏曲线，然后依次换加下列药液，每加一种药液后，密切注意心脏收缩幅度、心率、房室收缩的一致性等变化。

1. 换加低钙任氏液。

2. 当心脏收缩力明显减弱时，向套管内加入西地兰注射液 2~3 滴。

3. 当心脏收缩稳定后，再加入西地兰注射液 0.1~0.2mL。

【注意事项】

1. 心脏暴露时开胸不可太大，以免腹部内脏脱出。

2. 蛙心套管一定要插入心室。切忌用力过大、过重，以免损伤心室肌。

3. 扎静脉时，尽可能远离静脉窦（该处是心脏起搏点）。

4. 加液时注意切勿使空气进入心脏。给药时应逐滴增加，给完药后用吸管混匀。

5. 药品最好用洋地黄或黄花夹竹桃粗制剂。

6. 实验最好在 20℃ 左右的室温下进行，以免影响实验结果。

【记录】

描记蛙心收缩曲线。

【思考题】

讨论强心苷的主要药理作用、临床意义。

实验二十四 糖皮质激素的抗炎作用

【目的】

观察糖皮质激素的抗炎作用。

【材料】

家兔 1 只、25% 桉叶油（松节油）、0.12% 醋酸氢化可的松滴眼液、生理盐水、兔固定箱、滴管。

【方法】

1. 取家兔 1 只，观察两眼睑结膜和球结膜正常情况（血管粗细、色泽等）。

2. 在左眼内滴入 0.12% 醋酸氢化可的松滴眼液 3 滴，右眼滴入生理盐水 3 滴，揉匀。10 分钟后重复 1 次。

3. 再隔 10 分钟后两眼内各滴入 25% 桉叶油（松节油）1 滴。然后观察两眼炎症反应（结膜充血、水肿等），直至现象明显。

【记录】

家兔	给药前	给药后
左眼		
右眼		

【注意事项】

实验后应冲洗家兔双眼，并滴入 0.12% 醋酸氢化可的松溶液，以保护兔眼。

【思考题】

1. 糖皮质激素有哪些药理作用？

2. 分析糖皮质激素抗炎的特点及其抗炎临床用药的注意事项。

实验二十五 链霉素的毒性反应及钙剂的对抗作用

【目的】

观察链霉素阻滞神经肌肉接头的毒性反应及钙离子的对抗作用。

【材料】

小白鼠2只、4%硫酸链霉素溶液、1%氯化钙溶液、生理盐水、托盘天平、大烧杯、1mL注射器、苦味酸、棉球、镊子。

【方法】

取小白鼠2只，用苦味酸标记、称重并编号，观察记录正常活动情况、呼吸及肌张力。两鼠分别注射4%硫酸链霉素溶液0.1mL/10g，观察记录两鼠有何变化。毒性症状出现后，甲鼠腹腔注射1%氯化钙溶液0.1mL/10g，乙鼠腹腔注射生理盐水0.1mL/10g，观察症状由何改变。

【记录】

鼠号	用药前表现	用链霉素后的反应	分别给予药物后表现
甲			1%氯化钙溶液：
乙			生理盐水：

【注意事项】

中毒症状的观察要仔细，一出现中毒立即抢救效果较好，中毒过深抢救可能会死亡。

【思考题】

1. 链霉素中毒时的症状有哪些？

2. 链霉素中毒机理及解救措施有哪些？

实验二十六 传出神经系统药物的案例分析

一、患者，张某，因头痛、恶心、眼胀、视力进行性减退等症状来医院就诊，医生诊断为闭角型青光眼。开写处方如下：

硝酸毛果芸香碱：1.0%～2.0%

用法：滴眼，1～2滴/次，3～5次/日

请分析：

1. 毛果芸香碱治疗闭角型青光眼的机制是什么？

2. 为患者说明正确滴眼的方法和用药后可能出现的反应？

二、支气管哮喘急性发作的患者，在下列的两组处方中，哪一组适用于此患者？为什么？选用的药物在用药过程中应注意哪些事项？

1. 肾上腺素：0.25mg

用法：s. t. i. h

2. 盐酸麻黄碱片：25mg×12

用法：1片/次，t. i. d，口服

三、患者，男，57岁，因寒颤、高热入院。经检查，诊断为肺炎伴休克，需精点去甲肾上腺素。给予去甲肾上腺素2mg加入5%葡萄糖500mL中静脉滴注，滴入量为0.6mg/min。当天，护士发现患者穿刺处，稍有肿胀，可见有回血；第二天早晨查房发现穿刺处皮肤苍白。

请分析：

1. 出现此反应的原因？如何进行预防？

2. 应用去甲肾上腺素要注意哪些事项？

实验二十七　心血管系统药物的案例分析

一、白某，男，62岁，患原发性高血压20多年，近3天出现心慌、气短、不能平卧、双下肢水肿等心功能不全症状，医生给予地高辛和氢氯噻嗪治疗。请分析：

1. 地高辛和氢氯噻嗪合用应注意什么问题？

2. 地高辛治疗慢性心功不全常见哪些不良反应？如何防治？

二、患者王某，女，58岁，近日因过度劳累，突发心绞痛，该患者有哮喘病史，医生处方如下：

1. 硝酸甘油片：0.5mg×24

用法：0.5mg/次，s. t. 舌下含服

2. 普萘洛尔片：10mg×24

用法：10mg/次，t. i. d

请分析：

1. 用药是否合理，为什么？

2. 硝酸甘油常采用哪种方法给药？用药时应注意哪些问题？

3. 含服硝酸甘油片后，出现面红耳赤、头晕目眩、心慌气短等症状，试解释原因？

实验二十八　激素类药物的病例分析

一、患者，唐某，患有肾病综合征，长期应用泼尼松进行治疗，采用隔日疗法。请分析：

1. 用药期间为避免类肾上腺皮质功能亢进症，饮食上应注意什么？

2. 此患者为什么采用隔日疗法？

二、患者张女士，近期多汗、怕热、心悸、易怒、食欲亢进、消瘦等，经检查，诊断为甲状腺功能亢进，开写处方如下：

1. 丙硫氧嘧啶片：100mg×24

用法：100mg/次，t. i. d. 口服

2. 普萘洛尔片：100mg×24

用法：100mg/次，t. i. d. 口服

请分析：

1. 丙硫氧嘧啶治疗甲状腺功能亢进症的药理作用是什么？用药后常出现哪些反应？

2. 为什么丙硫氧嘧啶合用普萘洛尔可治疗甲状腺功能亢进症？

三、患者王某，患有胰岛素依赖型糖尿病，需长期服用胰岛素进行治疗。

请分析：

1. 应用胰岛素最常见的不良反应是什么？如何处理？

2. 胰岛素常采用哪种给药方法？

实验二十九　抗微生物药物的案例分析

一、患者张某，男，45岁，因急性扁桃体炎，采用青霉素静滴，药敏试验为阴性，在患者静滴青霉素10分钟后，突然出现胸闷、烦躁、呼吸困难、血压下降，脉搏细弱、面色苍白。请分析：

1. 病人出现此反应的原因？如何进行急救？

2. 如何正确应用青霉素？

二、患者李某，女，53岁，患有慢性心功不全、尿少，合并泌尿道感染，医生为患者开写处方如下：

1. 硫酸庆大霉素注射液：8万U×6

用法：8万U/次，b. i. d，i. m

2. 呋塞米注射液：20mg×5

5%葡萄糖：500mL×5

用法：q. d. ivgtt

请分析：该患者选用庆大霉素与呋塞米治疗是否合理？若不合理，请说明原因并为病人选择合理的药物治疗？

三、患者刘某，女，36岁，患慢性咽炎，几天前感觉吞咽时疼痛加重，自服氨苄青霉素7天，未见好转而就诊。给予雾化吸入，青霉素800万U，静滴。用药2天后体温降至正常，一周后患者自诉外阴搔痒，坐卧不安，白带增多，去医院就诊，诊断为念珠菌性阴道炎，给予4%碳酸氢钠坐浴，局部用咪康唑栓剂。

请分析：

1. 咽炎应如何选择抗生素？

2. 刘某患念珠菌性阴道炎的原因？

3. 应用广谱抗生素时应注意什么？

主要参考书目

1. 刘新民. 临床药物学. 北京：军事医学科学出版社，2008.

2. 陈新谦，金有豫，汤光. 新编药物学. 第 17 版，北京：人民卫生出版社，2011.

3. 吴基良，罗健东. 药理学. 第 2 版. 北京：科学出版社，2012.

4. 孙建宁. 药理学. 第 9 版. 北京：中国中医药出版社，2012.

5. 李俊. 临床药理学. 第 5 版. 北京：人民卫生出版社，2013.

6. 王秀清. 药理学. 第 3 版. 北京：人民卫生出版社，2013.

7. 杨宝峰. 药理学. 第 8 版. 北京：人民卫生出版社，2013.

8. 朱波. 药理学. 北京：中国协和医科大学出版社，2013.

9. 王开贞，于天贵. 药理学. 第 7 版. 北京：人民卫生出版社，2014.

10. 朱依谆. 药理学. 第 8 版. 北京：人民卫生出版社，2014.

11. 张庆，陈达林. 药理学. 北京：人民卫生出版社，2015.

12. 李学军，邱光明. 药理学. 第 4 版. 北京：北京大学医学出版社，2015.

13. 宋光熠. 药理学. 北京：中国中医药出版社，2015.

14. 杨宝峰，陈建国. 药理学. 第 3 版. 北京：人民卫生出版社，2015.

15. 龙子江. 药理学. 第 9 版. 北京：中国中医药出版社，2015.

16. 钱之玉. 药理学. 第 4 版. 北京：中国医药科技出版社，2015.

17. 李学军. 药理学. 第 4 版. 北京：北京大学医学出版社，2015.

18. 陈建国. 药理学. 第 4 版. 北京：科学出版社，2016.